全国中医药行业高等教育"十三五"规划教材

全国高等中医药院校规划教材（第十版）

护理伦理学

（新世纪第三版）

（供护理学专业用）

主 编

崔瑞兰（山东中医药大学）

副主编（以姓氏笔画为序）

陈丽霞（南京中医药大学）　　　罗尧岳（湖南中医药大学）

洪珍兰（山西中医学院）　　　　梁　莉（承德医学院）

舒　静（湖北中医药大学）

编　委（以姓氏笔画为序）

刁传秀（潍坊医学院）　　　　　马晓亮（山东中医药大学）

王晓妹（安徽中医药大学）　　　刘月树（天津中医药大学）

李　瑜（广州中医药大学）　　　杨　陆（长春中医药大学）

祝海波（黑龙江中医药大学）　　郭　趣（云南中医学院）

董　博（辽宁中医药大学）

学术秘书

李军海（山东中医药大学）

中国中医药出版社

·北 京·

图书在版编目（CIP）数据

护理伦理学 / 崔瑞兰主编 . — 3 版 . —北京：中国中医药出版社，2016.8（2020.6重印）

全国中医药行业高等教育"十三五"规划教材

ISBN 978 – 7 – 5132 – 3352 – 1

Ⅰ . ①护… Ⅱ . ①崔… Ⅲ . ①护理伦理学—中医药院校—教材 Ⅳ . ① R47

中国版本图书馆 CIP 数据核字（2016）第 099519 号

请到"医开讲 & 医教在线"（网址：www.e-lesson.cn）
注册登录后，刮开封底"序列号"激活本教材数字化内容。

中国中医药出版社出版

北京经济技术开发区科创十三街 31 号院二区 8 号楼

邮政编码　100176

传真　010 64405750

山东百润本色印刷有限公司印刷

各地新华书店经销

开本 850 × 1168　1/16　印张 12.5　字数 299 千字

2016 年 8 月第 3 版　2020 年 6 月第 5 次印刷

书号　ISBN 978 – 7 – 5132 – 3352 – 1

定价　35.00 元

网址　www.cptcm.com

如有印装质量问题请与本社出版部调换（010—64405510）

社长热线　010 64405720

购书热线　010 64065415　010 64065413

微信服务号　zgzyycbs

书店网址　csln.net/qksd/

官方微博　http：//e.weibo.com/cptcm

淘宝天猫网址　http：//zgzyycbs.tmall.com

全国中医药行业高等教育"十三五"规划教材

全国高等中医药院校规划教材（第十版）

专家指导委员会

名誉主任委员

王国强（国家卫生计生委副主任　国家中医药管理局局长）

主 任 委 员

王志勇（国家中医药管理局副局长）

副主任委员

王永炎（中国中医科学院名誉院长　中国工程院院士）

张伯礼（教育部高等学校中医学类专业教学指导委员会主任委员
　　　　　天津中医药大学校长）

卢国慧（国家中医药管理局人事教育司司长）

委　　　　员（以姓氏笔画为序）

王省良（广州中医药大学校长）

王振宇（国家中医药管理局中医师资格认证中心主任）

方剑乔（浙江中医药大学校长）

左铮云（江西中医药大学校长）

石　岩（辽宁中医药大学校长）

石学敏（天津中医药大学教授　中国工程院院士）

卢国慧（全国中医药高等教育学会理事长）

匡海学（教育部高等学校中药学类专业教学指导委员会主任委员
　　　　　黑龙江中医药大学教授）

吕文亮（湖北中医药大学校长）

刘　星（山西中医药大学校长）

刘兴德（贵州中医药大学校长）

刘振民（全国中医药高等教育学会顾问　北京中医药大学教授）

安冬青（新疆医科大学副校长）

许二平（河南中医药大学校长）

孙忠人（黑龙江中医药大学校长）

孙振霖（陕西中医药大学校长）

严世芸（上海中医药大学教授）

李灿东（福建中医药大学校长）

李金田（甘肃中医药大学校长）

余曙光（成都中医药大学校长）

宋柏林（长春中医药大学校长）

张欣霞（国家中医药管理局人事教育司师承继教处处长）

陈可冀（中国中医科学院研究员　中国科学院院士　国医大师）

范吉平（中国中医药出版社社长）

周仲瑛（南京中医药大学教授　国医大师）

周景玉（国家中医药管理局人事教育司综合协调处处长）

胡　刚（南京中医药大学校长）

徐安龙（北京中医药大学校长）

徐建光（上海中医药大学校长）

高树中（山东中医药大学校长）

高维娟（河北中医学院院长）

唐　农（广西中医药大学校长）

彭代银（安徽中医药大学校长）

路志正（中国中医科学院研究员　国医大师）

熊　磊（云南中医药大学校长）

戴爱国（湖南中医药大学校长）

秘 书 长

卢国慧（国家中医药管理局人事教育司司长）

范吉平（中国中医药出版社社长）

办公室主任

周景玉（国家中医药管理局人事教育司综合协调处处长）

李秀明（中国中医药出版社副社长）

李占永（中国中医药出版社副总编辑）

全国中医药行业高等教育"十三五"规划教材

编审专家组

组　长

王国强（国家卫生计生委副主任　国家中医药管理局局长）

副组长

张伯礼（中国工程院院士　天津中医药大学教授）

王志勇（国家中医药管理局副局长）

组　员

卢国慧（国家中医药管理局人事教育司司长）

严世芸（上海中医药大学教授）

吴勉华（南京中医药大学教授）

王之虹（长春中医药大学教授）

匡海学（黑龙江中医药大学教授）

刘红宁（江西中医药大学教授）

翟双庆（北京中医药大学教授）

胡鸿毅（上海中医药大学教授）

余曙光（成都中医药大学教授）

周桂桐（天津中医药大学教授）

石　岩（辽宁中医药大学教授）

黄必胜（湖北中医药大学教授）

前　言

　　为落实《国家中长期教育改革和发展规划纲要（2010–2020 年）》《关于医教协同深化临床医学人才培养改革的意见》，适应新形势下我国中医药行业高等教育教学改革和中医药人才培养的需要，国家中医药管理局教材建设工作委员会办公室（以下简称"教材办"）、中国中医药出版社在国家中医药管理局领导下，在全国中医药行业高等教育规划教材专家指导委员会指导下，总结全国中医药行业历版教材特别是新世纪以来全国高等中医药院校规划教材建设的经验，制定了"'十三五'中医药教材改革工作方案"和"'十三五'中医药行业本科规划教材建设工作总体方案"，全面组织和规划了全国中医药行业高等教育"十三五"规划教材。鉴于由全国中医药行业主管部门主持编写的全国高等中医药院校规划教材目前已出版九版，为体现其系统性和传承性，本套教材在中国中医药教育史上称为第十版。

　　本套教材规划过程中，教材办认真听取了教育部中医学、中药学等专业教学指导委员会相关专家的意见，结合中医药教育教学一线教师的反馈意见，加强顶层设计和组织管理，在新世纪以来三版优秀教材的基础上，进一步明确了"正本清源，突出中医药特色，弘扬中医药优势，优化知识结构，做好基础课程和专业核心课程衔接"的建设目标，旨在适应新时期中医药教育事业发展和教学手段变革的需要，彰显现代中医药教育理念，在继承中创新，在发展中提高，打造符合中医药教育教学规律的经典教材。

　　本套教材建设过程中，教材办还聘请中医学、中药学、针灸推拿学三个专业德高望重的专家组成编审专家组，请他们参与主编确定，列席编写会议和定稿会议，对编写过程中遇到的问题提出指导性意见，参加教材间内容统筹、审读稿件等。

　　本套教材具有以下特点：

　　1. 加强顶层设计，强化中医经典地位

　　针对中医药人才成长的规律，正本清源，突出中医思维方式，体现中医药学科的人文特色和"读经典，做临床"的实践特点，突出中医理论在中医药教育教学和实践工作中的核心地位，与执业中医（药）师资格考试、中医住院医师规范化培训等工作对接，更具有针对性和实践性。

　　2. 精选编写队伍，汇集权威专家智慧

　　主编遴选严格按照程序进行，经过院校推荐、国家中医药管理局教材建设专家指导委员会专家评审、编审专家组认可后确定，确保公开、公平、公正。编委优先吸纳教学名师、学科带头人和一线优秀教师，集中了全国范围内各高等中医药院校的权威专家，确保了编写队伍的水平，体现了中医药行业规划教材的整体优势。

　　3. 突出精品意识，完善学科知识体系

　　结合教学实践环节的反馈意见，精心组织编写队伍进行编写大纲和样稿的讨论，要求每门教材立足专业需求，在保持内容稳定性、先进性、适用性的基础上，根据其在整个中医知识体系中的地位、学生知识结构和课程开设时间，突出本学科的教学重点，努力处理好继承与创新、理论与实践、基础与临床的关系。

4. 尝试形式创新，注重实践技能培养

为提升对学生实践技能的培养，配合高等中医药院校数字化教学的发展，更好地服务于中医药教学改革，本套教材在传承历版教材基本知识、基本理论、基本技能主体框架的基础上，将数字化作为重点建设目标，在中医药行业教育云平台的总体构架下，借助网络信息技术，为广大师生提供了丰富的教学资源和广阔的互动空间。

本套教材的建设，得到国家中医药管理局领导的指导与大力支持，凝聚了全国中医药行业高等教育工作者的集体智慧，体现了全国中医药行业齐心协力、求真务实的工作作风，代表了全国中医药行业为"十三五"期间中医药事业发展和人才培养所做的共同努力，谨向有关单位和个人致以衷心的感谢！希望本套教材的出版，能够对全国中医药行业高等教育教学的发展和中医药人才的培养产生积极的推动作用。

需要说明的是，尽管所有组织者与编写者竭尽心智，精益求精，本套教材仍有一定的提升空间，敬请各高等中医药院校广大师生提出宝贵意见和建议，以便今后修订和提高。

国家中医药管理局教材建设工作委员会办公室

中国中医药出版社

2016 年 6 月

编写说明

　　《护理伦理学》是根据国务院《中医药健康服务发展规划（2015—2020年）》《教育部等六部门关于医教协同深化临床医学人才培养改革的意见》（教研〔2014〕2号）的精神，在国家中医药管理局教材建设工作委员会宏观指导下，以全面提高中医药人才的培养质量、积极与医疗卫生实践接轨、为临床服务为目标，依据中医药行业人才培养规律和实际需求，由国家中医药管理局教材建设工作委员会办公室组织建设的，旨在正本清源，突出中医思维方式，体现中医药学科的人文特色和"读经典，做临床"的实践特点。

　　本教材是"全国中医药行业高等教育'十三五'规划教材"之一，由全国14所医药院校的编委们共同承担完成，可供高等医药院校护理学专业本、专科生使用，也适合作为国家护士执业资格考试护理伦理学部分的参考教材和护理工作者的学习用书。

　　护理伦理学是护理专业核心课程之一。通过本课程的学习，可以帮助护理人员系统掌握伦理学知识，掌握护理领域中的伦理要求，从而提高解决伦理问题的实际能力，更好地为患者服务。本教材的编写，旨在引导护理学专业学生用护理伦理学基本理论、基本原则、基本规范，分析和解决护理执业过程及医学实践中的伦理问题，挖掘和提升护理执业过程中的伦理和人文价值，培养护理专业学生的伦理、人文素养，增强护理专业学生与患者、医生等交流沟通能力，实现和谐的护患、护医关系。

　　本教材编写坚持以学生为中心，以能力培养为导向，将"知识、能力、素质"有机融合于教材之中，着力培养学生知识传承与运用知识分析问题、解决问题的能力，着力培养学生良好的职业素养和岗位胜任能力，着力培养学生的批判性思维与创新能力。本教材的主要特点有：①对护理伦理学的学科定位进行重新厘定，这也是本教材与上版教材区别最明显的地方。护理伦理学就是对护理实践中遇到的伦理问题进行理论和实践的解读、回答，与医学伦理学、生命伦理学是有区别的。因此本教材去掉了上版教材中明显属于医学伦理学、生命伦理学的内容，又增添了护理伦理学的新内容，使护理伦理学学科定位更加清晰。②教材结构体系新颖，内容富有时代特色。本教材在保留了第二版教材优秀内容的基础上，吸收目前国内外学界研究的最新成果，使教材内容更加富有时代特色。同时，教材从理论、实践、修养三个视角，分别就护理伦理学的基础理论、护理实践中的伦理规范及护理伦理修养培养等问题集中展开论述，结构体系更为新颖。③教材更加注重理论与实践结合。本教材不仅注重理论的系统性、完整性、科学性，而且在每章之后附"案例与思考"、复习思考题，既有理论阐述，又有通俗易懂的案例、练习、试题等。同时也涵盖了国家最新执业护士考试大纲的内容要求，真正实现理论与实践的高度统一。

　　本教材共14章，具体编写分工是：第一章由崔瑞兰、马晓亮编写，第二章由杨陆编写；第三章由梁莉编写；第四章由郭趣编写；第五章由刁传秀编写；第六章由董博编写；第七章由洪珍兰编写；第八章由祝海波编写；第九章由舒静编写；第十章由李瑜编写；第十一章由陈丽霞编写；第十二章由王晓妹编写，第十三章由罗尧岳编写；第十四章由刘月树编写。

本教材数字化工作是在国家中医药管理局中医药教育教学改革研究项目的支持下，由中国中医药出版社资助展开的。该项目（编号：GJYJS16090）由崔瑞兰负责，全体编委会人员共同参与完成。

本书的编写得到了国家中医药管理局教材建设工作委员会、中国中医药出版社，以及山东中医药大学、湖南中医药大学等编写单位的大力支持，同时，我们还借鉴吸收了国内外有关专家和学者的一些最新研究成果，尤其借鉴吸收了上版教材的优秀内容。在此，一并致以诚挚谢意！

本教材难免有疏漏之处，真诚地希望广大师生在使用过程中提出宝贵意见，以便今后做进一步的修订。

《护理伦理学》编委会

2016 年 8 月

目 录

第一章 绪 论

【学习目标】
识记：1. 掌握道德、伦理、伦理学、护理道德、护理伦理学的概念。
　　　2. 能正确列举护理伦理学的研究对象、研究内容。
理解：1. 能用自己的语言正确阐述学习护理伦理学的意义和方法。
　　　2. 能用自己的语言正确表述护理伦理学与相关学科的关系。
运用：能结合本章知识，初步分析护理工作中的护士伦理道德行为。

护理伦理学（nursing ethics）是研究护理职业道德的应用学科，是运用一般伦理学原理和道德原则来解决和调整护理实践中人与人之间相互关系的一门学科，是伦理学与护理学的交叉学科。学习和研究护理伦理学，可以帮助护理人员系统掌握伦理学知识，分析和解决护理执业过程及医学实践中的伦理问题，挖掘和提升护理执业过程中的伦理和人文价值，培养护理专业学生的伦理、人文素养，增强护理专业学生与患者、医生等交流沟通能力，实现和谐的护患、护医关系，从而提高解决伦理问题的实际能力，更好地为患者服务。

第一节　伦理学概述

伦理学是关于道德问题的理论，是研究道德的产生、发展、本质、评价、作用，以及道德教育、道德修养规律的学说。因此，伦理学也称道德哲学。

一、道德的起源、本质和特征

道德在人们的社会生活中无处不在。人们常常谈论道德，也离不开道德，但只有从理论上深入分析、研究道德，探寻它的产生和发展规律，才能更好地发挥道德在人类生活中的重要作用。

（一）道德的起源
在伦理学史上，关于道德的起源问题，不同的时代有着不同的伦理学派。
1. 主观唯心主义的"神启论"　认为道德是上帝意志的创造，是神对人们启示的结果。
2. 主观唯心主义的"天赋道德论"　认为道德是先验的纯粹理性的产物，把道德看成是人们与生俱来、人心固有的。
3. 旧唯物主义的"感觉欲望论"　认为道德的根源在于人类自身的生理欲望与生理机能，从人的自然本能、人的抽象"人性"来说明道德的起源问题。

NOTE

4. 达尔文的"自然起源论"　他简单地把人类社会的道德与动物的本能进行比较。认为人的道德不过是动物的本能（如"生存竞争""合群感""母爱"等）的直接延续。

这些观点都没有科学地说明人类道德的起源问题。除了阶级与历史局限性以外，很重要的一点就是脱离了社会物质资料的生产活动及整个社会的实践活动。马克思主义的诞生，尤其是历史唯物主义的创立，为揭示社会道德现象的起源提供了科学的世界观和方法论。马克思主义认识论告诉我们，人类的各种行为规范——风俗习惯、道德和法律等，其最根本的形成动因，就在于维系人类社会生存发展所必需的生产活动及其秩序的需要。只有把对道德起源问题的考察，与人本身、与人的活动发展过程、与人的社会属性的变化历程等联系起来考察，才能科学地揭示人类社会道德现象的起源和真谛。

（二）道德的本质

公元前4世纪，古希腊伟大的思想家、哲学家、伦理学家亚里士多德（前384—前322）明确指出："人类所不同于其他动物的特征就在于他对善恶和是否合乎正义以及其他类似观念的辨认。"明确地把道德看成人类与其他动物相区别的一个重要标志。人之所以是人，就在于具有其他动物所没有的道德。

在中国伦理思想史上，道德最初是作为两个概念而分别使用的。"道"与"行"的含义相通，表示四通八达的街道或道路。后引申为事物运动和变化的规律，或做人的规矩、道理。"德"表示对"道"的认识、践履而后有所得。东汉时刘颐对"德"的解释是："德者，得也，得事宜也。"意思是说，"德"就是把人和人之间的关系处理得合适，使自己和他人都有所得。由此说明，人和人之间道德关系的发生，必须是对人、对己双方都有所"得"的时候。

道德二字连用，成为一个概念，始于春秋战国时期的《荀子》。荀子不但将道和德连用，而且赋予了它较为确定的意义，即指人们在社会生活中所形成的道德品质、道德境界和调整人与人之间关系的道德原则和规范。在西方文化史上，"道德"一词源于拉丁语，表示风尚、习俗之意，后演化为"特点""内在本性""规律""规定""性格""本质"等意思。

依据马克思主义伦理学关于道德起源的认识，从科学意义上说，道德是人类社会生活中所特有的，由一定的经济关系决定的，依靠人们的内心信念、社会舆论和传统习俗维系的，用以调整人与人、人与社会、人与自然的利益关系，并以善恶标准进行评价的原则、规范、心理意识和行为活动的总和。对此定义可以从以下几个方面进行理解。

1. 道德的本质　道德属于上层建筑，是由经济基础决定的，在阶级社会里，道德是阶级的道德。这是道德的一般本质。道德是调整利益关系的，这是道德的特殊本质。

2. 道德的评价标准　善与恶是道德的评价标准。善行，即利于他人、社会的行为，是道德的行为，是高尚的；恶行，即危害他人和社会的行为，是不道德的行为，是卑劣的。

3. 道德的评价方式　道德依靠人的内心信念、社会舆论和传统习俗的非强制性力量来维系，体现道德的自律性特征。

4. 道德功能　道德调整人与人、人与社会的关系，使之协调一致，共同有序地生活；道德调整人与自然的关系，使人类与生存环境处于动态平衡。

5. 道德的内在结构　道德是道德意识现象、道德规范现象和道德行为现象三个方面所构成的有机整体。

（三）道德的特征

道德不同于其他社会意识形式的根本特征，在于它的特殊的规范性。首先，它是一种制度化的规范，是处于同一社会或同一社会环境的人们，在长期的共同生活过程中逐渐积累起来的某些要求、理想和秩序，具体表现在人们的视听言行之上，蕴含于人们的品格、习性和意向之中。其次，它主要是通过传统习俗、社会舆论和人们内心信念的力量来实现的。再次，它还是一种俗称为良心的内化性规范。内化的规范也称为良心，由此形成特定的动机、意图和目的，促进人们自觉自愿地依此为言行的标准和尺度，并外化为一定的道德行为。

（四）道德的类型

社会道德作为社会关系特别是经济关系的反映，是随着反映对象的变化而不断变化发展的，永恒不变的道德是不存在的。根据社会经济结构的变革，人类社会可区分为 5 种社会形态，与之相适应，社会道德发展也可区分为 5 种类型。

1. 原始社会的道德　原始社会是人类历史上第一个独立的社会形态，原始社会的道德是人类道德发展的第一个历史类型。在原始公有制基础上形成了维护氏族公社和部落共同利益的道德要求，即原始的集体主义道德，它是原始社会道德的最突出特征。维护氏族内的自由、平等，共同劳动，相互帮助，是原始社会最重要的道德规范。其缺陷是氏族复仇、食人之风和血缘群婚等落后习俗。

2. 奴隶社会的道德　奴隶社会是第一个私有制为基础的阶级社会。其道德的基本特征有：第一，维护奴隶对奴隶主的绝对屈从和人身依附关系，是道德的基本内容。第二，鄙视劳动和劳动者，是重要的道德规范。还有对奴隶主国家的绝对忠诚、男尊女卑、男主女从等道德规范。第三，道德从社会风尚中分化出来，成为相对独立的社会上层建筑成分和意识形态，其调节的范围和内容日益多样化、复杂化。

在奴隶社会中，与奴隶主阶级道德并存的还有奴隶阶级的道德。反对奴隶阶级的虐杀、争取人的地位，是奴隶阶级道德的基本原则，勇敢顽强、勤俭节约、团结互助是奴隶阶级主要的道德规范。

3. 封建社会的道德　地主阶级的道德有以下特征：第一，维护封建的宗法等级关系，是封建社会道德的最基本的特征，也是地主阶级道德的基本原则。第二，中国的"三纲"（即君为臣纲、父为子纲、夫为妻纲）是封建社会最基本的道德规范，"五常"（仁、义、礼、智、信）则是人们必须经常奉行的道德规范。第三，道德进一步政治化、宗教化、规范化、理论化。

农民阶级在长期反复的斗争实践中，形成了反对封建礼教和宗法制度、要求政治上平等和分配上平均的基本道德原则，把勤劳节俭，艰苦朴素，对阶级兄弟的同情、关心和团结互助作为自己的主要道德规范。但农民的小生产方式也决定了道德观念上有自私保守的一面。

4. 资本主义社会的道德　资本主义社会的道德的主要特征：第一，利己主义是资产阶级道德的基本原则。追求利己和享乐，在实践中表现为唯利是图、尔虞我诈、损公肥私、损人利己等。第二，金钱万能、唯利是图是其主要的道德规范。

无产阶级在同资产阶级斗争中形成了大公无私、英勇斗争、不怕牺牲、遵守纪律、团结互助、公正诚实等优良道德品质，并将集体主义作为自己道德的基本原则。

5. 共产主义道德　是以忠于共产主义事业为特征的道德。其核心是无产阶级的集体主义。其理论基础是马克思主义。其基本特征是：第一，它是从无产阶级的整体利益中引申出来的。

NOTE

第二，它是与公有制为基础的社会经济形态相适应的。第三，它是以马克思主义的科学世界观为指导的。第四，它是以无产阶级的集体主义为基本原则的。

在我国改革开放和现代化建设的过程中，思想道德建设的基本任务是：坚持爱国主义、社会主义教育，加强社会公德、职业道德、家庭美德建设，引导人们树立建设有中国特色社会主义的共同理想和正确的世界观、人生观、价值观。应当在全社会认真提倡社会主义、共产主义思想道德。社会主义道德建设要以为人民服务为核心，以集体主义为原则，以爱祖国、爱人民、爱劳动、爱科学、爱社会主义为基本要求，开展社会公德、职业道德、家庭美德教育，发扬社会主义的人道主义精神，在全社会形成团结互助、平等友爱、共同前进的人际关系。

二、伦理学及其发展

（一）伦理

在中国古代，"伦"和"理"也是分别使用的概念。在古汉语中，"伦"与"辈"同义，引申为群、类、比、序等含义。孟子把"父子有亲，君臣有义，夫妇有别，长幼有序，朋友有信"称为五伦，表明了我国封建社会中人与人之间的不同辈分关系、人伦秩序和做人的规范。"理"本意是治玉，《说文》曰："理，治玉也……玉之未理者为璞。""理"带有加工使其显示其本身的纹理之意，后引申为条理、精微、道理、事理等含义。将"伦"和"理"合为一个概念使用，最早见于《礼记·乐记》："乐者，通伦理者也。"意为把安排部署有秩序称为伦理。

在西方，伦理（ethics）一词，来源于希腊语（ethika），原指动物不断出入的场所、住惯了的地点，后引申为"习俗""习惯"，发展为由风俗习惯养成的个人性格和品行，主要指行为的具体原则。

（二）伦理与道德的关系

伦理与道德是相近的概念，多数情况下可以通用。道德的"道"本质上是指人们在处理各种关系时应遵循的道理和准则，含义与伦理的"理"完全一致。但二者也有区别。伦理侧重点在于强调人们在社会生活中客观存在的各种社会关系，侧重反映人伦关系及维护关系所必须遵循的规则。道德则侧重点在于强调社会个体，侧重反映道德活动或道德活动主体（人）的行为之应当。在伦理学中，道德表达的是最高意志，主要是一种精神和最高原则；伦理表述的是社会规范的性质。道德是伦理的精神基础，道德是最高的、抽象的存在。

在生活中，人们常常说"某个人有道德"或者"有道德的人"，但一般习惯不会说"这个人有伦理"或者"有伦理的人"；而另一方面，我们一般都用"伦理学"，甚至可直接用"伦理"来指这门学问，而较少以"道德学"来指称。

（三）伦理学

1. 伦理学的由来　伦理学是一门古老的道德哲学。自古以来，中外历代思想家均从各自的时代要求和阶级利益出发，围绕着各种社会道德现象进行研究，在人类道德文化发展优秀成果宝库中，中国是以其丰富的伦理思想著称于世。但由于我国古代文化发展和学科分类的特殊性，其道德论述和伦理思想往往与政治、哲学、礼仪交织在一起。春秋战国时期著名的思想家、教育家孔丘（前551—前479）就是著名的政治伦理学家。他的《论语》是我国第一本规范伦理学的著作，主张以"仁"为中心的道德理论和人生哲学，他本人则是中国伦理思想史上第一位具有完整理论体系的伦理学家。

在古希腊，远在荷马时代的一些文献中，就有了某些伦理思想的萌芽，后来的一些哲学家如毕达哥拉斯、赫拉克利特、苏格拉底、德莫克里特和柏拉图等，都从不同侧面对伦理道德进行了思考和研究。亚里士多德在雅典学院讲授了一门关于道德品性的学问，创造了一个新名词"ethika"，即以伦理学来表示这门学问，对古希腊的道德思索和伦理思想的发展，做了全面的分析、概括和总结，他把人的道德品性的学问，称为"伦理学"，不仅创造了"伦理学"这个名词，而且根据他的讲述整理而成的《尼可马克伦理学》等专著，第一次产生了具有独立体系并且论证严格的伦理学著作，对西方伦理学的发展产生了深远的影响。亚里士多德以后，伦理学便作为一门独立的学科，在西欧各国日趋发展起来。清代末年，我国学者将其引入中国，沿用至今。

2. 伦理学的发展 在西方，自古希腊亚里士多德创立伦理学这门学科以后，伦理学逐步发展起来，并表现出不同的时代特点。欧洲中世纪的伦理思想主要是以宗教神学的形式，围绕个人对上帝的关系问题展开的。宗教和伦理合一，是中世纪伦理思想的一个重要特征。古希腊伦理思想的重点是个人品性方面，尤其注重行为准则的研究。从 14 世纪以后，产生了与封建伦理思想相对立的资本主义伦理思想，在资本主义社会不断发展的过程中，形成了更加系统和完整的伦理思想体系。

与西方相比，中国的传统伦理思想有以下六个方面的特点：重人伦关系（或人伦价值）、重精神境界、重人道精神、重整体观念、重修养践履和重推己及人。这六个方面是相互联系而又构成一个整体。人伦关系是起点，精神境界是支柱，人道精神是核心，整体观念是归宿，修养践履是根本要求，而推己及人是重要方法。

19 世纪 40 年代马克思主义的创立，以唯物史观为理论基础的马克思主义伦理思想的形成，是人类道德发展史上的一次深刻变革，它使人类社会伦理思想的发展和研究进入了一个崭新的阶段。马克思主义伦理学，是应用马克思主义世界观和方法论，从总体考察社会道德现象，揭示道德的本质、功能和各方面发展规律和作用的理论科学。

3. 伦理学的基本问题 马克思主义伦理学的最基本问题，亦即伦理学基本问题，就是道德和利益的关系问题。

道德和利益的关系问题包括两个方面的内容：一方面是经济利益与道德何者为第一性、何者为第二性、谁起决定作用、有无反作用、谁起反作用的问题。另一方面是个人利益和他人利益、社会整体利益谁服从谁的问题。

在中国伦理思想史上，先秦时期的"义利之辩"和宋代以后的"理欲之辩"都是道德和利益的关系之辩。在西方伦理史上，道德和利益的关系问题，一直是所有伦理思想家所要解决的基本问题。

三、伦理学的类型及其研究对象

自伦理学创立以来，针对伦理学的研究对象有着许多不同的理解。总的来说，多数伦理学家认为伦理学是以道德和规则为研究对象。从伦理学的内容看，伦理学可分为规范伦理学、元伦理学和描述性伦理学三大类。

1. 规范伦理学 又称规定伦理学，是采用价值－规范的方法，主要研究伦理规范的来源、内容和根源，研究人们的行为准则，制定规范和价值体系，从而规定人们应当如何行动。规范

NOTE

伦理学构成伦理学的主体，是传统伦理学的主流，如功利主义、义务伦理等均属规范伦理学范畴。一般意义上的规范伦理学均包含三个重要部分，即道德理论、道德原则、道德规范。规范伦理学分为普通规范伦理学和应用规范伦理学。应用规范伦理学就是规范伦理学的理论、原则在具体领域中的应用，如医学伦理学、商业伦理学、法学伦理学等。

2. 元伦理学   又称分析伦理学。主要从语言和逻辑的角度，以分析的方法研究伦理学，它在道德劝诫上是相对独立的，它的目的主要是求真，但不是求历史或现实生活的现象之真，而是求人们使用的道德逻辑语言之真。元伦理学是一门基础性学科，它对于概念的语言揭示，对道德判断功能的分析，对道德逻辑规则的设立，对伦理学高度的科学性、逻辑性的追求和确证等，使它在伦理学中占据一定的地位，与描述性伦理学、规范伦理学相互补充，从而丰富和深化了伦理学的研究内容。

3. 描述性伦理学   是依据经验描述的方法，从社会的实际状况来再现道德、说明道德的本质。它可以是历史的描述，如各种道德史、风俗史，也可以是现实的描述，如某些社会道德状况的调查报告；还可以是外在的描述，如道德社会学，也可以是内在的描述，如道德心理学等。描述性伦理学的目的是如实地呈现现实的或历史的、内在的或外在的，或综合的道德状况。

四、伦理学中的基本概念

1. 道德原则   也称"伦理原则"，是处理个人利益和整体利益关系的根本准则，是调整人们关系的各种规范要求的最基本的出发点和指导原则，是道德的社会本质和阶级性的最直接最集中的反映。在各种道德类型的规范体系中，它居于首要地位，起着主导作用，具有普遍性、全面性和相对稳定性，成为贯穿于各种道德规范体系的总纲和精髓。

2. 道德规范   也称"伦理规范"，是人们的道德行为和道德关系普遍规律的反映，是一定社会和阶级对人们行为或关系的基本要求或者概括，它是判断善与恶、正当与不正当、正义与非正义、荣与辱、诚实与虚伪、权利与义务等的道德准则。道德规范随着社会的发展而不断发展，具有历史性和继承性。

3. 道德选择   行为主体（个人或社会集团）在一定目的和道德意识的支配下，对某种道德行为所做出的自觉选择。道德选择是产生道德行为的前提，它又通过具体行为表现出来。道德选择受两个因素的限制：一个是客观条件，即社会为人们提供了多少可供选择的可能性；另一个是主观条件，即表现为人发挥的主观能动性，它使人们在多种可能性中根据自己的需要、信念和目的进行选择。

4. 道德行为   也称"伦理行为"，是指在一定道德意识支配下表现出来的具有道德意义并能进行道德评价的行为。道德行为是个人对他人和社会利益的自觉认识和自由选择的结果，并对他人和社会产生一定的影响。一般认为道德行为是有利于社会和他人的行为，一般称为"善行"；非道德行为是有害于社会和他人的行为，又称为"恶行"。对道德行为的判断是一个复杂的过程，要根据行为者的动机、目的以及行为的效果，综合各方面对行为的善恶做出评价。

5. 道德内化   是指个体在社会实践中，通过对社会道德的学习、选择和认同，将其转化为自身内在的的行为准则和价值目标，形成相应的个体道德素质的过程。

6. 道德评价   也称"伦理评价"，是指人们根据一定的社会或阶级的道德标准对他人或自己的行为进行善恶、荣辱、正当与不正当等道德价值的判断和评论，表明肯定或否定、赞成或反对的倾向性态度。道德评价是道德活动的重要形式之一。

7. 道德修养 也称"伦理修养"，是指个人在道德品质上的自我锻炼、自我改造及由此达到的道德水平和道德境界，是道德活动形式之一，是个人自觉地将一定的道德要求和规范转变为个人内在的道德品质的过程，是完善自身道德人格的道德实践。不同社会、不同阶级、不同时代的道德修养有不同的目标、途径、内容和方法。

第二节　护理伦理学概述

护理伦理学是研究护理道德的学科，是应用规范伦理学。

一、护理道德

（一）护理道德的含义

护理道德，一般指护理人员在履行自己职责的过程中，调整个人与他人、个人与社会之间关系的行为准则和规范的总和。护理过程中，这些准则和规范又作为对护理人员及其行为进行评价的一种标准。它同时影响着护理人员的心理和意识，形成护理人员独特的、与职业相关的内心信念，构成个人思想品质和道德观念。因此护理道德是护理人员在执行护理工作中以善恶进行评价的原则规范、心理意识和行为活动的总和。

护理道德的实质就是对一切患者提供人道主义的高质量服务。要求护理人员保护患者的尊严、尊重患者的权利，保持护理职业的荣誉感和责任感。在护理保健服务中，兢兢业业，尽心尽责，为人类的健康做出贡献。

（二）护理道德的特点

护理道德是一种职业道德，除具有一般职业道德外，还有自身的特殊性。

1. 影响广泛 护理工作具有社会性，护理人员既要面向医院里的患者，又要面向社会各种类型及各种健康状况的人群，其道德责任是双重的。护理工作关系到千百万人的健康及千家万户的幸福，具有重要的道德价值。护理人员要做好患者的护理，也应积极参与防病治病、卫生宣传、妇幼保健咨询、家庭医疗保健等项工作，成为人民健康的卫士。护理道德在整个社会卫生保健事业中，其影响面是广泛的。

2. 关系多端 护理人员处于医、患之间，并与患者家属、单位、社会有着不同程度的联系，而处理每种关系都有相应的道德要求。首先医护关系中要注意治疗和护理的协调一致。为了患者利益，医护间既要互相尊重、互助合作，又要互相制约、相互监督。其次护理人员之间、护理人员与各科室以及后勤人员的联系中，要真诚团结，密切配合。再次护理人员与患者的关系中应忠诚于患者的利益，全心全意为患者服务。根据不同病种、不同病情，在护理和治疗中具有不同的道德要求。最后对家属、对社会保健卫生工作的对象，也都有特定内容的协调关系的道德准则。因此，护理关系的多维性决定了护理道德内容的多样性。

3. 内容严谨 在临床护理实践过程中，护理人员担负着喂药、注射、灌肠、导尿、插管、引流、包扎等操作性治疗任务，还有观察、心理护理、健康宣教等护理内容，直接照料患者饮食、睡眠等生活需要，负责管理病房的温度、湿度、照明等物理环境及安全等。为了保证十分庞杂琐碎具体的护理工作顺利进行，护理过程有严格的行为规范，如"三基三严""三查七对"等。护理道德也提出了严肃的责任要求，从患者入院到治疗的实施，在基础护理、责任制护理、特殊护理、心理护理、医学工程应用护理等各种模式中都有具体的道德规范。

4. 自觉选择 护理对象的复杂性和被动性要求护理道德具有更高的自觉性。患者在整个治疗中，处于接受者地位，常常是被动的，需要护理人员提供帮助和支持；护理人员经常独自执行任务，以个人为单位进行操作；护理环境悬殊，护理对象也千差万别，性格、年龄、病情、经济条件和家庭状况各异，这就要求护理人员具有高尚的道德情操，自觉选择道德行为。不因忙乱而烦躁，不因地位高低而分优劣，不因病情状态有亲疏，一切对患者负责，对患者一视同仁。对一些依赖性大、被动性强的患者，更要以"慎独"精神，自觉维护患者利益。

二、护理伦理学

（一）护理伦理学的含义

护理伦理学（nursing ethics）是研究护理道德的学科，它用伦理学的原则、理论和规范等来指导护理实践，协调护理领域中的人际关系，对护理实践中的伦理问题进行分析、讨论并提出解决方案。也可以说护理伦理是社会一般道德在护理实践中的特殊体现，是护士在护理领域内处理各种道德关系的职业意识和行为规范。护理伦理学本质上属于护士的职业道德，具有一般职业道德的特点。从学科性质上讲，它是伦理学的一个分支，是护理学和伦理学相交叉所产生的一门边缘学科，也是伦理学的理论和原则在护理领域中的具体应用，属于应用规范伦理学的范围。

随着社会的发展以及护理实践内容的不断扩大，护理学科内涵也不断扩展，专门以护理道德现象为研究对象，以促进护理道德情感、培养高尚的护理道德品质、保证护理科学与护理事业不断发展进步为主要目的的护理伦理学应运而生，成为现代护理教育中的一门重要学科，在优秀护理人才的培养中发挥着日益重要的作用。

国际和国内已经颁布了一系列的有关护理道德规范，如《南丁格尔誓约》《国际护士协会护士职业道德准则》《国际护士条例》《医务人员医德规范及实施办法》等，这些为护理的具体伦理决策、伦理修养提供了指引。

（二）护理伦理学的研究对象

护理伦理学的研究对象主要是护理领域中的道德现象及道德关系，而护理道德现象是护理道德关系的具体体现。护理伦理学所研究的护理道德关系主要有以下几个方面：

1. 护士与患者之间的关系 在护理实践活动中，护士与患者之间的关系是最基本、最首要的道德关系，也是护理伦理学的核心问题和主要研究对象。这种关系的实质就是护士与患者之间所产生的一种服务与被服务、帮助与被帮助的关系。护理工作首要和核心的价值目标就是护士积极运用自己的专业知识和技能为患者提供优质护理服务，使其消除或减轻痛苦，保持、恢复和促进健康，提高生活质量。所以，这种关系是否密切、和谐和协调，将直接关系着护理质量的高低和患者的安危，直接制约着临床护理实践活动，影响着医院或社区的医护秩序和社会精神文明等。

2. 护士之间及与其他医务人员之间的关系 护士之间的关系是指护士之间的相互关系，而护士与其他医务人员之间的关系包括护士与医生、医技人员、行政管理人员以及后勤人员之间的多维关系。在护理实践活动中，护士相互之间以及护士与其他医务人员之间有着广泛的联系，是构成医院人群的一个有机整体。彼此间是否相互信任、尊重、支持和密切协作，也将直接影响护理工作的开展，直接关系到集体力量的发挥和医护质量的提高，进而影响到良好医、护、患关系的建立。因此，护理伦理学把护士相互间及护士与其他医务人员之间的关系作为重要的研究对象。

3.护士与社会之间的关系　护士是社会的一员，医疗卫生单位是社会的组成部分。一切医疗护理活动都是在一定的社会关系中进行的。因此，护士在为患者康复、为社会保健服务的过程中，不仅要照顾患者的局部利益，更要照顾整个社会的公共利益。当患者的局部利益和社会的公共利益发生矛盾时（如计划生育、缺陷新生儿的处理、卫生资源的分配等），绝不能只顾个人的利益，而损害社会的公共利益，既要维护患者个人利益，又要兼顾国家、社会的公益。同时，由于护理的社会化和社会的要求，护士还要履行一系列的社会义务。因此，护士与社会的关系也必然成为护理伦理学研究的对象。

4.护士与发展医学科学之间的关系　在护理实践活动中，作为护士，既担负着护理的重任，又有参与护理科研、医学科研的权利和责任。随着护理科学的发展和医学高新技术在临床上的广泛运用，现代医学中出现了许多伦理难题，如人体试验、生殖技术、安乐死中的伦理问题等，都需要我们去研究探讨。因此，严谨的治学态度，实事求是的工作作风，对人民健康高度负责的精神，是护理人员在医学护理科研工作中应遵循的道德准则。因此，护士与发展医学科学之间的关系也成为护理伦理学研究的课题和对象。

（三）护理伦理学的研究内容

1.护理道德的基本理论　包括护理道德的产生及发展规律；护理道德的本质、特点和社会作用；护理道德的理论基础、基本原则和范畴；护理道德与医学模式转变、医疗卫生事业发展的关系等等。

2.护理道德的规范体系　护理道德的原则、规范和范畴构成了护理道德的规范体系，它们是护理伦理学的重要研究内容。其中，护理道德规范又包括护士与医、患、护等之间的基本道德规范，护士在不同领域、不同方式和不同学科的具体道德规范，临终护理和尸体料理中的特殊道德规范等等。

3.护理道德的基本实践　包括护理道德教育、护理道德修养和护理道德评价等。主要阐述在护理实践中按照护理道德理论对自己、对人们的护理实践活动进行道德评价，同时阐明进行护理道德教育的正确途径和方法，提高护士的道德水平。

三、护理伦理学与相关学科的关系

（一）护理伦理学与护理学

护理伦理学是在护理学基础上依据一定社会、职业道德要求建立起来的，主要研究护理学领域中的道德现象，是揭示人们在探索人类生命与疾病做斗争过程中相互关系的道德准则与规范的一门应用性科学。护理学则是一门生命科学中综合自然、社会及人文科学的应用科学，它是以人的生命为对象，研究人类生命过程及如何同疾病做斗争。护理伦理学与护理学有着极为密切的联系，两者都是以维护、促进人类的健康为目的，但两者又都有着各自特定的研究对象和内容。虽然彼此相互影响、相互渗透、相互补充，但却不能相互取代。护理学的发展必须要有护理伦理学给予的支持和保证。同时，护理学的发展也为护理伦理学的发展奠定了新的物质基础和科学技术基础，并对护理伦理学提出了更高的要求，以解决新技术提出的新的伦理难题。

（二）护理伦理学与伦理学

伦理学，又称道德哲学，是研究道德现象、揭示道德本质及其发展规律的学科，是对道德现象进行哲学考察和系统研究的理论体系。护理伦理学是一般伦理学原理在护理实践中的具体运用，因此，护理伦理学的研究和发展离不开伦理学原理的指导，需要以伦理学原理为基础。护理伦理学属于职业伦理学、应用伦理学范畴。

（三）护理伦理学与医学伦理学

医学伦理学是医学与伦理学交叉的学科，是认识、解决医疗卫生实践和医学发展中人们之间、医学与社会之间伦理道德关系的科学。护理伦理学是解决护理实践和护理学发展中护理道德问题的一门科学。护理伦理学与医学伦理学非常相似，两者都是以生命伦理学的基本原则为基础，以保障人类生命安全、维护健康为共同目标。两者的研究对象和研究内容都是医疗领域中发生的人与人之间的道德意识活动。但两者之间还是有一些细微的差别。其一，护理实践与医疗实践是不同的，医疗工作围绕着对患者所患疾病的诊断和治疗进行。而护理工作是集中在对患者的护理、关怀、照顾。其二，护士对患者的护理，通常比医生对患者的治疗更为直接，也更为连续。这种行为使得护士与患者的关系要比医生与患者的关系更为密切，护士比医生更加了解患者，了解患者的意愿和利益所在。其三，护士的职责在于减轻患者的痛苦，比医生更能把对患者的关心和照顾视为其工作的中心。医生往往更加关注对患者疾病的治疗，而忽略对患者的关心和照顾，但治病只是恢复健康工作的一部分，其中非常重要的、不可缺少的是对患者的关怀照顾。

（四）护理伦理学与生命伦理学

生命伦理学是根据道德价值和原则，运用伦理学的方法，在跨学科的条件下和跨文化的情景中，对生命科学和医疗卫生保健领域内的人类行为进行系统研究的学科。邱仁宗教授认为，生命伦理学是将伦理学理论和方法应用于解决生命科学和医疗保健中伦理问题的学科。生命伦理学是应用规范伦理学的一个分支学科，在这一点上生命伦理学和护理伦理学相似，而且二者在研究问题上还存在着交叉，但护理伦理学研究侧重点在于与护理职业相关的伦理问题，生命伦理学研究重点在于生命科学和医疗保健相关的伦理问题。

（五）护理伦理学与护理心理学

护理伦理学与护理心理学是"姊妹学科"。护理伦理学是对护患关系、护际关系等伦理道德的研究。护理心理学则是研究护士与护理对象的心理问题，并以护理学和心理学的理论与方法去解决护理过程中出现的有碍健康恢复的心理活动。它的任务是指导护士根据患者心理需要和心理活动规律，做好临床护理和心理护理。尽管二者研究的侧重点不同，前者侧重研究护理道德规范，后者侧重研究护理活动中的各种环境因素对人们身心健康的影响。然而，二者不可分离，护理伦理学研究的这些关系是人们心理变化的客观条件，护理伦理学所涉及的关系直接影响到患者及其他社会人群的心理变化。同时，护理心理学提供的良好的心理状态，也是护理伦理学确定护患关系的重要依据。因此，护理心理学对患者心理的了解和研究，必须以良好的护患关系为前提，而良好护患关系的建立，又有赖于从事护理心理学研究的护士高尚的护理道德。

（六）护理伦理学与护理法学

准确地说，护理法学尚未成为一个独立的学科。护理法学主要研究与护理职业相关的法律现象，如护士从业资格、护士的权利和义务、护士的法律责任等。护理伦理学虽然诸多的内容属于护理法学的范畴，但其涵盖的面更为广泛，医疗护理实践中常常引发出来的一些问题，虽然未触及法律，但是却受到护理道德的谴责。护理法学和护理伦理学都是调节人们行为的准则和规范，其目的都是为了维护社会正常秩序，保证医疗护理实践得以顺利进行。它们既有区别，又有联系。凡是法律要惩罚的，都是护理道德要谴责的；凡是不符合护理道德规范的行为，也都是护理法学所反对的。二者的区别在于，护理道德贯穿整个人类社会，而法律是阶级社会的特有现象；护理道德是依靠社会舆论、风俗习惯等力量来维持，而法律则是由国家使用强制手段保障其实施。

（七）护理伦理学与护理美学

护理美学是护理实践中体现出的一种特有的"审美观"，既有身体方面的因素，也有心理方面的因素。同时形成一种护理人员与患者和社会人群之间的审美关系。护理美学的研究对象是护理职业中的美与丑，是在为患者、为社会提供服务的过程中，护理人员、患者和社会人群三者之间的审美关系及由此产生的护理审美意识、审美实施、审美评价和审美教育等。护理伦理学是论述护理职业道德的科学，主要研究和探讨护理人员行为的善与恶。前者以美丑为评价标准，要求从美学的角度去体验和满足患者的审美需求。后者以善恶的道德观为评价标准，并依靠社会舆论、内心信念、传统习俗来维系和提高护理质量。护理道德认为是善的，护理美学通常也评价为美的；护理道德认为是恶的，护理美学一般也评价为丑的，两者对善与恶和美与丑的评价之共性大多是精神方面的，是心理方面的，彼此保持着紧密的联系，往往是共存的。

第三节　学习和研究护理伦理学的意义和方法

护理专业的学生和在职护士，都要积极主动地学习护理伦理学。要取得好的学习效果，就应当明确学习护理伦理学的意义与方法。

一、学习和研究护理伦理学的意义

（一）有利于培养德才兼备的合格护理人才

新型合格的护理人才，不仅要有坚定、正确的政治方向，而且要有良好的护理道德观念；不仅要掌握科学的现代护理理论知识和娴熟的护理技能，拥有良好的心理素质，而且需要培养崇高的护理道德品质。教育的目标就是培养德、智、体全面发展的应用型高级护理人才。护理道德不仅是"德"的重要内容之一，从临床护理实践的角度看，也是"智"的一个重要方面。新医学模式和整体护理观念指导下的护理工作，对护士的素质提出了全新的要求，护理道德素质已经成为护士必不可少的素质。要提高这些基本素质，就必须努力学习护理伦理学。

NOTE

（二）有利于提高护理质量，推动护理事业和护理科学发展

在整个医疗活动中，护理工作显得尤为重要。常言道："三分治疗七分护理。"护理质量的优劣，直接关系到整个医疗质量的好坏。护理实践证明，仅有精湛的护理技艺是不够的，还应有优良的护理道德，方可真正提高医疗护理质量。护理道德是影响医院护理质量的重要因素，良好的护理道德是护理优质服务和护理管理水平的重要表现。高尚的护理道德可以使护患关系更加密切，保证护理工作的顺利进行；可以发挥心理护理的作用，促进患者的康复；可以提高护士的责任心，防范、杜绝护理事故和差错，从而提高护理质量。护士系统学习护理伦理学，就能运用道德理论指导自己的护理实践，正确处理现代护理实践中出现的道德问题，解决道德选择中的困难，为自己的护理工作及科研找到正确的方向，推动护理事业和护理学科的发展。

（三）有利于提高医疗机构的信誉、经济效益和社会效益

优良的护理道德，必将提高医疗机构的信誉，同时也会给医疗机构带来经济效益和社会效益。这是因为，质量和效益都是密不可分的，好的质量，必将带来好的信誉；注重信誉，又必然更加讲究质量，从而满足社会和人民的需要。尤其在市场经济体制下，竞争愈来愈激烈，医疗机构之间竞争的焦点，除了医疗设备等因素外，很大份额上是服务的质量，即医疗护理水平和服务态度。如果一个医院医务人员的医疗护理质量高、服务态度好，就会获得患者和社会的信赖，前来就医者就会多，必将为医院带来较好的经济效益。医院有了资金，就能不断更新设备和改善医疗条件，以满足社会更多人的医疗保健需要，社会效益自然也会得到提高。可见，良好护理道德的建立，确实不可小视。

（四）有利于医院及社会的精神文明建设

道德建设是社会主要精神文明建设的重要内容，护理道德作为一种职业道德，是社会道德体系中的一个重要组成部分，是精神文明在医护人员及医疗卫生单位的具体体现。早在1941年，毛泽东同志就为护士题词："护士工作有很高的政治重要性。"因此，学习护理伦理学，运用道德理论对护士进行道德教育，不仅能提高护士的道德水平，还有助于树立文明的护理道德新风。此外，护理行业作为社会服务的"窗口"行业，与人的健康和生死安危有重要关系，其道德风貌在精神文明建设中有较强的社会辐射和示范作用。护士实践着高尚的护理道德，患者就会从中得到启迪，受到感染，产生共鸣，并将传递到家庭、单位和社会，有利于社会风尚的转变，从而推动社会主义精神文明建设。

二、学习和研究护理伦理学的方法

（一）历史与逻辑相统一的方法

护理伦理学研究护理工作中的道德现象，它同当时的社会经济、医学状况有着密切的联系，并受当时社会政治、法律、文化、宗教等社会意识形态的影响。现有的任何一个护理伦理观念，都是以往的道德思想发展的继续。所以，学习和研究护理伦理学，要善于将护理道德现象和护理道德关系的研究同一定的社会经济关系、意识形态、政治和法律制度、护理的发展状况等联系起来，要根据当时的经济、政治、风俗习惯和护理科学发展水平等历史现状，具体地分析和运用归纳、演绎、推理、分析等逻辑思维方式，深入研究护理道德产生和发展的基础，探求其发生、发展的根源和条件。只有这样，才能对护理道德做出科学的说明，揭示护理道德的产生和发展规律。

（二）理论与实践相结合的方法

理论与实践相结合，是学习和研究护理伦理学的重要方法。护理伦理学的理论来自于护理实践，又要受护理实践的检验。要做到理论联系实际，首先必须认真学习和研究护理伦理学的基本理论及其相关学科的知识，同时要注意了解和掌握护理学的发展动态，这样才具备理论联系实际的前提条件，才能对现实提出的各种护理道德问题做出科学的说明。护士学习研究护理伦理学绝不仅仅是为学习而学习、为研究而研究，根本的目的是用所探究的护理伦理规范来约束、规范、督导护士的行为，促使其更好地做好和改进护理工作，推进护理科研探索，保证护理科研成果得到良好利用。因此，护士要理解、掌握护理伦理学的理论及规范，必须坚持联系实际，包括联系世界护理实践和护理科学发展的动态、我国护理实践和护理科学产生发展的道德状况，以及个人的护理工作实际情况等，注意发现护理实践中产生的新道德问题，并用所掌握的护理道德理论进行解释，加深认识，分析、解决伦理问题和难题，增强道德判断力和自觉性，推动护理学的发展和道德的进步。

（三）案例分析的方法

案例分析方法又称个案研究法，就是把实际工作中出现的问题及事件作为案例，对现有的观念和理论进行归纳和分析，以达到理论联系实际而解决问题的一种方法。一个典型的案例有时能反映人类认识实践的真理，有时也可以从众多的案例中找到理论假设的支持性论据。此方法在教学中发挥重要的作用。教师在教学过程中，可以通过对典型案例的剖析，帮助学生认识案例中护理伦理的内容，引导他们明辨善恶是非，以提高护理行为的自觉性。案例分析的方法是理论联系实际方法的具体运用，是比较受学生欢迎的行之有效的教学方法。该方法避免了纯理论教学的空洞性、乏味性，提高了教学的针对性、实效性，提高了学生参与教学的兴趣，激发了学生浓厚的学习热情。同时，学生也可以通过对典型案例的学习，培养自己的分析能力、判断能力以及解决问题的能力。

【案例与思考】

武汉"最美女护士"以"天使之吻"救人一命

2011 年 11 月 10 日中午 12 点左右，武汉中山大道旁，50 多岁的市民王大妈吃馒头时，喉咙突然被卡到，一下子昏倒在地，很多人都围了上来，但不知所措。正在此时，一位年轻女士冲了过来，一边呼叫围观的人拨打 120，一边跪在地上，双手开始连续按压王大妈的胸部，对其实施心肺复苏术。1 分多钟过去了，王大妈没什么反应。情急之下，这名女士当即口对口给王大妈做起人工呼吸。一次人工呼吸后，王大妈腿脚仍然在抽搐。女士没有放弃，接着按压心脏，并开始做第二次、第三次人工呼吸……几分钟后，女士从王大妈口中取出一块馒头碎渣，王大妈恢复了心跳与呼吸。随后，闻讯赶来的急救人员将王大妈送往医院救治。脱离危险后，王大妈让女儿几经辗转找到这位救命"天使"。

这名"天使"就是被誉为"江城最美女护士"的肖芳，湖北省中山医院神经外科一名普通的主管护师。谈起当时的情况，肖芳只是笑笑说："这没什么，作为护士，这是职业本能，哪个护士都会这么做的。"当被问起是否想到患者会有传染病或其他疾病影响自己时，肖芳说："救人是凭职业本能，当时完全想着救人，并没考虑其他，就跟我正常上班一样。"

这段现场施救的视频被网友发到网上后，引发全国网友的广泛关注。网友发帖："护士，你的职业很神圣，你的行为好感人。""这个时代最可爱的人！最美女护士！好样的！祝福你！""社会需要你们这样的人。你是全国护士的典范，向你学习！""没有犹豫，毫无顾忌，救人第一，赞一个"（摘自新华网，2011-11-16）。

1. 从肖芳的事例中，你如何理解护理道德？若遇到类似情况，你会怎样判断及实践自己的行为？

2. 作为一名准护士，你应注重哪些方面的学习与实践来提高自身的道德修养？

【复习思考题】

1. 如何理解道德和伦理的关系？

2. 现代护理道德的发展趋势如何？

3. 联系实际，请谈谈您对护理伦理学的初步认识。

4. 您认为怎样才能学好护理伦理学？

第二章　护理伦理学的发展

【学习目标】

识记：能迅速说出护理伦理学的奠基人和创始人。

理解：1. 能用自己的语言正确描述护理伦理学的发展现状。

2. 能用自己的语言正确叙述南丁格尔对护理伦理学的贡献。

运用：能结合护理伦理学的发展历程，认识学习护理伦理学对护理学专业学习的重要性。

护理伦理学具有悠久的历史，伴随着人类文明的进步而产生，根植于医学、护理学、伦理学的发展而形成的一门科学。了解中外护理伦理学的历史与现状，有助于我们传承和发扬优良的传统医护道德，以史为鉴推动护理伦理学的进一步发展。

第一节　我国护理伦理学的发展状况

在我国古代历史上，医学道德与护理道德是共同产生与发展的。祖国医学有着数千年的历史，在防病治病方面积累了丰富的经验，凝聚了博大精深的医护道德思想和理论，为世界医药卫生事业做出了巨大贡献。

一、我国古代护理伦理思想的历史沿革

早在远古时代，医护活动伴随着我国人民的生产活动和生活实践而产生。随着社会的发展与进步，医疗、护理逐渐从人们的日常生活中分化出来，医护活动正规化，由原来的家庭式简单照料转变为草药制剂、灸法、按摩、伤口处理、情志调节、饮食护理和生活方式引导等，随之产生了最早的医护道德思想。有伏羲"画八卦……制九针，以拯夭枉"，炎帝"作方书，以疗民疾"的记载；也有神农尝百草，"令民知所避就""一日而遇七十毒"的感人传说。尽管伏羲、神农、炎帝都是神话传说人物，但古代人民不畏艰险、勇于探索、自我牺牲的精神对我国医护道德的产生与发展形成了深远的影响。

西周时期已经建立相对完备的医政制度，医护道德开始登上历史舞台，形成了最古老的医护道德评价体系。《周礼·天官》记载："医师，掌医之政令，聚毒药以供医事。凡邦之有疾病者……则使医分而治之，岁终则稽其医事，以制其食，十全为上，十失一次之，十失二次之，十失三次之，十失四为下。"提出定期用治疗疾病成功和失误的次数来评判一个医生的医疗技术优劣，并据此来分配俸禄。在当时这种评价体系对促进医生提高医疗水平、提高医学道德素养起到了重要作用。

NOTE

春秋战国时期，在我国古代哲学思想和道德观念的影响下，随着经验医学的兴起，医学的人道主义思想占据了主流地位。此时医护道德思想要求医者重视人的生命，强调"医乃仁术"，要以"无伤"为原则。成书于战国时期的《黄帝内经》标志着我国医护道德思想的初步形成。书中指出："天覆地载，万物悉备，莫贵于人。"倡导了人的生命最为珍贵的理念，要珍惜人的生命，从全力救治患者出发，对医疗护理提出了一系列的道德要求。《黄帝内经》是我国第一部医学典籍，既阐述了有关病理、诊断、预防、治疗、护理等医学问题，又有专门论述医护道德的篇章，提出了医护道德观念，对当时的行医行为提供了道德规范。战国时期的名医扁鹊，不仅医术高超，而且医德高尚。他随俗而变、谦虚谨慎、反对迷信、坚持科学，提出"六不治"的行医准则，其中的"信巫不信医者不治"，已经看清了迷信对客观世界的危害，自觉把医学归类为唯物主义科学体系中，把清除巫术作为自己的行医规范，在一定程度上起到了破除迷信的作用。

东汉医家张仲景编著的《伤寒杂病论》开创了中医学辨证论治体系。《伤寒杂病论》继承了前人的医护道德思想，在前言部分谴责当时医学界中因循守旧，敷衍塞责，"不留神医药"而"竞逐荣势"的不良风气。对于医护道德思想的论述一直为历代医家所称颂。东汉末年三国初期名医华佗医技高超，品德高尚，不慕名利，一心为百姓治病，对患者关怀备至，是当时医德高尚的典范。

隋唐是我国封建社会的繁荣时期，名医辈出，医护道德思想与理论更加规范化。医家孙思邈是我国传统医护道德思想的代表人物之一。他编著的《千金要方》就是以"人命至重，有贵千金，一方济之，德逾于此"的意义而命名的。其开卷序《论大医精诚》，主张医家必须具备"精"和"诚"两个方面，要具有精湛的医术兼具高尚的品德。明确指出学医的人要"先发大慈恻隐之心，誓愿普救含灵之苦"，对患者要"普同一等""一心赴救""不得问其贵贱贫富"。在医护仪表方面他提出医家要"望之俨然……不皎不昧……不得多语调笑，谈谑喧哗"。他还要求同道之间应相互尊重，不可"炫耀声名，訾毁诸医，自矜己德"。在当时的社会环境下较全面地论述了医护品德、专业学习、对患者态度、与同道的关系等方面的医护道德问题，进一步完善了我国古代医护道德体系，使之更加系统化。

两宋时期，随着医学科学的发展，医护道德受到了更为广泛的关注，内容更加丰富和规范化，形成了许多新的医护道德观念。如林逋著的《省心录·论医》提出重视医德评价，把那些在医疗活动中贪图钱财、沽名钓誉和粗疏轻率的行为，斥为"庸医"。张杲所著的《医说》告诫病家，不能"轻以性命托庸医"，把"治病委之庸医比之不慈不孝"。

金元时期医学界出现了学派争鸣的局面，以刘完素为代表的寒凉派、张从正为代表的攻下派、李杲为代表的补土派、朱震亨为代表的养阴派四大学派。各学派勇于突破旧的学说，提出新的学术见解，对医学发展起到了一定的推动作用，也推动了医护道德思想的发展。这一时期的医护道德思想除了继承"济世救人"的传统外，关心人民疾苦、热心救治、不计名利和图报等道德风尚突显出来，倡导从实际出发著书立论、遵古不泥古、鼓励争鸣、探索新知的创新精神，热衷医业、勤求古训、博采众长、勇于实践、反对巫医骗术的科学态度和作风。

明代是我国封建社会经济再次迅速恢复和发展的时期，促进了中外医药的交流和医护道德的发展。我国古代的医护道德理论、教育发展到明代已日趋完善、成熟。最具代表性的是陈实功所著的《外科正宗》中的医护道德守则《五戒十要》，对我国当时的医护道德进行了系统的总结。就医护人员的专业实习、思想修养、举止言行、服务态度以及护患之间的关系等，提出了十分具体的道德规范，是我国古代医护道德教育的实用教材，被美国 1978 年出版的《生命伦理百科全书》列为世界古典医德文献之一，与《希波克拉底誓言》和《迈蒙尼提斯祷文》并列。明代李时珍的《本草纲目》、龚廷贤的《万病回春》、李梴的《医学入门·习医规格》、李中梓的《医宗必读》等，也对我国的医护道德发展做出了重要贡献。

清代医家在医护道德的规范确立与实用性方面进行了更进一步的探索。这一时期影响最大的是喻昌所著的《医门法律》。书中"治病"篇中较为详细地论述了医者应遵守的职业道德原则和规范，突破了过去医家用"五戒""十要"等箴言式的说教方法论述医护道德原则的传统，而借以临床四诊、八纲辨证论治的法则作为医门的"法"，以临床论治疾病时易犯的错误提出的禁例作为医门的"律"，两者结合称为"医门法律"。这种把医护道德寓于医护实践之中的论述，是我国医护道德发展史上一次重大的突破，被后人称为"临床伦理学"。

二、我国古代护理伦理思想的优良传统与历史局限

我国古代医护道德发展历史为后世提供了非常多的优良传统，然而受到当时社会制度与大环境的影响，医学理论与技术、医护道德思想的发展都受到了一定的制约。

（一）我国古代护理伦理思想的优良传统

1. 济世救人，仁爱为怀的事业准则　"济世救人"是古代医家从事医学事业所承担的社会责任，"仁"是儒家道德思想的精髓，是古代道德体系的根本，更是我国古代医护道德思想的根源所在。清代名医费伯雄说："欲救人而学医则可，欲谋利而学医则不可，我若有疾，望医之救我者如何？我之父母妻子有疾，望医之相救者如何？易地以观，则利心自淡矣。"意思是要每一位医者扪心自问，我是为什么来学医的，为救人还是为谋私利？医者有了仁爱方能博施济众，把病家的疾苦当作自己的疾苦，一心赴救，成为以救人活命为乐的苍生大医，而无德之医，则是"含灵巨贼"。

2. 不为名利，廉洁正直的道德品质　我国古代医学文化源远流长，伴随着中华文明的历史长河，医家风范从古便受众人推崇，《国语·晋语》曰："上医医国，其次疾人，固医官也。"后世更用医国来描述治国，可见我国古代医护道德影响深远，这和古代医家的声望是分不开的，扁鹊、华佗等传世名医都在民间得名，一心为百姓造福，不为名利束缚，不为金钱所累，为后世树立了轻利廉正的杏林典范。

3. 谨慎认真，谦虚诚实的服务态度　唐代医家孙思邈反复强调，治疗和护理患者要认真负责，不能粗心大意。他指出：看病诊疾，要谨慎专心，一丝不苟，下药扎针，不得有半点差错。来了急诊患者需要抢救，但要临事不紧张，深思熟虑，不能只图表现自己快捷而草率从事。清代名医徐大椿，医术高明，平日临诊，他耐心询问病情，细致分析，辨其异同，审其真伪，然后慎于处方。他成了名医之后，仍虚心向别的医家请教。医家葛可久，精通医术，圣声远播，曾将大黄炒得过焦，便全部弃掉不用。为了对患者负责，古代许多医家对自己医治不了的病，不是敷衍塞责，而是虚心介绍别的大夫来诊治，直到治好为止。

4. 精勤不倦，不耻下问的治学精神　晋代医家葛洪一边劳动，一边利用空闲时间学习医学。宋代医家陈自明指出：在医家、疾病、方药三者间，关键是医家的学术修养。他说："世上无难治之病，有不善治之医；药无难代之品，有不善代之人。"他一生勤奋学习，编成《妇

人良方》和《外科精义》两本书，为我国妇科、外科的发展做出了贡献。明代医家李时珍为了深入研究药物对人体健康的作用，参考 800 多种书籍，亲自到各地采访，足迹遍及湖北、江苏、安徽、河南等地。他不耻下问，向良医、药师、农民、渔民、樵夫等请教，广泛收集民间验方，历经 30 年之久，终于完成了集中药之大成的《本草纲目》，成为世界药学宝库中的瑰宝。

5. 稳重端庄，温雅宽和的仪表风度　《黄帝内经》指出：医家应"入国问俗，入家问讳，上堂问礼"。意思是说要尊重乡土风俗，尊重病家，做到彬彬有礼。孙思邈对医家的仪表有全面深刻的论述："到病家，纵绮罗满目，勿左右顾眄；丝竹凑耳，无得似有所娱；珍馐迭荐，食如无味；醽醁兼陈，看有若无……不得多语调笑，谈谑喧哗，道说是非，议论人物；炫耀声名，訾毁诸医，自矜己德；偶然治瘥一病，则昂头戴面，而有自许之貌，谓天下无双，此医人膏肓也。"

（二）我国古代护理伦理思想的历史局限

1. 受封建道德的束缚　忠君、孝亲是封建道德的基本原则和宗法思想的集中体现，而"男尊女卑"则是封建道德的主要支柱之一。所谓"身体发肤，受之父母，不敢毁伤，孝之始也"。这使尸体解剖为世间不容，阻碍了医学的发展。据《南史》顾恺之传记载：一女子因遵丈夫遗嘱，解剖了丈夫的尸体以寻求死因，结果以"伤夫"五脏"不道"的罪名被判处徒刑，其子未能劝阻而"不忠不孝"，竟被杀头。由于"三从四德"的道德观念，对为妇女治病制定了许多清规戒律。明代医家李梴的《医学入门》中有"如诊妇女，须托其至亲先问证色与舌及饮食，然后随其所便，或证重而就床隔帐诊之，或证轻而就门隔帷诊之，亦必以薄纱罩手，贫家不便，医者自袖薄纱"的戒规，极大地影响了对妇科病的诊治和医学发展。

2. 受医儒同道的束缚　"医儒同道"是我国古代医学的一个重要特点。儒家最高的道德标准是仁，最高的理想是济世利于天下。医学作为一种除疾患、利世人的手段与儒家的仁义是一致的。因此，儒家思想在当时对医学发展有一定的积极作用。但是，儒家封建社会的道德思想，束缚了中医学的创新和发展。受"尊经崇古"的思想影响，在张仲景之后，医护的研究几乎均是对《黄帝内经》《伤寒杂病论》等经典著作的注释和发挥，没有什么新著。另外，儒家的道德观和重实用的作风，使医学研究偏重临床，向实用化、经验化方向发展，限制了中医学基础理论的研究和发展。

3. 受宗教迷信的束缚　古代医护道德受时代的影响，不可避免地夹杂着一些唯心主义和迷信思想的成分。例如孙思邈《千金翼方》中有"敬重鬼神"等迷信内容，他的医德出发点是佛道等宗教的"阴阳报施"思想，正如他在《千金要方》中所说的："老君曰，人行阳德，人自报之，人行阴道，鬼神报之。人行阳恶，人自报之，人行阴恶，鬼神害之，寻此二途，阴阳报施，其诬也哉。"宋代张杲《医说》中讲："不有人诛，必有鬼神谴责。"并以此来教育不守医护道德的人。把道德同宗教结合起来，使中国传统护理道德中有了"录天命"和"因果报应"的宗教糟粕。

三、我国近现代护理伦理学的发展

我国近代护理工作是随着西医传入而开始的。1820 年英国传教士马礼逊和东印度公司船医李文斯顿首先在澳门开设诊所。1888 年美国的约翰逊在福州开办了中国第一所护士学校，

1900 年以后，中国许多大城市相继建立了许多教会医院，并纷纷附设护士学校。1907 年信宝珠女士提议在中国成立护士会组织，1909 年由 7 名外籍护理人员和 2 名外籍医生于江西牯岭创建了第一个全国性护理组织，定名"中国看护组织联合会"。1914 年，第一届全国护士会员代表大会在上海举行，大会接受了唯一的中国护士代表钟茂芳副会长的建议，取消"看护"名称，改为"护士"，并将学会组织命名为中华护士会，选出任哲英为会长，这是学会成立后第一次由中国护士当会长。1922 年中华护士会参加国际护士会，成为国际护士会第 11 个会员国，中华护士会在国际上取得了应有的地位。中华护士会至 1964 年更名为中华护理学会。1926 年，中华医学会制定了《医学伦理法典》，全文共 2339 个字，其中涉及中国医生和外国护士之间的关系。秋瑾翻译了日本的《看护学教程》，她在序言中对当时社会轻视护理行业予以评判。从那时开始，教会附设的护士学校陆续设立了护理伦理学相关课程。

新民主主义革命期间，解放区非常重视护理工作。1931 年在傅连暲医生的主持下开办了红军自己的护士学校；1941 年，成立了中华护士协会延安分会，毛泽东又在延安为中国医科大学题词："救死扶伤，实行革命的人道主义。"这个题词反映了这一时期医疗卫生工作的显著特点和医护人员的优良道德，实质上确定了我国社会主义医护道德的核心内容。1939 年毛泽东同志的《纪念白求恩》一文，对当时广大医药卫生工作人员产生了巨大影响，对护理伦理学建设也起了重要作用；1941 ~ 1942 年毛泽东同志两次为护理人员题词："护士工作有很大的政治重要性""尊重护士、爱护护士"，并倡导无私利他的美德。新民主主义革命期间，中国革命的需要与思想对我国护理伦理学的形成提供了丰富的理论体系，奠定了坚实的基础。

党的十一届三中全会以来，护理工作得到各级党政领导的关怀和重视。1979 年，为了调动护理人员的积极性，提高护理质量和培训专业护理人员，卫生部先后两次发出通知。提出了关于加强护理工作和加强护理教育工作的意见，鼓励护理人员认真学习马列主义和毛主席著作，热爱护理工作，巩固专业思想，全心全意为人民服务。随后又发布了《医院工作人员守则》，并在"卫生技术人员职称和晋升条例（试行）"中增加了护师以上的职称。不但对医院工作人员提出了基本伦理要求，而且确定了我国护理专业的发展方向，为护理伦理学提供了规范标准。随着改革开放的深入开展，护理工作的国际交流日益增加，护理工作增添了新观念、新内容，护理伦理学逐渐走入人们的视野，并在护理工作中承担重要的角色。

第二节 国外护理伦理学的发展概况

医学与人类相伴而生，从人类繁衍开始，医学便在人类的生活中体现出了巨大的价值，护理伦理学的诞生与西方医学的发展密不可分。在医学发展的早期，医、药、护相融为一体，伦理道德相伴而生，护理学是以西方医学为基础分化出来的，护理伦理学的萌芽始于医护道德的发展。

一、国外护理伦理学产生的基础

国外护理伦理的产生、形成和发展过程也是与护理实践同步发展的。古代早期的医护技术不分家，直至 18 世纪护理学创建，护理伦理学才开始真正发展起来。

NOTE

（一）古希腊医护道德思想

古希腊是西方医学的发源地，在医学上取得了辉煌的成就。希波克拉底（Hippocrates，前460—前377）是古希腊最杰出的医生，被尊称为"西医之父"，同时也是西方医德的奠基人。他不仅创立了医学体系，而且确立了医学道德规范体系。著名的《希波克拉底誓言》（简称《誓言》）被称为西方医德的典范，对后世产生了极为深远的影响。《誓言》以"遵守为病家谋利益"为信条，强调敬重同行，"凡授我艺者敬之如父母"。一切为患者着想，"无论至于何处，遇男或妇，贵人及奴婢，我之唯一目的，为病家谋幸福"。要求医生必须替患者保密，"凡我所见所闻，无论有无业务关系，我认为应守秘密者，我愿保守秘密"。其中所提倡的不伤害原则、为患者利益着想的原则、保密原则、尊重同道原则，成为西方医护道德的核心思想。《誓言》为医护人员取信于民提供了重要思想基础，成为西方各国医护人员的行为准则。希波克拉底在总结自己与前人医学活动实践经验的基础上，高度重视护理工作和护士的道德建设，认为"护士是医生的助手""应选择有训练的人担任护理工作"。

（二）古罗马医护道德思想

古罗马人于公元前2世纪上半期占领了古希腊地区后，全面继承和发展了古希腊医护道德思想。《十二铜表法》中提出："不得在市区内埋葬或焚化尸体""孕妇死时就取出其腹中之活婴"。在查士丁尼制定的法典中，有劝告医生侍奉富贵者时，力避逢迎献媚，而应将救治贫民视为乐事的规定。盖伦（129—199）是这一阶段最著名的医学家及医护道德思想家。他十分重视对医护人员的医德教育，在医护道德方面提出了"轻利"的要求，认为"作为医生，不可能一方面赚钱，一方面从事伟大的艺术——医学"。他对医患关系十分重视，认为在疾病治疗过程中，患者的合作和信任是十分重要的。此外，他还十分重视医生的行为在治疗中的价值，认为适当的治疗行为包括道德上的善和医疗上的有效。

（三）古印度医护道德思想

古印度作为世界四大文明古国之一，其医护道德思想是世界东方道德思想的重要组成部分，一直高度重视医护人员的医德教育与护德教育，有着很多能为我们学习与借鉴的医护道德思想。公元前5世纪，印度名医妙闻所著《妙闻集》中写道："医生要有一切必要的知识，要洁身自持，要使患者信仰，并尽一切力量为患者服务。"还提出："正确的知识，广博的经验，聪敏的知觉和对患者的同情，是为医者四德。"内科名医阇罗迦所著的《阇罗迦集》中还指出："护士必须心灵手巧，必须有纯洁的心身，必须掌握药物配制和调剂的知识，以及对患者的忠心。"公元1世纪，印度医书《查拉珈守则》规定："医护人员应该不分昼夜，全心全意为患者。"这些论述都体现了医学人道主义精神。印度《摩奴法典》规定：治疗护理患者如引起事故时，要受罚金处分，其数目大小按患者的阶级地位而定。

（四）古阿拉伯医护道德思想

阿拉伯医学继承和发展了古希腊的医学，是世界医学史发展的重要阶段。阿拉伯犹太医生迈蒙尼提斯（1135—1208）的《迈蒙尼提斯祷文》是医道历史上的重要文献之一，其中心思想是医生一切要为患者着想，不能贪欲、吝念、虚荣，不为名利侵扰。他说："启我爱医术，复爱世间人。存心好名利，真理日沉沦。愿绝名利心，服务一念诚。神清求体健，尽力医患者。无分爱与憎，不问富与贫。凡诸疾病者，一视如同仁。"

国外古代医护道德对后世的医学伦理学、护理伦理学的影响深远，但是国外古代的医护道德深受宗教、社会形态的影响，把自己的医术看作是神授予的，把护理康复的成绩归功于神的功劳。在阶级社会中，富人与穷人的医治处于极不平等的地位。《汉谟拉比法典》规定：如果医生用青铜刀手术而造成死亡等，则应处以断指之罚，如果死者是奴隶，则应赔偿奴隶的一半身价。

二、国外近现代护理伦理学的发展

（一）近代护理伦理学的发展

从 18 世纪开始欧美主要资本主义国家相继进行了产业革命，社会的发展极大地推动了医学的发展，医疗护理进入了一个新的发展时期，内部分工更细致、更明确，与外界联系也增多了。但是，大部分护士素质很差，没有受过正规培训，有些甚至是文盲，只能做一些简单的敷药、看护、生活照料或完全听从医生的安排。同时期，德国柏林大学教授、医生胡弗兰德提出了"救死扶伤，治病救人"的《医德十二箴》，指出医护人员活着是为了患者，医护人员应为患者负责和着想，而不应考虑患者的地位和钱财，医护人员的言行应使患者信任，及时解除患者的痛苦。提出了平等观念，对待患者一视同仁。这些论述，不仅使护士在行为上对自己有严格的道德要求，同时对护理工作的业务技术和操作技能提出了更高的要求。因此，护理工作的系统教育显得越来越重要，且迫在眉睫。英国的资产阶级革命是资本主义制度对封建制度的第一次重大胜利，代表新兴资产阶级生产力和生产关系的思想家提出了人道主义口号，批判了以神道为中心的传统观念。资产阶级人道主义思想唤起了良知、自由、平等、博爱的思想潮流，这些思潮很快渗透到医学领域，人类的道德思想包括医护道德思想发展到一个重要时期。人道主义思想促进了以实验医学为基础的医学科学的迅速发展，从而也大大促进了人类医护道德思想的发展，更多的医护人员把平等对待每一位患者当成了一种义务与责任。护理道德的研究也转向以人为对象，人道主义成为护理道德讨论的核心内容，义务论成为护理行为的指导思想。

（二）现代护理伦理学发展

俄国十月社会主义革命造就了世界上第一个社会主义国家的诞生。此时国外护理伦理学已经成为一门科学，发展进入了现代阶段，以条约、宣言、条例等形式制定了一系列的医护伦理规范。

1948 年，国际医学会全体大会在日内瓦召开。会议认为，《希波克拉底誓言》总的伦理精神应该肯定，会议以《希波克拉底誓言》为基础制定了《日内瓦宣言》，作为世界各国医务人员的共同守则。次年，世界医学会第三届全体大会通过并颁布了《世界医学会国际医德守则》。1953 年，国际护士会议拟定了《护士伦理国际法》，1965 年在德国法兰克福又做了修改。美国1957 年制定了新的《医德守则》。1964 年第十八届世界医学大会通过了关于生物医学实验包括人体试验伦理原则的《赫尔辛基宣言》。1968 年，世界医学会通过了《悉尼宣言》，规定了医生确定死亡的伦理责任及器官移植的伦理原则。1975 年，世界医学会通过《东京宣言》，提出对待犯人所应遵循的准则。1977 年，世界精神病大会为医护人员诊治精神病患者规定了专门的医学伦理标准《夏威夷宣言》。

纵观国外医学、护理伦理学，在古代、近代发展过程中，重点一直是放在拟定伦理规范上，而现代护理伦理的发展更重视理论和教育的研究。1965 年，日本建立了医学伦理委员会。

NOTE

1972 年，英国成立了医学伦理学研究会，就医生和护理伦理行为进行了具体的科学讨论。随后苏联、美国都召开了多次全国性医护伦理学术会议，除了一般的医学伦理问题外，还就"保护健康和变化中的价值""健康护理照顾的责任"等专题进行了讨论。进入 20 世纪 80 年代以后，世界许多国家在医护伦理理论深入发展的同时，颁布了护理伦理教育大纲，护理伦理学成为医学院校护理学专业的必修课程之一。

三、国外护理伦理学的诞生

19 世纪，护理学奠基人南丁格尔出生了，她放弃优越的生活，一心投入到为人类健康奋斗的护理事业中，她建立了世界上第一所护士学校，提出了护理教育观念，她把护理变成了一门科学，成功地把护理工作提升到受人尊敬的地位。南丁格尔从护理对象、护士的地位和作用方面强调了护理伦理的重要性。她指出："护士的工作对象不是冰冷的石块、木头和纸片，而是有热血和生命的人类。护理工作是精细艺术中最精细者。其中有一个原因就是护士必须具有一颗同情心和一双愿意工作的手。"她还指出："护理要从人道主义出发，着眼于患者，既要重视患者护理的生理因素，对于患者的心理因素也要给予充分的注意。"在当时生物医学模式的影响下，南丁格尔能够提出生理与心理因素并重的护理，是具有远见卓识的。南丁格尔在《护理手记》中提出了理想护士的伦理标准："一个护士必须不说别人闲话，不与患者争吵。除非在特别的情况下或有医师的允许，不与患者谈论关于病况的问题。不容置疑，一个护士必须十分清醒，绝对忠诚，有适当信仰，有奉献自己的心愿，有敏锐的观察力和充分的同情心。她需要绝对尊重自己的职业，因为上帝是如此信任她，才会把一个人的生命交付在她的手上。"南丁格尔提出的这些观点至今仍然是护理伦理学的重要思想内容。

南丁格尔以她渊博的知识、远大的理想和无私的献身精神开创了科学的护理理论，在护理学和护理伦理学发展史上立下了不朽的功勋。《南丁格尔誓言》被视为护理伦理学诞生的标志。关于《南丁格尔誓言》有两种说法，一种是《南丁格尔誓言》出自南丁格尔；另一种说法是根据南丁格尔的护理道德思想，美国一名叫格瑞特的护士 1893 年组织了一个自任主席的委员会，效仿《希波克拉底誓言》编写的《南丁格尔誓言》。但是由于这方面的史料记载无从查找，所以没有一个官方的确切认定。

第三节　我国护理伦理学发展现状

随着卫生事业的蓬勃发展，医疗、护理行业的伦理问题越来越受到广泛的关注，在临床中及时处理伦理难题，通过伦理手段调节护患关系紧张，建立适应性强、操作性强的伦理规范来指导护士行为等等都是护理伦理学亟待解决的现实问题。

一、我国护理伦理相关规范

随着护理事业的发展，第二次世界大战后，国内外普遍重视护理伦理学的研究，形成了一系列护理伦理规范。一些国际性卫生组织先后通过并颁布了一系列宣言，使世界的医护伦理要求、认识逐渐统一起来。国际护士协会及各国护理界对护理伦理规范进行了修订。1953 年，国际护士协会制定了第一个正规的护士规范《护士伦理学国际法》。美国护士学会（ANA）1976 年制定了《护士章程》。1977 年，英国皇家护理学院发表了《护理研究之人权伦理指引》。1983 年，加拿大护士学会发表了《护理研究运用于人类的伦理指引》。

当代护理伦理学是护理工作的重要保障，卫生部 1988 年制定了包括护理伦理规范在内的《医务人员道德规范及其实施办法》；1994 年起开始实施《中华人民共和国护士管理办法》，从法律的角度对护理伦理要求和行为规范进行了强化。为了维护护士的合法权益、规范护理行为、促进护理事业发展、保障医疗安全和人体健康，2008 年 1 月 31 日，国务院总理温家宝签署第 517 号国务院令，公布《护士条例》，并于同年 5 月 12 日起正式施行。该《条例》首次以行政法规的形式规范护理活动，标志着我国护理管理工作正逐步走上规范化、法制化轨道。

二、我国护理伦理实践中存在的问题

（一）护理伦理主体面对的社会公共关系复杂化

现代社会医学技术日新月异，护理学的发展也进入了高速时代，护理伦理主体面对的社会公共关系日趋复杂，主体所要面对的客体也逐渐复杂化，给护理伦理学的研究和教育提出了更高的要求。

（二）医学新技术带来了一系列新的护理伦理难题

随着医学技术的飞速发展，新医学技术所产生的伦理问题突显出来，如：安乐死中的伦理矛盾、人类辅助生殖技术中的伦理争议、人类基因工程中的伦理难题等问题，都为护理伦理决策提出了新的挑战。

（三）护理伦理学的研究范围有所扩大

伦理关系的复杂化引发了多种护理伦理难题，护理伦理学的研究内容复杂化、深入化，护理伦理研究不仅要应对临床实践，更要结合社会、资源等多方面的综合问题。如临床工作中患者拒绝签字是否救治问题、医疗卫生资源分配、环境保护等方面，都为护理伦理学的研究者们提出了新的议题。

目前，许多国家都成立了伦理委员会来研究新的伦理问题，应对临床实践中的伦理冲突。我国于 20 世纪 90 年代成立了医院伦理委员会，来应对临床实际工作过程中出现的伦理问题，为护士解决护理伦理问题提供帮助。一些伦理委员会进行的伦理查房，加强了对护士的伦理管理，对提高护理质量、提升护士伦理素质，有着很好的促进作用。

三、我国护理伦理学教育现状

自南丁格尔开创护理教育以来，各国对护士的教育越来越重视。护理伦理学进入各层次医学院校护理学专业的课堂，这也引起了许多学者对护理伦理学的关注，护理学专业、伦理学专业等专业的学者都开始重视该学科的理论研究。各国都成立了护理伦理学专业委员会，并定期召开全国性的会议，对护理伦理教育也提出了更高的要求。目前，我国很多地区都在护理学专业委员会、医学伦理学专业委员会、伦理学专业委员会等学会中下设护理伦理学分会，每年召开全国的护理伦理学学术会议，讨论研究我国护理伦理学成长的现状、未来发展及其在护理学发展中的地位与作用。

从鸦片战争开始，我国就开始了正规的护理教育，但是由于当时的护理工作是不被重视的

NOTE

职业，所以当时的护理教育仅局限于专业技术的培训。随着医学的发展，护理学科逐渐进入人们的视线，并越来越受到关注。自1984年我国恢复高等护理教育以来，护理教育形成了中专、大专、本科、硕士、博士的多层次教育体系。伦理素质成为合格护士的必备条件。我国高校的护理专业和护士卫生学校相继开设《护理伦理学》课程，护理伦理学也成为高等护理教育自学考试必考科目，1986年3月《实用护理伦理学》作为我国第一部护理伦理学教材出版，护士的伦理素质明显提高。特别是在我国加入WTO之后，护理伦理教育也逐步与国际接轨，融入国际护理伦理教育的大潮之中，并针对医院伦理建设提出了要把护理伦理教育贯穿于护理生涯始终的先进理念。国家颁布的《普通高等学校本科专业目录（2012年）》把《护理伦理学》课程设置为主要课程之一。

四、新时期护理伦理面临的挑战与机遇

（一）中国特色社会主义对护理伦理观念的影响

伦理学的研究、发展与社会制度息息相关，中国的护理伦理学应当与中国社会相适应、相契合。我国目前处于社会主义初级阶段，建设中国特色社会主义是我国的根本任务。党的十八大提出，倡导富强、民主、文明、和谐，倡导自由、平等、公正、法治，倡导爱国、敬业、诚信、友善，积极培育和践行社会主义核心价值观，这些都为我国护士伦理规范增添了新的内容，也为护理伦理学研究者提出了新任务与新挑战。护士是卫生事业的建设者，承担护理工作责任，更是社会主义事业的推动者，承担着不可推卸的社会责任。中国的护士要在岗位上全心全意为人民的健康服务，更要在护理岗位做中国梦的实践者。2010年全国护理工作会议提出了"优质护理服务示范工程"活动，活动的主题为："夯实基础护理，提供满意服务。""优质护理"在全国范围拉开序幕。2015年国家卫生和计划生育委员会发出了"关于进一步深化优质护理、改善护理服务的通知"。优质护理对伦理规范的要求提高了，如何适应新的临床要求，是护理工作者的新的研究方向。

（二）现代健康观念对护理伦理的要求

现代健康观念指出达到身体、精神、社会生活的和谐，人才是健康的。护理也由以疾病为中心的护理，转向以人、环境、健康为基本内容的整体护理，在护理过程中必须考虑到人在政治的、经济的、身体的、文化的、心理的、社会的不同方面对健康的影响。现代健康观对于护理工作的要求已经不仅仅局限于护理操作技术，心理护理、膳食护理、健康生活方式引导、健康人群护理等方面都要求护理工作者去进一步的研究与探讨，新的健康观引发的新护理模式、新护理思潮正在冲击新临床护理工作者，同时也激发了更多的患者、健康人群对护理工作的关注。同时，现代护理模式的转变，对护理伦理观念提出了新的要求，护士所要应对的护理对象、护理问题、护理环境等都发生了改变，同时也给护理伦理学的研究带来了一系列新的问题。《新世纪中国护士伦理准则》指出："护士工作服务于人生命的全过程"，要求护士"采取适当行动，积极维护护理对象的权利和尊严"。现代护理工作内容丰富庞杂，面对的人际关系也日趋复杂，秉承先进的护理伦理观，与时俱进是十分重要的。在21世纪，人文护理占有重要地位，护士的基本伦理观念已演变成为提供优质护理、提供优质"健康资源"。

（三）新媒体对护士伦理素质要求的影响

随着社会科技的飞速发展，新媒体应运而生，所有的角落都暴露在人们的视线中。由于人

们对医疗护理行为的重视与关注，个体护理行为被无限放大，个体护理伦理成为广泛讨论的对象。尤其在当代媒体庞杂不利于规范与管理，媒体传播速度快、范围广，个别媒体不负责任为追求利益不实报道或者捏造事实，造成了一部分民众对医疗护理行业的曲解。所以在透明化工作的今天，更为实用的护理伦理规范、更为有利的护理伦理监督、更为广泛的护理伦理宣传为护理伦理学研究提出了新的课题。如何引导人们正确对待护理人员的工作、给予正确的评价，成为护理伦理学新的研究方向。

护理伦理学的发展是护理学进步的精神保障，护理伦理学从医学萌芽伊始，经历数千年的变迁、凝练，形成了今天的护理道德规范、行为原则，伦理观念还会随着社会的发展演变而继续演变下去，但是为人类健康服务的根本与初衷是永恒的。护理伦理学是年轻的科学，却又是一门古老的学问，她的历史需要我们更深入地去挖掘，未来有待护理工作者更努力地去推动。

【案例与思考】

　　远古时代，人们饱受疾病的折磨，却不得其解。炎帝神农尝遍百草，区分果蔬与草药，被先民奉为"药神"。后来神农死于断肠草。后人根据他的经验编著了我国最早的药学著作《神农本草经》。"尝一日而遇七十毒"说的就是神农尝百草的故事。

　　请谈谈这是一种什么精神？对今后学习护理伦理学有什么启发？

【复习思考题】

1. 用自己的语言总结护理伦理学的形成过程。

2. 如何辩证地看待医护道德思想变化与历史发展的关系？

3. 根据你对护理学发展的理解，设想一下未来的护理伦理学的发展方向。

NOTE

第三章　护理伦理学的理论基础

> 【学习目标】
> 　识记：1. 迅速说出义务论、功利论、美德论、道德品质、护理道德品质的概念。
> 　　　　2. 正确阐述生命神圣论、生命价值论、生命质量论的基本含义。
> 　理解：1. 能够评价义务论、后果论的意义和局限性。
> 　　　　2. 人道论和医学人道主义的核心内容。
> 　运用：能结合护理伦理学的基本理论分析、判断、评价护理活动中的伦理问题。

护理伦理学的理论基础是构建护理伦理学理论体系的基石，它与护理伦理学的基本原则，规范和范畴共同构成了护理伦理学的规范体系。深刻理解护理伦理学理论基础并能够在护理工作中践行，对于全面提高护理人员的道德境界、加强其道德修养具有重要的意义。

第一节　生命论

生命论是关于生命存在、目的和意义的基本态度和观点，包括生命神圣论、生命质量论和生命价值论三种基本理论。

一、生命神圣论

（一）生命神圣论的含义及其产生的历史基础

1. 生命神圣论的含义　生命神圣论强调人的生命具有至高无上、神圣不可侵犯的道德价值。主张在任何情况下都要保护和延长生命，不可损害生命。例如我国古代《黄帝内经》中提到"天覆地载，万物悉备，莫贵于人"；唐代名医孙思邈提出"人命至重，有贵千金，一方济之，德逾于此"；《吕氏春秋·重己》认为"圣人虑天下，莫贵于生"，都反映了珍惜爱护生命的生命神圣观念。

2. 生命神圣论产生的历史基础　生命神圣论的形成及发展是一个历史过程，其产生的基础是：

（1）医学活动本身的内在要求　医学的产生源于人类对生命健康的追求，救人生命、活人性命，也就是古人所概括的"使人生"。它向医者提出了珍惜、热爱和尊重生命的基本要求。

（2）医学科学的发展及欧洲文艺复兴运动的兴起　近代医学科学的发展和欧洲文艺复兴运动对生命神圣论的发展起到了直接的推动作用。实验医学的发展使生命的奥妙逐渐得到揭示，为维护和尊重生命奠定了科学基础。同时，中世纪欧洲文艺复兴运动唤起了人们对人生价值的重视和对自由、平等、人权以及人格尊严的渴望，在客观上为生命神圣的观念提供了政治及理论依据，使其进一步系统化、理论化。

（二）生命神圣论的历史意义和局限性

生命神圣论具有重要的历史意义，但同时也存在着自身固有的局限性，正确理解和评价生命神圣论的意义和局限性有助于人们对生命神圣性的客观认识。

1. 生命神圣论的历史意义

（1）从道德角度强化了医学的宗旨　生命神圣论强调尊重、珍惜生命，一方面强化了医者治病救人、将患者的生命健康利益放在首位的使命感；另一方面，生命神圣的信念也成为鼓舞医者探索生命奥秘，探寻救治良方，推动医学科学进步的重要力量。

（2）为医学人道主义理论的形成发展奠定了思想基础　生命神圣的观念要求人们热爱和珍惜生命，尊重患者人格、平等待人、济世救人，成为医学人道主义理论形成和发展的重要思想基础。

2. 生命神圣论的局限性

（1）面临高速发展的现代科学技术的挑战　现代高科技的发展为人类把控生命提供了更多可能，也使生命的存在和延续变得多元而复杂，医学面临众多伦理难题：能否对人口进行数量和质量控制？在医疗卫生资源供不应求的情况下，医疗机构或医务人员，依据什么标准和原则来分配稀有卫生资源？谁有权优先享受？其伦理学的根据又是什么？如此等等。依据生命神圣论难以完成对这些问题的理论分析、道德评判和现实决策，生命神圣论在强大的高科技面前显出了局限性。

（2）对于生命的认识存在单一和片面的倾向　生命神圣论强调生命存在的意义，强调生命存在的至上性和无条件性，将生命的神圣性置于绝对的、无条件的地位，进而忽视了生命的质量和价值，因而表现出了缺乏辩证性和客观性的缺陷和不足。其次，单纯的生命神圣的观念有可能导致只强调重视个体生命而忽视人类整体利益的情况发生。

二、生命质量论

（一）生命质量论的含义

生命质量论是主张以人的体能和智能等自然素质的高低、优劣为依据，来衡量生命对自身、他人和社会存在价值的一种伦理观。

生命质量，主要是指人的生命的自然质量。从医学角度上讲，对生命的质量可从体能和智能两方面来加以判断和评价。生命质量的标准可分为三个基本层次，即主要质量、根本质量和操作质量。主要质量是指个体身体和智力状态，体现了人的生物性特征；根本质量是指生命的意义与目的，体现了与他人在社会、道德层面的相互作用。操作质量，是指利用智商、诊断学的标准来测定智能、生理方面的人性质量，如国外用智力测定法衡量人的智力状况。

（二）生命质量论产生的历史背景

生命质量论于20世纪50年代伴随着生物医学工程技术的发展而逐渐形成，其产生的历史条件主要包括：①现代生物医学技术的进步。20世纪50年代，人类遗传学、分子生物学等新学科的兴起为人类思考生命质量奠定了科学技术基础，为人类生命质量的改善提供了技术保障。②强烈的社会需求。随着社会的现代化乃至进入后现代化社会，制约人类发展的不利因素如人口问题、资源及环境问题等，时刻威胁着人类的生存质量，成为人们关心的迫切问题。对生命的态度逐渐由传统的生命神圣转变为对生命质量的关注。

（三）生命质量论的意义和局限性

1. 生命质量论的意义

（1）反映了人类对生命认识的不断完善和提高　由传统的生命神圣论到对生命质量、生存状态的关注，人类已经认识到生命质量对人类自身和社会发展的重要作用。

（2）促使医务人员追求高质量的生命　生命质量论的出现，使医务人员认识到，医疗卫生工作不仅是为了解除患者的病痛，维护和延长患者的生命，而且还要尽最大努力促进患者的康复和提高生命的质量，争取使其处于最佳的生命状态。

（3）为人们的医疗决策提供了理论依据　面对不同生命质量的患者，如严重缺陷新生儿、不可逆危重患者等，是继续救治还是放弃治疗，生命质量的客观标准为人们提供了重要依据。

2. 生命质量论的局限性　生命质量论依据人的自然素质评判生命的价值。就一般意义而言，两者是一致的。但也有特殊情况，有的人生命质量很高，但给他人和社会带来的价值很小，甚至是负价值；也有的人生命质量很低，但价值很高，甚至超过常人。不能依据生命质量论进行完全的判断，因此必须与生命价值论结合起来。

三、生命价值论

（一）生命价值论的含义

生命价值论是以人的内在价值和外在价值的统一来衡量生命意义的一种伦理观。生命的内在价值是指生命所具有的潜在的创造能力和劳动能力，这在一定程度上反映了生命本身的质量；生命的外在价值是指把生命的内在价值发挥出来，为社会创造物质财富和精神财富的社会价值，即个人对他人和社会的价值。人的生命价值即是生命的内在价值和外在价值的共同体现。

（二）评价生命价值的标准

衡量人的生命价值主要看其外在价值，即对他人和社会的贡献。一个人对社会的贡献越多，价值就越高，生命也就更有意义。当然，生命是复杂的，人的认识也是复杂的，对生命价值的判断会受到各种主客观因素的影响，尤其是面临生命取舍时，不同的人会产生不同的观点。因此，在评价一个人的生命价值，特别是在决定生命取舍时，必须保持全面、冷静和审慎的态度。例如对于患有"不治之症"的晚期患者是否可以终止或撤销治疗，应做出理性、全面的价值判断。

（三）生命价值论的意义

生命价值论将生命的内在价值和外在价值结合起来衡量生命价值，有助于人们对生命的全面理解和认识，具有重要意义。

1. 有利于全面认识人的生命存在的意义　生命价值论的提出，弥补了生命质量论的不足。将生命质量和生命价值统一起来去衡量生命的意义，有助于更加全面和客观地认识生命。

2. 有利于做出科学的医疗决策　生命价值论的存在避免了人们单纯依据生命质量进行生命处置的倾向，对于临床工作中的一些难题，如稀有卫生资源的分配、严重缺陷新生儿的处置、安乐死等问题，提供了新的思路和方向。

3.有利于推动医学进步和社会发展　生命价值论突破了生命神圣论单纯关注生命存在的局限性，实现对生命质量和价值的共同关注，使医学道德的目标从关注人的生理价值和医学价值进一步扩展到关注人的社会价值，为现代医学科学的发展提供了导向作用。

生命神圣论、生命质量论和生命价值论三种观点表明了人类对自身认识的深入发展，由孤立的、个人生命至上发展到在社会存在中认识生命的意义，无疑是人类认识的飞跃。在实践中，应将三种理论结合起来，实现对生命的完整和全面的认识，对生命问题进行客观和科学的伦理评估和判断。

第二节　义务论

在护理工作中，护理人员的责任不断被强化，该做什么、不该做什么以及如何做才是道德的，这样的问题经常用于讨论和评价护理行为。这些问题的讨论反映了人们对护理人员责任和护理行为本身正当性的关注。当然，在医疗关系中，不仅护理工作者，其他医务人员以及患者都面临着不同的责任，这便是义务论要讨论的内容。

一、义务论的含义与分类

（一）义务论的涵义

义务论（deontology），源自于希腊语 deon 和 logos，是关于责任与应当的理论。道德义务即是人们在道德上应承担的责任。它的表达形式是：该做什么、不该做什么以及如何做才是道德的。

义务论认为，评价一个行为的正确与否不在于行为的后果，而应依据行为本身所具有的特性或行为所依据的原则，主张道德个体要遵照某种既定原则、规则或事物本身固有的正当性去行动。其代表人物为德国古典哲学家康德。康德在先验唯心论的基础上，利用理性自律的方法，以普遍立法、人是目的、意志自由三大绝对命令作为义务论的表现形式，强调动机的纯洁性和至善性。认为一个人的行为如果符合某一种道德规则，就可以被认为是正确的行为，而且有些原则和规则无论后果如何都必须遵守，如"信守诺言""不可杀人"等。

在我国古代，义务论的观点主要出现在儒家学说中。孔子曰："君子喻于义，小人喻于利"（《论语·里仁》），反映了他重义轻利的观点。《孟子》中记载孟子见梁惠王，王曰："叟不远千里而来，亦将有以利吾国乎？"孟子对曰："王何必曰利，亦有仁义而已矣"（《孟子·梁惠王上》）。荀子说："义与利者，人之所两有也……义胜利者为治世，利克义者为乱世"（《荀子·大略》）。西汉董仲舒在《春秋繁露·对胶西王越大夫不得为仁》中写道："仁人者，正其道而不谋其利，修其理而不计其功。"这些都说明了儒家的义务论观点。

（二）义务论的分类

义务论可以分为行为义务论（act deontology）和规则义务论（rule deontology）。

行为义务论是指依据个人的直觉、良心和信念来判定行为是否符合道德。行为义务论者认为没有任何的普遍道德规则或理论，只有我们不能加以普遍化的行为、情况和人，人们在某一特殊情况下所做的决定基于自己所相信或感觉应当采取的正确行为。行为义务论强调直觉的重要性，因此又被称为义务直觉主义。但是一个人的良心、直觉和信念的正确性难以判定，并会在相当大的程度上受文化和环境的影响，因此不同境遇下做出的决定就很可能存在偏差。

规则义务论是指个体道德行为必须根据道德原则来确定其是否合乎道德性。规则义务论者认为，道德原则具有普遍适用性，只有符合具有普遍性的道德原则的行为，才具有道德意义。原则与规范的指引作用远比过去的经验重要。

二、义务论的意义与局限性

义务论作为伦理学的重要理论，在中西方伦理思想发展史上无论在理论层面还是实践层面都具有重要地位、重要意义和一定的局限性。

（一）义务论的意义

1.明确义务，指导行为　义务论的表达形式是应该做什么、不应该做什么，非常容易被人们所理解和接受。所以，义务论对人们的道德活动具有重要的指导作用。

2.促进道德主体的自我提升和完善　在人们的道德活动中，一旦道德义务升华为道德责任感，道德主体即具有了积极向善的推动力，便会自觉履行道德义务，促进自我的完善和提升。

3.调节人际关系和社会关系　义务论所包含的道德义务产生于人们的社会实践活动，并经过历史检验证明是对调节人际关系和社会关系非常有用的道德原则和规范。

（二）义务论的局限性

尽管义务论在伦理学理论中占有非常重要的地位，并发挥着重要作用，但随着社会发展，新的问题不断出现，义务论的局限性也日益明显。

1.忽视了动机与效果的统一　义务论只强调行为的动机，否认行为的结果在道德判断中的作用，忽视了动机与效果的辩证统一。动机在人们的行为中起着重要的指导作用，一般来说，好的动机常常对应好的结果，坏的动机对应坏的结果。但社会生活是十分复杂的，并非总是呈现出动机与效果的一致。有时好的动机并不能带来好的结果，坏的动机也并非真如人们预计的那样出现不良后果。况且，动机存在于人们的思想意识之中，难以被观察，不易做判断。因此，仅仅根据动机判断一个人行为的道德与否是非常困难的。

2.无法调节不同层次义务之间的矛盾　义务论强调道德原则的普遍性，道德义务的绝对性，否认道德义务的层次性。在社会生活中，不同层次的义务之间有时存在矛盾，道德主体无法同时满足不同层次的义务要求。例如当对个人的义务与对社会的义务相冲突时，义务论常常难以应对。

三、义务论在护理实践中的应用

由于医学的目的是为患者服务，这种利他性决定了义务论在医疗实践中的统治地位。

首先，义务论明确了护理人员应该做什么，履行什么义务。康德曾明确地把"我应该做什么"作为义务论要回答的问题。把这个问题引入护理工作中，就是要回答护理人员应该做什么，或者如何做才是道德的。

其次，义务论强化了护理人员的道德自律意识。在护理活动中，要求护理人员对护理道德原则和规范有基本的认识，并将其内化为自己的自觉意识，自觉地履行责任。

再次，培养了具有优良道德品质的护理工作者。护理人员的道德义务源于护理实践，经过长期的护理实践活动证明是必要和有益的，义务论强调护理人员对患者的责任，注重的是良好动机的培养和行为的严谨，在此过程中提高了护理人员的道德品质，培养了一代代具有优良品质的护理工作者。

第三节　后果论

后果论又称效果论，认为判断人的行动在伦理上对错的标准是该行动的后果。道德行为的目的是要带来好的结果。后果论中最具代表性的理论是功利论（或称功利主义）和公益论。

一、功利论

（一）功利论的含义和分类

1. 功利论的含义　功利论（utilitarianism）或称功利主义是主张以人们行为的功利效果作为道德价值的基础或基本评价标准的伦理学理论。其主要代表人物是 19 世纪英国杰里米·边沁（Jeremy Bentham，1748—1832）和约翰·穆勒（John Stuart Mill，1806—1873）。功利主义认为，一个行动在伦理上是否道德，要看它的后果是什么，后果的好坏如何，只要一个行动的后果是好的，那么这个行动就是道德的。

功利主义的最基本原则是最大多数人的最大幸福。即判断后果好坏的标准是快乐和幸福，也就是一个行动是带来快乐和幸福，还是带来痛苦和不幸，道德行为就是能够给最大多数人带来最大的幸福或者快乐的行为。

2. 功利论的分类　功利主义可分为行为功利主义和规则功利主义。行为功利主义认为人的行为应该是理性而自主的，只要行为的结果可以产生最大的效益就应该是好的、正确的，而不应该用规范加以约束。例如医生为了给患者以希望而故意隐瞒病情。规则功利主义认为，规则在伦理上尤其重要，因此，人类行为的道德价值应以与其相关的共同准则的一致性来判断，或以相关准则的功利效果为标准。

（二）对功利论的评析

1. 关于功利论中的快乐标准　功利论所说的行为的效用是以该行为能不能带来快乐为标准。其决策程序是：首先列举一切可供选择的办法，然后计算每一种办法可能的后果，对自己和别人产生了多少幸福（快乐）和不幸（痛苦），最后比较这些后果，找出导致最大幸福（快乐）和最小不幸（痛苦）的办法。按照功利主义的观点，杀人那样行为的本身在伦理上不一定是错的，错在后果，如果杀某个人给社会带来的不幸少于不杀这个人，那么杀某个人就是对的。再例如若医生可以给临终患者实施安乐死，只要它使临终患者感到舒服，不那么痛苦，就是对的、好的。

2. 功利论在实践中的难题　单纯依据行为的后果进行道德评判是有困难的。如果我们杀掉一个身体健康、智商只有 20 的青年，将他的器官移植给 5 个分别因心脏、肺脏、肝脏、右肾、左肾衰竭的对国家已经做出巨大贡献的院士，按照功利论的计算方法，其效用肯定大，但直觉告诉我们不能这样做，这一行为本身就是有问题的，破坏了"不能杀死无辜的人"的规则，带来严重的负效用。同时，也带来了对少数人的不公正。因此，不能单纯依据效用采取行动，也

NOTE

不能单纯据此做出道德判断。

对效用主义或后果论的批评主要集中在两个方面：一是后果或效用难以定量和计算，也难以预测。种种不同的后果和效用如何能还原为一个单位进行计算呢？也几乎是不可能的。二是有可能导致社会不公正。如果我们选择一个我们认为能导致"最大多数最大幸福"的行为，那么对没有从这种行为中得益的处于弱势地位的少数人就是不公正的。因此，我们必须考虑公正原则，对这些少数人给予必要的补偿。这说明，虽然后果论是我们广泛应用的理论，但也要看到和避免其中的不足之处。

二、公益论

（一）公益论概述

公益论即关于公共利益的理论。根据行为是否符合社会公共利益为依据来进行道德判断，强调道德规范必须直接有利于人类的共同利益。

公益论主张从社会、人类和后代的利益出发，公正合理地分配医疗卫生活动中的利益，要求医务人员将对患者的责任与对社会、人类、后代的责任统一起来，在卫生政策、卫生发展战略的制定过程中遵循公正、合理的原则。

（二）公益论的主要内容

1. 社会效益　经济效益与社会效益是辩证统一的关系。公益论强调坚持经济效益与社会效益并重，社会效益优先的原则。医疗卫生服务作为公益性事业，尤其要注重社会效益。

2. 后代利益　保护环境和资源，提倡可持续发展，不仅对当代人的健康负责，而且要为后代创造良好的生存和生活环境。

3. 群体利益　公益论着眼于群体的利益，绝大多数人的利益，要兼顾到社会、集体、个人的利益。

我国医疗卫生工作的根本目的有两个：一是满足广大人民群众日益增长的健康和保健的需要；二是提高全社会，即中华民族的整体健康水平，而这两种目标没有根本的矛盾冲突。

第四节　美德论

美德论的历史源远流长，古希腊哲学家亚里士多德最早构建了较为完整的美德论体系。

一、美德论的含义

在伦理学中，美德是一种道德意识概念，是对个人或社会集团良好的、稳定的道德品质所做的概括说明。美德与德性密切相关，德性意为良好的性格和美德。所以美德论也被称为德性论或品德论。

所谓美德论就是研究一个完善的道德个体应当具备的基本德性，以及如何成为完善道德个体的理论。具体而言，即探讨什么是道德上的完人以及如何成为道德上的完人。美德论不把伦理学理解为一套指导行动的规则，而将其理解为一种角色义务或职责特征。它重视道德主体的内心，强调个人品德在道德决策中的作用。

美德论的内容非常丰富，不同时代、不同国家和民族都形成了众多传统美德，如仁慈、诚实、勇敢、勤劳等。在长期的护理实践工作中，人们对护理人员的道德品质提出了特殊要求，由于他们的行为具有更多的奉献成分和牺牲精神，所以美德论成为护理领域中很重要的伦理学理论。

二、美德论对护理实践的影响

在护理实践中，一系列的道德原则、规范对护理人员的行为予以指导和约束，以期使他们的行为更符合道德要求，但这并不能保证所有护理人员的行为都是道德的，因为道德与否还与他们的品质有关。美德论强调个体的道德品质和良好的道德修为，以及通过何种方式使人成为有德性的善良的人，并认为良好的品德有利于主体的道德实践。一个具有良好道德品质的人会主动严格要求自己，不仅使自己的行为符合基本的道德要求，而且有可能实现升华，达到较高的道德境界。相反，一个人的道德品质有问题，即使设计了非常完备的制度、规范，他也有可能为了一己私利想办法钻规范制度的空子，做出违反道德的事。

因此，美德论对护理实践的影响大致可归结为：①强调道德品质在护理实践中的重要性，促使护理人员注重自身品格的提升，加强自身道德的完善。②以护理人员良好的道德品质做基础，促进其对护理道德原则、规范的遵守，使其行为符合基本的道德要求。③激励护理人员对道德的更高层次的追求，使护理行为超越基本的道德要求，达到更高境界。

三、道德品质和护理道德品质

美德论是关于道德品质的理论，道德品质是美德论的核心要素，具备良好的护理道德品质是对护理人员的基本要求。

（一）道德品质

1. 道德品质的含义　道德品质是一定社会和一定领域的道德原则和规范在个人思想和行为中的体现，也是一个人在一系列道德行为中表现出来的比较稳定的特征和倾向。道德品质包含了道德认识、道德情感、道德意志、道德信念和道德行为。

2. 道德品质的特点

（1）普遍性与特殊性的统一　道德品质是个体在理解和接受一定的道德原则、规范和要求的基础上，将其转化为道德行为和道德习惯的结果。因此，道德品质体现了一定时代、一定社会集团对道德个体的普遍性道德要求。但是，由于个体在性格、气质等方面的差异，道德主体在接受和反映社会的道德要求时，具有一定的差异。所以，道德品质又因人而异，具有极强的个性。任何一个人的道德品质既是社会普遍准则的反映，又体现着主体的个性，是普遍性与特殊性的统一。

（2）稳定性与可变性的统一　道德品质根植于人们的思想意识中，并转化为人们自觉的行为方式，使个体在不同场合、不同情境中常常表露出对事物或人的一贯态度和倾向，因此，它具有稳定性。但是，它的稳定性也不是绝对的、一成不变的，随着社会环境及时代的变化，人们对美德的认识会发生变化，促使个体倾向于形成社会公认的良好品德。同时，个体在道德品质形成后如果不注意保持和完善，也有可能失去已有的好品质，甚至导致个人品质的下滑。所以，道德品质既具有稳定性也具有可变性，是二者的统一。

NOTE

（3）相关性与连贯性的统一　人的道德品质是一个由诸多要素构成的复杂系统，每一要素构成道德品质的某一方面，这些要素不是孤立存在的，而是相互联系、相互贯通、相互渗透、相互制约的。某一道德品质的存在和完善有赖于其他品质的存在和完善的程度，这反映了道德品质关联性的特点。同时，道德品质又具有连贯性，某一道德品质的缺失或变化会影响到其他品质，甚至使已经具备的道德品质发生动摇。因此，道德品质是相关性与连贯性的统一。

3. 道德品质与道德行为、道德原则和规范的关系

（1）道德品质和道德行为　是反应个体道德水平的关键要素。道德品质从静态上反映个体道德水平的高低，道德行为从动态上反映在具体情境下个体的行为和活动的道德性质，两者关系密切，不可分割。一方面，道德品质是在道德行为的基础上形成的，并通过道德行为来体现和印证。在社会生活实践中，个体在对道德原则、规范认识和理解的基础上付诸行动，并逐渐培养形成相对稳定的道德习惯和行为方式，使其成为自身的内在需要，道德品质才有可能形成。同时，一个人的道德品质如何，需要通过观察其道德行为来加以判断；另一方面，已经形成的道德品质对人们的道德行为有指导和支配作用。因此，道德品质与道德行为交互作用，互相影响。在一定意义上，两者又是统一的，道德品质是一系列道德行为的总和，而每一个道德行为都反映了道德品质的特质。

（2）道德品质与道德原则、规范的关系　道德原则、规范反映了社会对人们行为的基本要求和准则，个体的道德品质在公认的道德原则和规范的指导下培养和形成，是个体将社会的道德要求变为自觉行动的过程。因此，道德原则、规范在道德品质的培养过程中起到了定向和调节的作用。道德品质促使人们自觉选择和履行符合道德原则和规范的行为，将具有外在约束力的道德原则和规范转化为自身的内在要求，即由道德他律转化为自律。因此，道德品质起到了强化和巩固道德原则、规范的作用。道德品质和道德原则、规范共处于道德体系中，相互依存、互为补充。

（二）护理道德品质

1. 护理道德品质的含义　护理道德品质是指护理人员对道德原则和规范的认识，以及基于这种认识所产生的具有稳定性特征的行为习惯，即主观上的护理道德认识与客观上的护理道德行为的统一。

2. 护理道德品质的内容　在长期的护理实践中，形成了一系列社会公认的护理人员应该具备的高尚的护理道德品质，主要有以下内容：

（1）仁慈　指仁爱慈善，具体说来就是有同情心，关心患者，坚持以患者为本。历代医家皆以"医乃仁术"为行医宗旨及医德原则。唐代名医孙思邈强调医生必须"先发大慈恻隐之心，誓愿普救含灵之苦"。明代龚廷贤在《万病回春》中的"医家十要"篇中说："一存仁心……二通儒道……三通脉理……四识病原……十勿重利。"

（2）诚实　指坚持真理、忠诚护理科学，诚心诚意对待患者。诚实守信是护理人员对待患者的一条重要的伦理要求。唐代名医孙思邈在《大医精诚》中，用一个"诚"字来概括和诠释"大医风范"。作为一名合格护理工作者，必须要忠诚于患者和护理事业，对人诚、做实事、守信用。在护理实践中，倡导和践行诚实守信准则，自觉抵制弄虚作假、背信弃义、欺诈取巧的不良风气。

（3）审慎　指周密谨慎，即在行动之前有周密的思考和方案，在行动过程中细心操作。审慎既包括思想上的小心论证、周密规划，也包括言语和行动上的谨言慎行。审慎在医疗和护理工作中非常重要，我国古代大医药家李时珍把"用药"比作"用刑"，"谈即便隔生死"。医护人员稍有不慎就有可能危害患者生命，现实中的一些医疗事故往往与个别护理人员不够审慎有关。无论对待技术，还是对待患者、同事，无论事大事小，无论何时何地，审慎都是不可或缺的美德。

（4）公正　指公平合理地协调护理道德关系。主要指公平对待服务对象、人己关系、公私关系等。唐代名医孙思邈提出：作为一个医生要做到"若有疾厄来求救者，不得问其贵贱贫富，长幼妍媸，怨亲善友，华夷愚智，普同一等，皆如至亲之想"。《希波克拉底誓言》中提出："无论至于何处，遇男遇女，贵人及奴婢，我之唯一的目的，为病家谋幸福。"表达了对"公正"的珍视。

（5）廉洁　指医护人员品行端正、作风正派、不谋私利。在工作中，护理人员应将患者利益置于个人利益之上，并充分考虑弱势患者的利益，为患者提供应得的服务。合理获取收入，不接受患者或家属送的钱物，更不向患者索要或暗示性索要财物。我国明代医家陈实功在所著的《医家五戒十要》中提出："贫穷之家及游食僧道衙门差役人等，凡来看病，不可要他药钱，只当奉药。再遇贫难者，当量力微赠，方为仁术。"

（6）进取　即不断学习和钻研护理技术，熟练掌握科学的技术操作，积累丰富经验。护理人员道德品质最终要通过护理技术和护理活动来实现。随着护理技术的科技含量越来越高，护理人员应当更加自觉地掌握新技术，养成严谨的思维方式和负责的工作态度，不断提高护理质量。

3. 护理道德品质的养成　护理道德品质的培养和形成是一个长期的、逐步发展的过程，是主客观因素共同作用的结果。从客观方面看，护理道德品质的形成受社会环境和物质生活条件的影响。生活在一定的社会环境、物质生活条件下的个体，其思想观念、行为举止会受到社会生活的影响，同时，社会通过各种宣传教育活动把一定道德要求渗透到每个个体的思想意识中，以此实现客体对主体道德的影响。从主观上，道德主体又具有一定的能动性，有选择和发展道德品质的能力。道德主体的认知能力、道德情感和意志力对道德品质的形成产生直接的影响。总之，客观环境在护理道德品质形成中的作用要通过主体内在的自觉、能动性来实现。一定的社会物质条件和社会环境是护理道德品质形成的外因，主体的自我锻炼和修养是内因，是更为重要的因素。

既然护理道德品质的形成是主客观条件共同影响和作用的结果，那么，护理道德品质的培养就需要从主客观两方面入手。一方面，要创造良好的道德环境，提高道德主体对道德理论、原则、规范的认识，培养其道德判断和选择的能力，把社会的道德要求变为主体的自觉意识。另一方面，要提高道德主体的自觉修养能力，通过自我教育和社会实践活动，把外在的道德要求转化为主体的内在要求。

第五节　人道论

人道论是关于医疗领域中人道主义的理论，贯穿于护理及护理伦理学发展始终，影响护理

NOTE

学科发展和护理实践的全过程。

一、人道主义

人道主义是起源于 14～16 世纪欧洲文艺复兴时期的一种思想体系。当时的先进思想家为了摆脱经院哲学和教会的思想束缚，提倡关怀人、爱护人、尊重人，以人为中心的世界观，反对禁欲主义，提倡个性自由，这些构成了人道主义的基本内容。18 世纪法国资产阶级革命时期，启蒙运动的思想家们又进一步把人道主义具体化为"自由""平等""博爱"的口号，要求充分实现发展人的天性的权利，它广泛地反映在当时的哲学、政治、文学、艺术等领域，被视为反对封建制度和宗教势力的思想武器。

二、医学人道主义

由于医学本身即是一种人道的事业，医学人道主义成为医学的古老传统，体现在医疗实践中的各个环节，在医界得到广泛认可。1949 年世界医学会采纳的《日内瓦协议法》中首先提出，医生的职责是："……我把我的一生献给为人道主义服务。"

（一）医学人道主义的内涵

医学人道主义是指在医学领域内，特别是在医务人员与患者的关系中，医务人员关心和爱护患者健康、重视患者生命、尊重患者人格和权利、维护患者利益和幸福的伦理思想。

中外各个时期的医家所倡导的护理道德，无不体现着人道主义的思想和精神。但是，由于受到社会历史文化环境及医学自身活动的限制，医学人道主义在不同时代具有不同的特点及表现形式，大体经历了古代朴素的医学人道主义、近现代医学人道主义和当代医学人道主义这几个发展阶段。

（二）医学人道主义的核心内容

医学人道主义的内容非常广泛，其核心内容是尊重患者。具体体现在以下几个方面：

1. 尊重患者的生命　这是医学人道主义最基本的或最根本的思想。唐代名医孙思邈曾言"万物悉备，莫贵于人""人命之重，有贵千斤"，就集中体现了人是天地万物间最有价值的生命体，而人的生命只有一次，故医者应当珍重生命，尊重人的价值和权利，尽力救治患者。

2. 尊重患者的人格　患者不仅具有正常人的权利，而且还有一些特殊的权利，所以，患者的人格必须得到尊重。同时，尊重患者人格也是提高医疗质量及效果的必然要求。

3. 尊重患者的平等　人人享有医疗保健权利是医学人道观、权利观的基本主张和重要目标。医疗中应当尽量排除非医疗因素（如政治、经济、文化、宗教）的干扰，让每个患者都能得到人道的、平等的医疗照护。

4. 尊重患者的生命价值　首先要努力提高患者的生命质量，以此提高患者生命的内在价值，同时，使患者以良好的生命状态投身于社会工作和生活中，以此提高患者生命的外在价值。

【案例与思考】

两位内科消化专业研究生，选择了胰癌早期诊断的科研项目。此课题需在患者身上抽 200mL 血做抗体测定。能否在晚期癌症患者身上抽 200mL 血，两位研究生发生了争执。甲认为这样做不人道，在快要死的患者身上抽血，无疑会增加患者痛苦，而且可能加速其死亡，这违反了医生救死扶伤的神圣职责，所以此做法不妥；乙的观点与甲相反，认为此科研项目对大多数人有用，况且晚期癌症患者不久也将死去，为科研做点贡献也未尝不可。

　　1. 两位研究生的争执反映了护理伦理学哪两个基本理论的冲突？

　　2. 你如何看待甲和乙的观点？

【复习思考题】

1. 如何依据生命论对待现实生命问题？

2. 护理人员应具备哪些优秀品质？

3. 如何在护理工作中发挥医学人道主义精神？

4. 在现实的护理工作中如何处理义务与后果的关系？

NOTE

第四章　护理伦理学的基本原则

【学习目标】

识记：1. 能迅速说出不伤害原则、有利原则、尊重原则、公正原则的概念。

　　　2. 能正确阐述不伤害原则、有利原则、尊重原则、公正原则的基本内容。

理解：能用自己的语言正确阐述不伤害原则、有利原则、尊重原则、公正原则对护理人员的要求。

运用：能结合护理伦理基本原则内容分析临床工作中护士的伦理道德行为。

原则（principle），是指人们观察和处理问题的标准和准绳。护理伦理基本原则（basic principles of nursing ethics），是指护士在护理实践中调整和处理护士与患者、与其他医务人员以及与社会相互关系的行为准则。它是各类护理道德关系必须遵循的根本准则和最高要求，是护理伦理学基本理论的总纲和精髓，并能弥补道德规范和法律法规运用于护理职业生活时的不足。

第一节　不伤害原则

不伤害原则（principle of non-maleficence），又称避害原则，是指医护人员的医护行为，其动机与结果均应该避免对患者的身体、心灵或精神造成伤害，即要求医护人员不做有害患者的事情。

一、不伤害原则的基本内容

不伤害原则要求医护人员在为患者提供服务时，不使患者的身心受到伤害。

（一）不伤害原则要求权衡利弊

随着医疗护理技术的发展，特别是现代生物医学技术的诞生，许多治疗手段给患者带来健康利益的同时不可避免地也会给患者造成身体或精神上的伤害。如手术的创伤、药物的毒副作用、辅助检查导致的痛苦与不适等。因此，不伤害原则要求对医学行为进行"收益与伤害的权衡"后再判断是否付诸实施。

在医疗实践中，医护人员需要对医学实践活动进行危险与利益分析，要选择利益大于危险或收益大于伤害的行为，恪守不伤害的伦理理念，把实践活动带来的伤害降低到最低程度，做到以最小的损伤代价获取患者的最大利益。例如，对于尿潴留患者，导尿术操作虽然会引起患者的不适，侵入性操作也会增加尿路感染的可能，但是却能大大减轻膀胱长时间过度充盈的痛苦，提高护理操作技术的娴熟程度能把患者的不适感降到最低，严格无菌操作也能减少感染的概率，所以对患者而言实施导尿术获得的利益远大于伤害，因此在伦理道德上认为是正当的，是在权衡利害关系或轻重之后所做的最佳选择。

（二）不伤害原则要求避免医疗伤害

当诊疗护理行为对患者是无益的、不必要的或是禁忌时，却有意或无意勉强实施，则有可能给患者带来医疗伤害，违背了不伤害原则。医疗伤害包括道德性伤害和技术性伤害。道德性伤害是指由于医护人员缺乏医德而不同程度地对患者造成心理、精神甚至人格的伤害。比如态度淡漠、语言不当、行为不端等。技术性伤害是指因为用药不当或操作不慎，对患者造成身心伤害，包括所有本可避免、但因医护人员违反操作规程或诊疗制度而导致的责任事故和因技术问题而造成的技术过失事故。

二、不伤害原则对护理人员的要求

不伤害原则的前提是珍惜人的生命、尊重生命价值，强调护理人员要为患者高度负责，保护患者的健康和生命。

（一）加强以患者为中心的动机和理念，坚决杜绝责任伤害

责任伤害，指医护人员有意伤害及虽然无意但属可知、可控却未加认真预测与控制、任其出现的伤害。这就要求医护人员在临床实践中以患者为中心，严格遵守职业规章制度，想方设法防范或减少无意却可知的伤害，尽量不给患者造成本可避免的身体、精神伤害和经济损失。更不可做有意伤害患者之事，比如强迫患者屈从未曾同意的检查或治疗；恐吓、威胁或打击患者；态度冷漠；不当约束或限制患者的自由；谩骂、侮辱患者或家属；对危急患者拒绝施救；对患者的呼叫置之不理；施行不必要的检查和治疗；为达到某种个人目的而滥用诊疗手段，增加患者的痛苦；业务上的疏忽等。

（二）当伤害无法避免时，选择伤害最小的治疗手段

在制定治疗方案时，医护人员应对治疗行为可能造成的利害得失全面评价，经过风险/治疗、伤害/收益的比较权衡，选择收益最大、伤害最小的优化治疗方案，并在实施中尽可能把难免而可控的伤害降到最低程度。比如合并心脏病、心功能Ⅲ级以上的妇女，因心功能不全按治疗原则不宜妊娠，但如果患者意外受孕并且妊娠超过 12 周，此时如果采取终止妊娠的方法，将很有可能因手术刺激致使患者心脏负荷加重而危及生命，不如由内科医师和产科医师共同合作、严密监护母儿安全直至足月分娩。终止妊娠、保胎治疗两种方案均是出于保护患者考虑，亦均不可避免地会给产妇带来伤害，相对而言保胎治疗对患者伤害更小，值得采纳。

（三）努力预防或减少意外伤害和难免伤害，提供最佳护理

诊疗护理过程就像一把"双刃剑"，在实施诊疗护理的同时可能会给患者带来不同程度的伤害，如放射治疗、化学治疗、穿刺采集活体组织检查等。这些伤害是预知而不可避免的，是为了患者的诊疗所产生的附带影响，尽管如此，医护人员也应尽可能把这些伤害和毒副作用降到最低程度，更要防止本可避免的伤害发生，如在指导用药时要注意配伍禁忌和毒副作用的观察，防止因不合理用药而导致药源性疾病。

第二节　有利原则

有利原则（principle of beneficence），又称为行善原则，是指医护人员为了患者的利益而履行仁慈和善良的德行，即要求医护人员要以患者为中心，为患者做善事、谋利益。

一、有利原则的基本内容

有利原则是不伤害原则的最高形式，比起不伤害原则，有利原则内容更广，层次更高。它要求医学护理不仅要避免对患者造成伤害，而且应促进人群和人类的健康。

（一）有利原则分为积极和消极两方面

有利原则主张为了患者利益尽力实施对患者有利之事，它分为积极和消极两个方面。积极方面是指促进患者的健康和福祉；消极方面是指减少或预防对患者的伤害。著名的《希波克拉底誓言》明确提出"做对患者有益，或至少不做对患者有害的事"；现代护理创始人南丁格尔对护士的道德告诫是"护理患者时，应关心患者的幸福，一方面为患者做善事，另一方面应预防伤害患者"。国际护士协会制定的护士行为规范明确规定"减轻患者痛苦、保护患者安全、增加患者舒适是护理的重要功能"。

（二）有利原则是护理人员的行动指南

有利原则是护理人员用来评判是否适合采取护理行为的重要标准，它在理论上是对人道主义精神的贯彻和具体体现，在实践中是护理人员评判护理行为的标准：凡是对患者有利的事情，就应该积极主动地付诸行动；凡是对患者有害的事情，就应该尽量避免。护理人员要有效实施有利原则，应该符合以下条件：①护理活动必须与解除患者痛苦或促进患者健康有关。②护理行为对患者利害共存时，能给患者带来最大的益处和最小的伤害。③护理行为使患者受益而不给他人和社会带来伤害。

二、有利原则对护理人员的要求

有利原则要求医护人员在履行职责时，始终把患者的健康利益放在第一位，切实为患者着想。

（一）树立患者利益第一的观念

患者利益第一是医护人员首先要树立的伦理观念。在护理实践中，一切诊疗措施和护理措施都应以医学科学为依据、以卫生法规为准绳。既要关心患者的客观利益，如经济负担、身体疼痛感受等，又要关注患者的主观利益，如社交需求、心理需求等。时刻急患者所急，想患者所想，结合病情实际和患者需要，设身处地关心患者的利益。

（二）积极评估医疗护理服务可能对患者造成的影响，争取利益最大化

当诊疗护理手段对患者利害共存时，应以有利原则为理念平衡得失，如明显得大于失，具有较好的道德价值，应积极采用；如明显得小于失，甚至给患者带来明显的伤害和痛苦，则必须避免或制止该医疗行为；而对于得失不明的医疗护理方案，则应认真研究，以循证思路谨慎选用，在多种可选措施中选择对患者最有利的方案。比如肺癌术后复发的患者，需再次进行化

疗，治疗期间，患者出现非常严重的化疗反应，患者自述化疗让人生不如死，坚持放弃治疗，但医护人员仍然锲而不舍地说服其完成治疗方案，虽然本着保护生命安危的心情竭力救治，但增加了患者痛苦并导致其人格尊严受到伤害，医护人员有必要考虑患者感受，尊重他的选择。

（三）医疗护理服务既对患者有益，也不伤害他人与社会

医护人员采取的诊断、治疗、护理措施既使患者获益，也不损害他人利益和社会利益。应将有利于患者与有利于他人、有利于社会利益有机结合统一起来，医护行为给患者带来了益处，但不能给他人、社会利益带来伤害。

第三节　尊重原则

尊重原则（principle of respect），有狭义与广义之分。狭义的尊重原则是指医护人员真诚尊重患者及家属独立平等的人格与尊严。广义的尊重原则包含尊重患者的自主性，即医护人员在治疗护理过程中尊重患者的自主权，确保患者自我做主，理性选择诊治决策的伦理原则，又称为自主原则。

一、尊重原则的基本内容

尊重患者是建立生物 – 心理 – 社会医学模式的必然要求，也是医学人道主义原则的具体体现。尊重他人是每个人的基本义务，受他人尊重是每个人最基本的权利。随着社会化程度的提高，人们维权意识增强，关于保护患者自主权和受尊重权的需求比其他任何时期都要强烈。

（一）尊重患者的尊严与人格

尊严和人格权是社会和个体生存发展的基础，属于整个法律体系中的一种基础性权利。按照我国法律和现行价值观念，患者享有包括生命权、健康权、身体权、姓名权、肖像权、名誉权、荣誉权、人格尊严权、人身自由权、隐私权、遗体权等在内的各项权利，医护人员必须尊重患者的权利。

1. 尊重患者的尊严　对患者而言，得到医护人员的尊重是一个绝对的、无条件的道德权利。因此，每位医护人员均应尊重患者尊严，把患者看作有血有肉、有思想、有感情的个体，尊重其独立、平等的人格与尊严，不允许"只见病，不见人"或者"重病不重人"的行为。医护人员应站在患者的角度，感同身受，推己及人，既要关注患者的生物体状态，又要关注患者的心理状况和精神状态。

2. 尊重患者的隐私　患者的隐私在护理实践中应受到尊重和保护，未经本人允许，不得向他人透露。患者隐私主要包含两方面内容。

（1）身体隐私　指身体的隐秘部位如生殖器官和性器官、生理缺陷及对其社会形象和地位产生影响的特殊疾病。

（2）信息隐私　包括患者的个人资料如生活史、婚姻史、情感史、心理活动、性生活史、不幸和挫折及患者病情等信息。

3. 尊重患者的生命　人的生命是神圣不可侵犯的。对生命的尊重包括对生命质量的珍视、关怀临终患者和对逝者的尊重。

NOTE

（1）珍视患者的生命质量　衡量生命质量的标准是人体生理功能状态能否满足愉快、健康和有意义的生活，它与身体健康状况成正比。护理工作肩负着患者宝贵的健康与生命，护理质量好坏直接影响治疗的效果和预后，关系到患者日后的健康状况和生活质量，因此护理人员应尽己所能，采取最佳护理措施和手段，为患者减轻病痛，千方百计减少或避免后遗症、并发症的发生，长期、高效地提高患者生命质量。

（2）减轻临终患者的痛苦　帮助临终患者坦然、宁静地面对死亡，并尽量减轻临终前生理和心理反应，是医护人员应尽的职责，是对生命的尊重。医护人员应对临终患者提供包括医疗、护理、心理支持和社会服务等全方位服务，提高其生命质量，使患者能够减少痛苦，甚至无痛苦地度过生命最后阶段。

（3）尊重逝者　死亡是生命活动的终结，是构成完整生命历程不可避免的重要组成部分。尊重逝者不仅是对死者家属心灵上的安慰，也体现了人道主义精神和护理职业道德的高尚。因此，护理人员实施尸体护理时，应以唯物主义死亡观和严肃认真的态度做好每一步骤；在人体标本上进行实验操作时，也应心存感激和崇敬。

（二）尊重患者的自主权

尊重患者自主权是我国《侵权责任法》《医疗事故处理条例》《消费者权益保护法》以及《民法通则》赋予患者的法律权益。患者自主权是指有自主能力的患者，在其观点和决定不损伤他人利益的前提下，有权了解自己的病情、医疗方案、护理方案和费用等信息，根据这些信息自主选择最利于自己的服务内容和方式，对自己的健康负责。医护人员不得欺骗、强迫和利诱患者。

1. 患者行使自主权需要医护人员的帮助　患者自主权的实现是建立在医护人员全面履行告知义务的基础上。医护人员应向患者提供他做出选择必需的所有医学信息，包括诊断结论、治疗决策、护理决策、病情预后及诊治费用等方面真实、充分的信息，尤其是诊疗与护理方案的性质、作用、依据、损伤、风险、不可预测的意外等信息，并详细介绍其他可供选择的处理方案，对患者的询问给予认真客观的回答和解释，使患者全面了解和理解诊治决策的利与弊，为合理选择奠定真实可靠的基础。有效的信息告知需要护理人员具备良好的专业知识、语言表达能力和高尚的伦理修养。病情告知时，应选择恰当的场合和方式，并及时给予心理支持。若信息告知不详或不客观可能会影响患者的最终决定，若不进行信息告知可能会引发误解或纠纷。

2. 患者行使自主权受到自主能力的限制　行使自主权需要患者具有相应的行为能力，具有自主能力是患者行使自主权最基本的条件。

（1）当患者具备自由选择的权利、表达承诺的合法权利、做出正确判断的充分的理解能力、做出理性选择的必要的知识水平时，由患者行使自主权。患者的理解水平与决策能力成正比，理解水平越高，则决策能力越强。

（2）我国现行民法规定由代理人行使自主权有以下两种情况：①患者缺乏或丧失行为能力，如患者为未成年人、智障、精神障碍或意识不清时，可以由家属或合法监护人代为同意。②患者放弃或正式委托亲属行使权力。代理人应满足两个条件：一是本人有行为能力，能理智判断。二是与患者无利益或情感冲突，能真正代表患者的利益。需要强调的是，只要患者本人具有自主能力，医疗行为应以本人知情同意为原则。

3. 患者行使自主权的例外情况

（1）保护性医疗　出于保护患者，减轻患者焦虑，医护人员不宜向患者告知或完整告知病情和诊断治疗情况，如特殊和重症患者，信息告知宜留有余地，既不欺骗也尽可能给予患者希望，此时可由其代理人执行自主权。

（2）急症性手术　一般手术前必须由患者或其代理人签字同意后方可进行，如手术紧急、危急患者生命，患者丧失同意能力，且无代理人在场，来不及征求代理人意见，为争分夺秒抢救患者，可由科室讨论确定后，报医院同意，边抢救边与代理人联系。

（3）紧急性施救　对危重患者，医护人员应采取紧急措施及时救治，不能拒绝急救处置，对急危患者的救治是无条件的，这是医护人员的职业规则。

（4）传染性疾病　《中华人民共和国传染病防治法》明确规定，医疗机构对有关传染病的查询、检验，任何个人必须接受，无需征得个人同意。

4. 患者自主权行使是患者理性判断的体现　患者行使自主权实际上是行使选择权，是对各种医疗护理方案进行理性价值评价基础上的选择，并且要求患者为自己的选择承担相应的责任。同时患者在做出选择决定时不但要为自己负责，而且要为他人和社会负责，不能把自己的选择建立在对他人或社会造成危害的基础上。

5. 患者对医疗护理方案有接受或拒绝的权利　医护人员在客观的医学知识方面是专家、权威，他们可以根据专业医学知识制定相应的医疗护理方案，但患者在对主观疾病感受的信息提供方面也是专家，他有权根据自己的感受和价值观选择相应的医疗护理方案。医护人员不应滥用专业权威地位，剥夺或损害患者权利，造成医患、护患关系恶化，引发矛盾冲突。

6. 患者有自主选择医生和护士的权利　患者有权利根据自身需求和对医护人员的了解来选择自己信任的医护人员。患者选择权的实现可以调动其主观能动性，增加治疗的依从性，也在不同程度上增强医护人员的信誉感和责任感，促进医护人员自身业务水平的提高。患者自主选择医护人员权利的实现体现了医护人员与患者之间地位的平等，保证患者自主权行使的完整性。

7. 患者行使自主权不能成为医护人员推卸应负责任的手段和凭据　医疗护理方案虽经患者或其家属知情同意，但医护人员因行为过错而造成对患者的伤害，仍要承担相应的道德责任或法律责任。

尊重患者的自主权是护理伦理学和医学伦理学的重要原则，它使患者真正体会到每个人都是自己的主人，体会到自身价值，从而能够积极调动患者的主观能动性。共同参与医疗方案的制定和执行，增强医、护、患之间的交流，为相互信任和尊重提供条件，也为建立和谐医患、护患关系提供基础。

二、尊重原则对护理人员的要求

（一）关注患者的身心健康，体现对患者人格尊严的尊重

人格权是人的一项最基本的权利，也可以说是人之所以为人的基础，失去人格权就失去做人的基础，所以每位医护人员应该并应当绝对地、无条件地尊重患者的人格尊严。

1. 文明礼貌，举止端庄　文明礼貌，举止端庄，既是重要的护理伦理规范，也是现代生物－心理－社会医学模式所要求的。护士的言谈举止不仅会影响患者对护士的信任，也会影响

NOTE

患者的心理感受。因此护理人员在工作中应仪表端庄得体，着装规范整洁；举止大方文雅，遇事沉着冷静；态度和蔼可亲，作风严谨细致；操作娴熟有序，动作轻柔沉稳。视患者为朋友、亲人、兄弟或姐妹，对患者称呼全名或尊称，尊老爱幼，这样对于帮助患者建立良好的心理状态、促进患者健康有着重要的意义。

2. 保护患者隐私　南丁格尔强调护理人员"必须记住自己是被患者所依赖信任的，她/他必须不说别人的闲话，谨言慎行"。医护人员面对患者的隐私，要有保护意识，无论是在患者就诊期间还是出院后，均应对其保密，避免泄露；绝对禁止非医学护理需要的对患者隐私的探听和利用；在公共场合如电梯内、走廊、餐厅不得公开讨论患者的病情，更不得把患者的隐私当作谈资甚至笑料传播；妥善保管病历资料，防止患者隐私意外泄露。《国际医学伦理准则》明确规定："对患者生理的、心理的及其他隐私，有权要求保密。病例及各项检查报告、资料不经本人同意不能随意公开。"患者权利与义务中也明确指出："在护理活动中患者享有不公开自己病情、个人史、身体隐私部位、异常生理特征等个人信息和自由的权利。"这体现了保护患者隐私权不仅是医护人员应遵守的伦理原则，也是相关法律法规的要求。但是值得提出的是，医护人员为患者保密的责任也必须服从公众利益的更高需求，当患者可能危及他人，比如患者为传染病或性病患者，为患者保密的同时应要顾及周围人的健康安全，实施有条件的保密。

3. 掌握精湛专业技能，提高患者生活质量　医学科学是关乎生命的科学，医疗效果的好坏关系到患者的生命和健康，不仅与护士的道德品质有关，更与护理人员的技术水平息息相关。所以，精湛、娴熟的专业技能是每一位护理人员应该具备的基本素质。由于医学发展日新月异，护理新技术层出不穷，对护理人员的知识结构、专业技能、综合素质也提出了更高的要求，这就需要护理人员刻苦钻研，勤奋进取，凭熟练的业务知识及时发现病情变化，全面评估患者现存和潜在的护理问题，既能及时解决患者当前存在的健康问题，又能通过护理干预避免或者减轻潜在并发症的发生，以精湛的技术高效实施护理，最大限度减轻患者的痛苦，提高患者生命质量，使患者有尊严地生活。

4. 以严谨的态度实施尸体料理　患者经抢救无效，由医生下达死亡诊断书后才能进行尸体料理。在尸体料理的时候，医护人员应始终保持尊重死者的态度，不随便摆弄、不随意暴露尸体，严肃认真地遵照操作规程进行料理。既不能畏缩不前，也不能打逗乱语。动作敏捷果断，抓紧时间，以防尸体僵硬造成料理困难。在具体环节上，医护人员应尊重家属的意见，照顾死者的宗教信仰和民族习惯。

（二）充分尊重患者的知情权和自主选择权

1. 做好入院介绍工作　患者入院时，责任护士应向患者自我介绍并介绍住院规则、病房环境、注意事项等。并讲解护理流程，比如测量生命体征、晨晚间护理、标本采集、查房制度、发药时间安排等，使患者熟悉、了解规章制度并配合执行。

2. 实施抢救时应及时告知患者家属患者病情　在对危重患者进行抢救时，护理人员应告知患者病情的严重程度、治疗效果、可能的预后等，并安慰家属，使其理解并配合治疗。

3. 认真履行知情同意义务　护理人员可与患者共同协商制定护理计划，告知药物的名称、作用、不良反应等，讲解治疗过程及药物的个体差异性，做好必要的健康教育工作；在为患者实施护理操作前，除认真执行查对制度外，还应详细介绍护理操作的目的、适应证、操作过程中的注意事项等内容，征得患者的理解和同意，尤其对于容易引起患者不适感的操作，更应详细解释，这是对患者基本的尊重。比如约束带的使用，严格把控约束带的使用指征，使用前向患者及家属解释使用约束带的原因，以免使其产生"被限制人身自由""被孤立"的不良感受。护士在履行知情同意义务时，应能自觉地履行以下角色：

（1）监察者　监察知情同意的过程，确保医护人员对诊疗和护理方案能完整而客观地告知详情，并明确患者是在完全知情的情况下做出决策。

（2）告知者　护理告知贯穿护理工作始末，如何做到告知得全面、准确、通俗，是对护理人员提出的全新要求。护理人员要不断学习和更新专业知识，并掌握沟通技巧，提高告知的能力；告知内容应做到医–护、护–护之间一致，避免误导患者。

（3）代言者　及时将患者的疑惑、意愿转告医生知悉，担当患者与医生沟通的桥梁，并与医生共同配合，再行解释与判断，确保患者安全。

第四节　公正原则

公正原则（principle of justice），是指根据一个人的义务或应得而给予公平、平等和恰当的对待。一个人享有的权利与所履行的义务相等，是社会公正的根本原则。医学的公正原则是指在医疗护理服务中，有同样护理需求的患者，应该得到同样的服务。这就要求医护人员在提供医疗护理服务时应公平合理地对待每一位患者。

一、公正原则的基本内容

公正原则要求医护人员对待有同等健康需求的患者能够做到一视同仁。从更大的范围看，公正原则涉及的核心问题是医疗资源的合理分配，主张医护人员在公正合理的前提下从大局出发，用可持续发展的策略支配卫生资源。

（一）人人享有健康的基本权利

患者和医护人员在社会地位、人格尊严上是平等的，尽管患者存在各种差异，但应该享有平等的生命健康权和医疗保健权，所以在最基本的医疗护理服务中，人人享有基本的医疗保健是医疗改革的目标之一，并且医护人员应以相同的医疗水平、服务态度对待每一位有同样医护需求的患者。公正原则表现为人际交往的公正和医疗资源分配的公正。在人际交往方面，强调护理人员平等对待患者，对患者一视同仁；在医疗资源分配上，以公平优先、兼顾效率为原则，优化配置和合理使用医疗资源。大力发展卫生经济，开发和创造更多的卫生资源，提高卫生资源总量以利于合理分配和提高基本医疗水平。

（二）根据不同的健康需求给予不同的服务

人人享有生命和健康权利，并不等于人人都应得到均等的医疗保健和照顾，对不同医疗需要的患者应给予不同的医疗待遇。比如在患者排队等候诊治的过程中，对生命垂危的患者按照先来后到的顺序实施诊疗显然是不恰当的，应该按照病情轻重和危急程度安排处理的顺序。在相同医疗保健体系中，不同疾病应得到不同的医护服务，但不能"小病大治"或"大病小治"，不同健康需求的患者应分别给予合理恰当的健康照顾。

NOTE

（三）护理行为活动应兼顾集体利益、社会利益和后代的利益

公正原则要求医护人员在实践过程中兼顾公益性原则，即在利益分配中，需从社会、人类和后代的利益出发，公正合理地解决医学活动中出现的各种利益矛盾。这一原则主张资源分配服从集体主义原则要求，即眼前利益服从长远利益、局部利益服从全局利益、个人利益服从集体利益。因此护理人员在提供护理服务时，不仅要有利于自己负责的单个患者，还要维护集体的、共同的利益，包括小到病房、科室，大到医院甚至整个社会的利益。并将对患者的责任同对他人、社会和后代的责任统一起来。比如检出胎儿有遗传病，如果出于尊重生命任由它出生，就需要付出沉重的治疗代价，浪费大量社会资源，治疗后仍然不能获得一个有意义的生命。权衡个体利益和总体利益、眼前利益和长远利益、家庭责任和社会责任，它的出生就不如不出生，此时行人工流产术是符合公正原则的，既能减少人类痛苦和遗传学危害，又能保护社会资源。

（四）稀缺医疗资源的分配以医学标准为首要标准

血液、骨髓、移植器官等稀缺医疗资源，因来源太少，往往需要在候用人员中决定谁来优先使用。临床上通常按照"医学标准 – 社会价值标准 – 家庭角色标准 – 科研价值标准 – 余年寿命标准"综合衡量。其中，医学标准指患者病情需要和治疗价值；社会价值标准指患者既往和预期贡献；家庭角色标准指患者在家庭中的地位和作用；科研价值标准指患者的诊治对医学发展的意义；余年寿命标准指患者治疗后生存的可能期限。在这些标准中，医学标准是必须优先保证的首要标准，危及生命者、治疗效果良好者优先考虑。

二、公正与公益原则对护理人员的要求

（一）平等对待所有患者

在护理活动中，护理人员应做到平等对待每一位患者，不能根据患者的地位、职业、性别、金钱和容貌等差别而有不同的救治态度和护理行为，而对于老年人、婴幼儿，应给予更多关爱；对于不同疾病的患者，如性病患者、神智异常患者、残疾人和传染病患者，不能因为疾病特殊而歧视他们。对所有患者的正当愿望和合理要求都应同等对待、尽力满足。

（二）公正分配医疗资源

护理人员应根据患者的不同健康需求公正合理地分配医疗资源。在与患者的密切接触中，详细评价患者对医疗资源需求的迫切程度，作为分配医疗资源的客观依据。一名称职的护理人员，在参与做出医疗资源分配决定时，应充分采集与评估患者病情、家庭因素、经济、疗效、社会价值、科研价值等各种因素，确保医疗资源公正合理地分配，并实现最佳配置。

（三）用长远眼光和整体观念指导护理实践

护理人员在护理实践中，护理行为不仅能使患者当时受益，而且应权衡长期利弊；不仅使单个患者受益，还要顾及群体利益。比如向头颈肿瘤患者推荐放疗方式时，应按照家庭经济承受能力不同给予建议，虽然常规放疗方法能够节省治疗费用，但是此方法不可避免会引发诸多并发症，严重影响生活质量。对于经济条件差的患者为维持生命不得不采用常规放疗，完成治疗后在很长一段时间护理人员仍应持续对其实施功能康复锻炼指导以减少并发症的发生。又比如对传染病患者，为保护其他患者不受感染，需实施消毒隔离制度，不得不暂时剥夺该患者与他人共处的权利。还比如残疾新生儿的处置问题，解决办法应取决于新生儿的残疾程度能否影

响其成为一个真正意义上的人。

【案例与思考】

危急时，急诊室手术该不该做

苏州某家医院，送来的急诊患者被刀扎到心脏，心脏破裂导致心包填塞，很快出现心跳、呼吸骤停。人在心脏停搏5分钟内，如果不能给予及时有效的抢救，恢复心跳及脑供血，将出现不可逆性死亡。立即开胸修补心脏是可能挽回患者生命的唯一办法。因为患者是个外地打工人员，没有家属。5分钟连送到主楼手术室时间都不够了，急诊科医生为了挽救这个年轻人生命，直接在急诊室（有菌环境）给做了开胸手术，取了血块，心跳恢复后送手术室无菌环境消毒和后期手术。患者痊愈出院。

请思考：

1. 急诊科医生在急诊科进行开胸手术，你认为是否恰当？

2. 医生未经家属签字同意即行手术，你认为是否恰当？

3. 如果抢救失败，医院是否需要承担法律责任？

4. 你认为医生冒如此大风险实施抢救值得吗？

5. 你认为医护人员应该具备怎样的道德品质？

【复习思考题】

1. 在临床上护理人员可能对患者造成伤害的情况有哪些？

2. 什么情况下医护人员的告知义务可暂缓或免除？

3. 在临床工作中护理人员怎么体现对患者知情权与自主选择权的尊重？

4. 如何对稀缺医疗资源进行合理分配？

5. 在临床工作中护理人员怎么体现对患者尊严与人格的尊重？

NOTE

第五章　护理伦理学的基本范畴

【学习目标】
　　识记：护理伦理学的基本范畴主要包括权利与义务、情感与良心、审慎与保密、荣誉与
　　　　　幸福。
　　理解：了解和明白护理伦理各范畴的含义、内容和作用等。
　　运用：在护理伦理学基本范畴的指导下，解决护理工作中面临的各种伦理难题。

　　护理伦理学的基本范畴反映了护理伦理学的本质，是护理伦理规范体系的重要组成部分，它主要包括权利与义务、情感与良心、审慎与保密、荣誉与幸福。护理伦理范畴有助于护士在护理工作中明辨是非、善恶、荣辱，解决令其犯愁的各种伦理难题，从而推动护理工作的正常进行。

第一节　权利与义务

　　从一般意义上说，权利是指法律上认可或伦理学上可得到辩护的权力和利益。义务是指特定的角色要求，即主体必须或应当承担的职责。

　　作为护理伦理学的基本范畴，权利（right）与义务（obligation）是指护患双方应进行的价值付出和应得到的价值回报。因此，护患双方在护理工作中均应享有一定的权利，也应履行一定的义务。护患双方的权利与义务互联、互通，并在道德上规范和约束彼此的行动。

一、患者的权利与义务

　　患者的权利与义务是患者在患病这一特殊时期所应享有的特殊权利和应尽的特殊义务。相较于法律的硬性规定和强制力执行，患者的道德权利与义务强调的是伦理上的"应该"，即是对患者在就医过程中"应做什么"与"不应做什么"的非强制力规定。也就是说，患者在患病期间既要对自己应享有的权利有基本的自知，又要自觉履行其应尽的义务。

（一）患者的权利

　　患者的权利是患者在患病期间所拥有并能行使的权力及所享有的利益，又称患者权益。患者的基本权益应受到法律的保护。我国的《中华人民共和国民法通则》《中华人民共和国消费者权益保护法》《中华人民共和国执业医师法》《医疗事故处理条例》《护士条例》等以及西方的《患者权利法案》和《患者权利宣言》等纷纷对患者的权利做出了相关的规定。

　　但是，患者的道德权利与其所拥有的法律权利不同，它是在长期的护理工作中约定俗成

的，是普通公民在患病期间所享有的、作为一名患者的基本权利。主要有：

1. 平等护理权　疾病面前，人人平等。无论亲疏、远近、贵贱、美恶，任何患者都有权得到护士平等的、一视同仁的对待。

2. 知情同意权　患者有权知晓护士针对其所患疾病而制定的护理方案和采取的护理措施，并能自主判断该护理方案和措施是否安全、耗费是否合理等，并自主做出选择和决定。

3. 隐私保护权　患者的私事，比如私人生活、私人信息等，未经患者本人同意，不能随意向他人公开，除非患者所患疾病及其行为对他人和社会产生了一定的危害，此时，也只能配合公安机关及相关权益人进行有限公开。

4. 护理监督权　在接受护理服务时，患者有权监督护士的工作、护理服务的水平和质量以促进自身的康复以及护理工作的发展。

5. 经济赔偿权　护士的护理工作差错如果给患者带来不应有的精神上或肉体上的伤害，患者有权获取一定的赔偿。

6. 免除部分社会责任的权利　患者在患病期间身心承受着不同程度的痛苦和创伤，特别需要亲人、同事、社会的关心和爱护，需要他人的照顾和探视。同时，在患病这一特殊时期，也不能完全地而只能部分地履行对社会的责任。

（二）患者的义务

就医时，患者在享有权利的同时，也应履行特定的义务。概括起来，有如下几点：

1. 遵守法律法规和医院规章制度的义务　患者不能以患病为借口逃避其作为国家公民及医院的成员所应承担的道德和法律责任，而应该严格遵守国家的法律法规以及医院的各项规章制度。

2. 尊重护士及其付出的劳动的义务　受重医轻护思想的影响，许多护士的辛勤劳动被忽视。俗话说，"三分医疗，七分护理"。护士的作用不容轻视。患者应尊重护士的人格并对其所付出的辛勤劳动怀有感激之情。

3. 如实提供病情和相关信息的义务　患者提供的病情信息是护理工作的重要参照系。因此，患者有如实向护士提供病情和相关信息的义务，以便护士正确制定并及时调整护理方案和护理措施。

4. 积极配合护士工作的义务　患者应理解护理工作的繁杂性、风险性等，体谅护士的辛苦，积极配合护士的工作，避免护理工作的重复性，提高护理工作的效率，提升护理工作的实际效果。

5. 避免将疾病传播给他人的义务　作为国家的公民，患者有践行社会公德、维护社会秩序、避免将疾病传播给他人的义务。违反该义务要求，而将疾病故意传播给他人的患者将负一定的法律责任。

6. 支持护理科学研究与发展的义务　患者有义务配合护士的工作，并支持护理科学研究和发展，以提高护理创新实践能力，造福更多的患者。

二、护士的权利与义务

护士的权利与义务是护士在护理患者时所应享有的权利和应尽的义务。

NOTE

（一）护士的权利

护士的权利是护士在护理工作中所拥有并能行使的权力以及所享有的利益。因此，护士的权利包括护士自身的权利以及作为"护士"这一职业角色的职业权。

1. 护士的自身权利   是护士为保障自身生命安全和维持自身生存与发展而享有的权利，其中包括：

（1）劳动报酬权   护士因提供护理服务而获得合理报酬的权利。

（2）安全保障权   护士在执行业务时获得健康并保障生命安全的权利。

（3）受尊重权   护士的人格及所从事的职业获得尊重的权利。

2. 护士的职业权利   是与护士的护理工作相关的权利，是护士凭借其掌握的护理专业知识与技能实施全心全意为人民健康服务的职业使命，其中包括：

（1）参与权   作为医院的一员和医疗卫生事业的中坚力量，护士具有特殊参与权，即参与影响护理工作条件和工作环境的管理决策，参与影响护理工作的政策性决定的权利，筹组和参加护理专业团体并进行学术交流和继续教育的权利等。

（2）自主权   作为护理专业人士，护士不应盲从医生，也不应迷信权威，而应在保证缓解患者病痛和增进患者健康的情况下，选择最佳的护理方案，并独立自主地完成护理工作、履行护理职责。

（3）特殊干预权   护士与患者朝夕相处，易于及时了解患者病情的变化，并根据自己的所学和所长，在特定情况下限制患者的自主权利。当患者的自主选择及行为与不伤害原则、有利原则、尊重原则、公正原则等发生矛盾和冲突时，护士方可对患者的自主权利进行适当地干预，任何护士不可滥用此权利。

（二）护士的义务

护士在享受作为一名普通公民和护士这一特殊职业所赋予的权利之时，也应履行对患者和社会的义务，其中包括：

1. 维护集体和社会整体利益的义务   护士有高于对患者本人的义务，即维护集体、社会整体的利益。

2. 密切协作的义务   护理工作体现了护士的辛勤劳动。但是，护理的效果仅靠护士个人的努力是不够的，更需要各部门密切合作以及患者家属、监护人、代理人、患者单位的密切配合。

3. 减少患者痛苦和经济损失的义务   患者就医时需要支出昂贵的医疗费用，有时需要花费多年的积蓄，甚至会倾家荡产，因此，护士应尽力减轻患者身体和精神上的痛苦，减少患者及其家属的经济损失等。

4. 保守医疗秘密的义务   患者在就医期间对护士给予了很大程度的信任。为此，护士应保守患者的医疗秘密。

5. 发展护理学的义务   护士是护理工作的主体，护士多年累积的护理经验为护理学的发展奠定了坚实的基础。为此，护士应革新观念、学习专业知识和技能、提高护理服务水平，以切实促进护理学的发展。

三、护患双方权利与义务的关系

护士与患者共同参与护理工作，同为护理工作的价值主体。护患双方既享有一定的权利，又须承担一定的义务。因此，不应只享有权利不承担义务，也不能只要求对方承担义务而享受不到正当的权利。护士需要对患者的权利和自己对患者应尽的义务有明确的认识，自觉履行自己的义务并尽力维护患者的权利；患者也应信赖护士的专业知识和技能，感激和尊重护士的辛勤劳动，尊重和维护护士的权利，主动承担起自己应尽的义务。实际上，护患双方的权利与义务彼此关联，不可分割。

由于护士掌握护理专业知识和技能，而患者对其一知半解或一窍不通，所以护士与患者之间的平等主要体现在人格上的平等。护患双方不能借此夸大各自的权利而逃避彼此的义务。在护理工作中，护患之间休戚与共，共同与疾病抗争。护士的权利与义务以及患者的权利与义务基本上是一致的。在护理工作中，护士应自觉履行自己应尽的义务，将患者的权利放在首位，而不应过分关注自身权利的实现，也不应以同样的标准要求患者必须尽到义务。如若当患者未履行其义务时，护士故意忽视自己应尽的义务，则将受到道德的谴责或法律的惩罚。其实，护士认真履行义务并竭力维护患者的权利有助于得到患者的敬重和信任，也有助于护士自身权利的实现，而患者自觉承担起自己应尽的义务、尊重护士的正当权利能使护士获得成就感和幸福感，坚定从事护理工作的信念。可以说，维护患者的权利就是维护护士自身的权利，自觉履行患者的义务就是维护患者自身的权利。

第二节　情感与良心

作为护理伦理学的基本范畴，情感（emotion）与良心（conscience）直指护士的内心世界，是护士内在的道德法庭和行动力量。

一、情感

护理伦理情感是护士对自己和他人行为进行评价时所产生的心理感受，它包含同情感、责任感、事业感，是联结护患关系的纽带。

（一）情感的含义

"人非草木，孰能无情"！情感是人之为人的重要标志，是人们内心世界的表达，是人们在交往活动中对人、对事、对物的感受和体验。它以喜欢或讨厌、愤怒或高兴、哀伤或欢乐、满意或失望、赞同或反对、紧张或平静、勇敢或胆怯等的主观感受为特征，并通过喜、怒、忧、思、悲、恐、惊等外部表情表现出来。情能感人，也能动人。情感是影响人与人之间交往情况的重要因素。

（二）护理伦理情感的含义

护理伦理情感是护士对护理工作中自己的行为或他人的行为进行评价时所产生的情感体验，它正面诠释了护士的内心世界，是护士对患者生命存在和生命价值的敬畏、对他人正当权利和人格的尊重、对社会的钟爱等道德情感的外在表露。

（三）护理伦理情感的内容

护理伦理情感包括同情感、责任感、事业感。上述三种情感相互贯通，依次递进。

1. 同情感　同情感是狭义上的护理伦理情感，是一种发自内心的、最基本和最起码的情感，是真心待人的朴素情感的自然流露。在护理工作中，护士应关心和体贴患者，站在患者的立场上思考问题，将心比心、以心换心，对患者的疾病、痛苦和不幸感同身受，并在此基础上与患者产生情感上的共鸣，急患者所急、想患者所想、待患者如亲人，从而给予患者以道义上的支持和行动上的帮助。同情感有助于护士从心底深处怜悯患者的遭遇，尽心尽力地为患者服务。

2. 责任感　责任感是同情感的升华，它克服了同情感的朴素性和简单性，从护士所扮演的角色以及该角色的任务设定出发，要求护士肩负起护理患者的机体、了解患者的心理、配合患者康复需要等的责任。因此，责任感更具积极性并包含更多理性的成分，它在护理道德情感中起主导作用，敦促护士把积极挽救患者的生命、促进患者康复、延长患者的寿命、提高患者的生命质量和生活质量、积极致力于护理学的研究和发展当作自己义不容辞的责任和崇高的职业使命，并将其进一步升华为事业感。

3. 事业感　事业感是护理伦理道德的最高层次的要求，它强调护理工作不仅是护士谋生的手段，更是其为之奋斗的崇高目标和神圣使命。它有助于护士树立敬业、乐业的职业精神，促进护理事业的发展。

在上述三种情感活动中，理性情感贯穿始终。护士的行为既受感性情感的驱使更受理性情感的支配。理性情感是护理伦理情感非常重要的组成部分，因为护理工作是受科学思维和科学知识引领的科学工作。护理道德情感是建立在科学理性基础上的情感，同情感、责任感、事业感需要理性的指导，更需要理性的表达。

（四）护理伦理情感的作用

护理伦理情感在护理工作中发挥着重要的作用，主要表现在以下几个方面：

1. 有利于增进护患之间的相互理解，构建和谐的护患关系　护士对患者的痛苦、不幸的遭遇产生了同情感，有助于其从自身所扮演的社会角色以及该角色的任务设定出发主动承担起挽救患者生命、减轻患者病痛、增进患者健康的责任，提升自己的职业使命感，敬业、乐业、理性地对待患者、生命和社会，并采取恰当的行为。而在此过程中，患者能体会到护士发自内心的关心、体谅和爱护，自觉尊重护士的辛勤劳动，主动维护护士的利益、人格和尊严。可见，护理伦理情感是护患之间互动的纽带，是护患之间沟通、了解和理解的桥梁，是构建和谐护患关系的保证。

2. 有利于推动和促进护士整体素质的提高　情感是护士适应护理工作的心理工具，它能激发护士深入学习护理专业知识，不断提高业务技能、日益完善服务措施，并锤炼自身的道德修养。

3. 有利于促进护理事业和护理科学的发展　护士在各种情感的驱动下不断拓展护理工作能力、使用新的技术手段、创新护理工作方法，从而促进护理事业和护理科学的发展。

二、良心

良心是道德主体自觉意识到对他人、集体和社会的道德义务并隐藏在内心深处的自我评价能力和道德责任感。也就是说，良心是道德主体根据自己对道德义务的认识，对行为及其后果预先做出是非、善恶、美丑、荣辱的价值判断，在实际行动中对应该这样做而不应该那样做进行自我约束，并由此感到内心的问心无愧，从而获得心理上的愉快和满足。

（一）护理伦理良心的含义

护理伦理良心是护士自觉意识到对他人、集体和社会的道德义务，并隐藏在内心深处的自我评价能力和道德责任感。它以其自身的优点对护士的行为起到重要的作用。

护士的良心是护士在护理工作中、在履行对患者义务的过程中形成的对自己应尽的护理伦理责任的自主意识，是对护理伦理原则和规范的坚定信念，对其行为的自主选择、自我监督、自我调节和自我评价等。

（二）护理伦理良心的特点

护理伦理良心主要包含以下几个特点：

1. 具有稳定性　护理伦理良心是在长期的护理实践中形成的自我评价能力和道德责任感。它一旦形成，就不会因外界的压力和利益的诱惑而轻易发生改变。

2. 是内在的道德法庭　发自内心的良心指导护士的行为，其中包括行为的动机、行为的选择以及具体的行为，并通过个人感受对其行为进行评价。凭良心办事，自问无愧于他人、社会，必然会生发出愉快和幸福的心理感受。反之，失了良心，违背良心，必然会产生愧疚感，并受到良心的谴责。

3. 实质是自律　护理伦理良心不接受外在的命令，也不采取强制的手段，而是发自内心的情感，是护士在自主意识支配下自主选择、自觉行动、自我监督、自我调节、自我评价的自知、自主、自觉的自律活动。

（三）护理伦理良心的内容

护理伦理良心对护士做出了如下要求：

1. 要求护士遵循护理伦理学的理论基础、基本原则和基本规范　良心是一杆秤，称人称己。在称量自己与他人的是非、善恶、对错、美丑、荣辱时，每个人都希望将自己的评价标准上升为普遍的法则，以凌驾于他人之上。这不仅不能维护自己的权益，反而侵害了他人的利益、扰乱了社会的正常秩序。这就迫切需要一个权威的、社会普遍公认的道德标准。在护理工作中，护士应以护理伦理学的理论基础和基本规范为准则，摒弃一切不正当的欲望如对金钱、地位、声望等的贪欲，全心全意为人民的健康服务。

2. 要求护士对患者、他人、社会高度负责　生命至高无上，神圣不可侵犯。护士是护理的专门人才，他人因欠缺护理专业知识和技能而未能积极地参与到护理方案的制定中去、也无法对护士进行行之有效的外在的监督。但是，这并不能成为护士违背良心、自我放逐的借口，反而应敦促护士感悟和体悟生命的神圣，严于律己、慎独慎微，从良心出发做人做事，挽救患者的生命、减轻患者的痛苦、增进患者的健康，尊重他人的生命和尊严，为社会的长治久安、繁荣发展贡献自己的绵薄之力。

3. 要求护士热爱护理工作，促进护理事业的发展　护士学习护理专业知识和技能绝不是为了给予家人、亲人、朋友、熟人等以特殊的照顾，而是不分亲、疏、远、近、贫、贱、美、丑、善、恶，对全体民众负有同等的义务。当前，不同群体和个人从各自的利益出发找关系、走后门，大行不正之风。面对此种情况，护士应从良心出发，坚持护理工作的目的，坚决维护

NOTE

他人和社会的利益，促进护理事业的发展。

（四）护士伦理良心的作用

在护理工作中，护理伦理良心贯穿于护士行为的始终，并在行为之前、行为过程中、行为之后等各个阶段发挥着重要的作用。

1. 在行为之前，具有指导和引领作用　在护理伦理良心的支配下，护士不会草率地进行护理工作，而是慎重考虑其行为的动机，并选择适当的行为，认真细致、严格谨慎、公正无私，以充分保障患者及其利益相关者的权益。

2. 在行为过程中，具有监督和保证作用　护士的护理工作是在护理伦理良心的监督下进行的，是护士自知其护理道德义务，自主决定其行为的动机，目的和手段等，自觉践履护理伦理原理、原则和规范的护理工作，并对其行为进行自我约束的自律活动。护理伦理良心是护理行为的指南针。当护理工作符合护理伦理良心的要求时，会激励护士不断前行；反之，则会对违背护理伦理良心的行为进行及时的反馈和改正，以确保其沿着正确的方向发展。

3. 在行为之后，具有评价和矫正作用　护理工作结束后，护士凭良心评价其工作，并做出是非、对错、美丑、善恶、荣辱等的道德判断，及时矫正违背护理伦理良心或不按护理伦理良心办事的行为，以进一步促进护理工作的良性发展。

第三节　审慎与保密

作为护理伦理学的基本范畴，审慎（prudent）与保密（secrecy）是护士内心世界的外在表现。审慎要求护士谨言慎行，保密要求护士保守秘密。二者都是从患者的根本利益出发，维护患者的尊严和人格，以利于构建和谐的护患关系。

一、审慎

审慎，即小心谨慎。审慎不同于胆小怕事。它是一种处事之道，体现了道德主体周密而慎重的生活态度和行为倾向，是一种生存智慧。持此种态度的人，会在行为前做出详细周密的考量，会在行为过程中谨慎行事。

（一）护理伦理审慎的含义

护理工作的对象是人的生命。所以，与其他类型的工作相比，护理工作更需要护士始终怀有对生命的敬畏之情，审慎地对待患者。

护理伦理审慎是护士内心树立起来的谨小慎微的性格以及遇事反复思考、小心行事的高度责任心和事业感。护士的工作关乎患者的生命健康和安全，所以，审慎是护士最为重要的道德品质之一。

（二）护理伦理审慎的内容

在护理工作中，护士与患者直接接触，其语言和行为会影响患者的心理状态和身体健康。因此，护士要谨言慎行，在语言和行为上谨小慎微。护理伦理审慎主要表现为语言的审慎和行为的审慎。

1. 语言审慎　语言可以"治"病，也可以"致"病。患病后，患者的心理变得异常敏感和脆弱。护士的无意之举会让患者自以为是某种心理暗示，从而产生担忧、焦虑、害怕、恐惧等的心理反应，并影响着患者的身体健康和生命安全。所以，护士在护理工作中要慎言，注重说话的艺术。肢体语言、口头语言和书面语言往往被护士用来表达其情、其意。

（1）肢体语言　肢体语言，又称身体语言，是借由身体的各种动作实现表情达意的目的，是身体下意识的条件反射，所以更具诚实性而很少具有欺骗性。比如，对于一个人来说，点头、搔头、摇头是很正常的行为。但是，患者对其却有着不同的演绎。点头是患者恢复良好或有望康复的信号，搔头代表患者的疾病异常棘手，摇头表示患者的疾病很难治疗、难以治愈或没有治愈的希望了。基于此，护士在护理工作中要特别注意和经常检讨自己的一举一动，改正不良的习惯或易于让他人产生误会的举动，从而树立患者有望康复的信心。

（2）口头语言　口头语言是以"说"和"听"为传播方式的有声语言。说者无心，听者有意。护士的口头语言给予情绪不稳、思想负担重的患者以极其重要的影响。简洁明了的语言会让患者对疾病及护理方法有较为直观、清晰的认识，从而减轻身心上的包袱；温暖的语言会使患者放松心情，并产生归属感和安全感；鼓励性的语言会增强患者战胜疾病的信心和勇气。反之，有些语言则会让患者及其家属气愤、灰心、失望、丧气。比如，"不知道""这事不归我管""你是护士还是我是护士""晚了，怎么不早来""我不是说了吗"或"我不是告诉你了吗""你说什么我听不懂"。这不仅会让患者直接感知护士在护理工作中不耐烦、不认真、不尽心的不良情绪，还会扩大护患之间的鸿沟和裂缝。

（3）书面语言　书面语言是在口头语言的基础上发展起来的，是对口头语言的补充。一张写满祝愿话语的贺卡、一条充满温情的问候短信、一则激励人心的标语都会让患者感觉到似亲人、似朋友般的温暖和关怀。

2.行为审慎　护理工作照护的是人的身心健康，稍有不慎，就会给人的健康和生命造成无法挽回的影响。所以，护士要小心谨慎地进行护理工作，严格遵守各项规章制度和操作规程，以确保护理工作安全有效的实施。护士在行为中的审慎主要表现在用药和护理操作中。

（1）用药上的审慎　护士在用药上必须严格遵守"三基三严、三查七对"的基本原则，避免直接用药而忽视可能产生的过敏等不良反应，如青霉素的使用等；避免超出患者的适应证范围而滥用药物，比如多种抗生素的联合使用等；避免忽略禁忌证而乱开药，如给孕妇开孕妇禁用的药物等。

（2）护理操作上的审慎　细心观察患者的情况，小心对待患者的问题，不可忽视护理上必须的流程；注意细节，全面地考虑患者的问题，不可头痛医头脚痛医脚。

（三）护理伦理审慎的作用

护理伦理审慎在护理工作中发挥着重要的作用，主要表现在以下几个方面：

1.有助于避免护理事故的发生　护理事故的发生与护士的粗心大意有着密切的关系。原应输给甲患者的药液误输给了乙患者，那么乙患者可能会出现不良反应，或其生命也可能会受到威胁。审慎的工作态度由内及外对护士提出了较高的要求，它要求护士在行动前进行整体性的、细节性的反复思考，在行动时密切注意自己的言行，以免发生不利或不幸的事情。

2.有助于护士不断钻研业务知识和护理技能　护士在言行谨慎地进行护理工作之余，也会感受到业务知识和护理技能的不足以及对护理效果产生的负面影响，并通过学习使护理知识和护理技能获得进一步的提高。

NOTE

3.有助于提高护士的责任感和事业感　审慎要求护士以患者的利益为重，谨言慎行地对待患者。这是护士对患者高度负责任的体现，是护士热爱本职工作并将其作为奋斗目标的表现。

4.有助于建构和谐的护患关系　护理工作稍有不慎，患者的生命就会受到威胁。护理伦理审慎约束护士的整个行为。在行动之前，先深入、细致地思考问题，严格遵守护理查对制度，查找相关资料，咨询权威专家，从心理上尊重患者、为患者考虑；在行动过程中，从患者及其利益相关者的权益出发，放下自己的利益，放松自己的心态，谨言慎行，避免犯低级的护理错误，让患者的身心都感觉到温暖；必须考虑行为的后果，坚决不做会给患者带来伤害的事情。所以，护理伦理审慎有助于构建和谐的护患关系。

二、保密

保密，即保守秘密，是指道德主体为杜绝秘密的外泄或外漏，不对外宣言或张扬自己、他人、组织等不愿让外界知悉的信息，并采取某些保护性措施的责任。

（一）护理伦理保密的含义

作为护理伦理学的基本范畴，保密是指护士在护理工作中对自己所获知的关于患者的一些信息，比如患者的疾病和病情、个人隐私、家庭生活、畸形、奇特体征、不良名誉的疾病、不良的诊断与预后等，负有保守秘密和采取某些保护性措施的责任。

在护理工作中，护士与患者朝夕相处，易于掌握患者的隐私。保密是对护士的基本要求，也是护士应该遵守的最为重要的伦理范畴之一。

（二）护理伦理保密的内容

保密是护理伦理学的一个重要范畴。护士在履行保密义务时既需要保守患者的秘密又需要对患者保守保密。

1.保守患者的秘密　患者一旦生病，其身心变得异常脆弱。来自于外界的关心和同情有可能被患者演绎为怜悯或看笑话，并激发患者内心的悲苦与气愤等不良情绪，从而不利于患者病情的康复和转归。如果患者所患的是性病或艾滋病等不良名誉的疾病，无论其染病的途径多么无辜，身染疾病本身就给患者带来了巨大的痛苦。患者不愿让他人知悉自己的疾病，不想引来他人的非议。护士若随意散播患者的病情、个人隐私或家庭生活，不仅会使其受到他人的歧视、社会的特殊对待，还会让患者心生绝望，给患者家庭带来困扰，甚或使患者产生轻生的念头。所以，护士应严格履行保密义务，未经患者允许，坚决不向他人透露有关该患者的任何信息。

2.对患者保守保密　随着现代科技的发展以及医疗技术水平的提高，人们对医疗和护理工作寄予了更高的期望。但是，医疗领域目前仍存在无法攻克的难关，比如癌症、艾滋病等。护士不宜将患者不良的诊断与预后直接告知患者，以免发生难以挽回的后果。此外，护士也不宜将身边发生的或从他处获知的护理事故、患者救治无望的信息告诉患者，以免引起患者的恐慌或恐惧。

3.对重要领导人物的病情保守秘密　对党、国家和军队等的重要领导人物的健康保密是政治、军事的需要，它有助于政局的稳定。

（三）保密的例外情况

保密是护理伦理学的重要范畴。但是，在某些特殊情况下，为维护他人与社会的利益，促进护理科学的发展以及社会的长治久安，护士不需要保守患者的秘密，而应将其解密。概括起来，有如下几种情况：

1. 当保密会威胁到患者利益时　为了患者的利益，在医学上认定没有向患者征求意见的理由时，可以解密。解密是为了维护患者的利益、使患者早日恢复健康。即便如此，护士在执行此原则时，也应充分考虑对患者今后的个人生活和家庭生活所产生的影响，避免好心做坏事。

2. 当保密会威胁到他人和社会利益时　当患者的疾病威胁到他人或社会的身体健康与生命安全时，可以解密。比如非典、禽流感、塞卡病毒等。此类疾病极具传染性，对他人的身体健康和生命安全造成威胁。一旦出现此种情况，可以解密，并及时向上级卫生防疫部门报告疫情。同时，当患者有意隐瞒其病史或所患传染性疾病，如艾滋病等，并危害他人的健康和安全并威胁到社会的稳定时，则没有必要继续保守其秘密。

3. 当法律需要时　当法律部门因正当需要向护士索取患者的相关信息时，护士应积极配合。

（四）护理伦理保密的作用

保密是护理伦理学中最古老、最具生命力的范畴，它始于希波克拉底誓言，一直流传至今，经久不衰，并在护理工作中发挥着重要的作用，归纳起来主要有以下几点：

1. 有利于维护患者的尊严、增进患者的健康　保守患者的秘密是尊重患者人格和尊严的具体体现，能让患者感受到来自于护士的关心和温暖，并产生安全感和信任感；对患者保守秘密避免了刺激性的话语对患者产生的直接性的、冲击性的影响，增强其对恢复健康的希望，并促使其积极配合医护人员的工作。

2. 有利于建立和谐的护患关系　保密是护士从患者及其利益相关者的根本利益出发，充分考虑到患者的身心健康，体现了护士对患者发自肺腑的关心和人文关怀。如此，患者对护士也会满怀感激之情。保密无疑有利于建构和谐的护患关系。

3. 有利于构建和谐的家庭与社会秩序　保守患者的秘密，不将其患病的信息随意散播出去，可以避免患者被动地接受来自于社会和他人的特殊对待、歧视等；对患者保守秘密而告知其监护人有关患者病情的相关信息，可以避免对患者的直接身心打击，使患者家属做好准备，与患者齐心协力同病魔做斗争。所以，保密有利于维护家庭的和睦、社会的和睦，有助于构建和谐的家庭和社会秩序。

第四节　荣誉与幸福

作为护理伦理学的基本范畴，荣誉（honor）与幸福（happiness）是护士在履行其义务之后，因其卓越的贡献和取得的成就而得到他人和社会的赞扬、表扬或奖励等，并因此使其获得内心的幸福感和满足感。

NOTE

一、荣誉

荣誉是名誉与尊荣，是人们在履行其应尽的义务之后，因其获得的成就和地位，而得到他人和社会的赞扬、表扬或奖励等。这不仅会引发人们的荣誉感，而且还会激励其继续努力。

伦理视域中的荣誉是指社会对道德主体在履行其应尽的义务之后，对其行为所产生的伦理价值的客观评价以及个人内心的主观感受。客观评价主要通过"自上而下"和"自下而上"的社会舆论完成，而主观评价则主要是道德主体在完成其应尽的义务之后、在按良心的要求行动之后所获得的内心的满足，是其进取心、自尊心和自爱心的外在表现。

（一）护理伦理荣誉的含义

作为护理伦理学的基本范畴，荣誉是指护士在履行其应尽的义务之后，患者、他人或社会对其护理工作所产生的伦理价值的肯定和褒扬，是护士内心因其在护理工作中所取得的成就或所获得的社会地位而生发的自我满足感。

在护理工作中，护士因所做出的卓越贡献和取得的巨大成就而获得他人和社会的褒扬，即为护理伦理荣誉。护理伦理荣誉是护士追求的目标和护理行为的动力。

（二）护理伦理荣誉的内容

护理伦理荣誉是护理伦理学的基本范畴之一，它包括护士个人的荣誉，护理人员的集体荣誉等等。

1. 护士的个人荣誉   护士的个人荣誉是护士从患者的根本利益出发，关心患者，给患者以温暖，在工作中谨言慎行、勤勤恳恳、兢兢业业、任劳任怨，并因此而受到患者、他人、社会的肯定、认可、赞扬或褒奖等。护士的个人荣誉是对护士的付出与奉献的肯定，是护士不懈追求的目标及其工作的动力。

2. 护理人员的集体荣誉   护理工作需要多名护士的共同参与、相互协作和积极配合。护理人员的集体荣誉是对护理人员集体工作成就的肯定和赞誉，是护理人员的集体功勋。

3. 个人荣誉与集体荣誉的统一   个人荣誉的获得离不开集体的引导和帮助。离开集体，个人很难也不可能获得荣誉；集体荣誉是在个人努力和奋斗的基础上建立的。离开个人，集体也不可能享得荣誉。

4. 护理伦理荣誉与个人主义的虚荣心有着本质的区别   对于具有虚荣心的人来说，荣誉是其炫耀的资本，尽管为了获得荣誉，他或她也做出了很大的努力。但是，个人主义的虚荣心和荣誉具有很大的区别。荣誉不是一般的社会评价，也有别于随意性的评价，而是社会组织因护士的模范行为而给予其肯定的、积极的、正式的评价。追求荣誉是护士的奋斗目标，但不代表护士就可以为了争夺荣誉而不择手段，恶意诋毁他人、将别人的成果占为己有、挑拨离间同事之间的关系等。

（三）护理伦理荣誉的作用

护理伦理荣誉不仅是社会组织在护士履行其应尽的义务并获得一定的成就之后对其所给予的认可、肯定、赞扬、褒奖等，更是护士追求的目标和护理行为的动力。所以，护理伦理荣誉对护士的工作有重要的引领和激励作用。

1. 对护士的工作起引领作用   任何护士都渴望自己的辛勤劳动能得到患者、他人、社会的肯定、认可、赞扬或褒奖等，即希望获得荣誉。荣誉是社会组织因护士的模范行为而给予的、积极的、正式的评价。既然荣誉是社会组织给予的，护士的言行就要符合社会公认的价值取向和价值评价标准，比如护士应坚持"患者第一、质量第一、服务第一"的护理目标和护理标准；护士应使用文明用语，为患者提供温馨的服务；护士应实行"我在患者身边，患者在我心中"的人性化服务理念；护士应向患者及利益相关者提供微笑服务，加强护患之间的交流；护士应该懂得换位思考，为患者提供真诚的服务。基于此，护士就能树立正确的目标和努力的方向，并朝着这一目标和方向不懈奋斗。

2. 对护士的工作起激励作用　护理伦理荣誉对护士具有很强的激励导向作用。荣誉不仅表明了护士的行为得到了社会组织的认可，而且还代表了护士自身的潜能、理想和抱负得以实现。自我实现是人的最高层次的需要，也体现护士的最高层次的需求。可见，荣誉在让护士获得自我的满足的同时，也获得了社会的认可。它由内及外都能使护士产生满足感和幸福感，能成为护士不懈努力的源泉和动力。

二、幸福

幸福是一种持续时间较长的稳定的心理状态，是人们在物质和精神生活中因实现了既定的理想和目标而获得的持久的精神上的满足感。

（一）护理伦理幸福的含义

护理伦理幸福是护士在全心全意为患者的健康服务的过程中付出了辛勤的劳动、挽救了患者的生命、增进了患者的健康、延长了患者的寿命，实现了自身的价值，并从中感受到了护理工作的乐趣以及精神上的满足。

在护理工作中，护士因其所做出的卓越贡献和巨大成就而获得了一定的荣誉，从而促使护士获得内心的满足，即为护理伦理幸福。

（二）护理伦理幸福的内容

护理伦理幸福包括多方面的内容，其中最为重要的是以下三个方面，即物质幸福与精神幸福的统一、个人幸福和集体幸福的统一、创造幸福和享受幸福的统一。

1. 物质幸福和精神幸福的统一　护理工作首先是护士谋生的职业，然后才是她或他的人生事业。护士通过多年的学习，掌握了从事护理工作的专业知识和技能，护士在求学期间专业学习上的付出以及在护理工作中付出了辛勤劳动，理应获得相应的回报，以维持自身及家庭生存与发展的需要。既让护士发挥其作用，又不给护士创造良好的工作环境和条件，不仅不能使护士产生敬业、乐业的职业精神，也不能调动护士的工作热情。因此，护士应获得相应的物质报酬，在生活无忧的情况下使其思考如何干好工作、如何在工作上有所建树，逐渐将护理工作从谋生的职业转变为人生的事业，并在照护患者的身心健康中获得荣誉和精神上的满足。由此可见，护理伦理幸福是指护士既需获得物质上的幸福，又要获得精神上的幸福，是物质幸福和精神幸福的统一。

2. 个人幸福和集体幸福的统一　护士的个人幸福是护士在全心全意为人民的健康服务的过程中，在付出辛勤劳动的过程中，在患者的疾病有所好转和康复的过程中获得的。然而，护士的幸福不只是依靠护士的个人努力，不只是护士个人在情感上的自我感受，它更需要在患者、他人、社会的认可和肯定中获得较高的社会评价。因此，护士应把个人的幸福同社会集体的幸福结合起来。护士个人的幸福依赖于集体的幸福，而集体的幸福又高于个人的幸福。

3. 创造幸福和享受幸福的统一 幸福是在劳动、斗争和创造的过程中人为获得的，它不是自然产生的，所以个人和集体不能随意享受和享用幸福。只有创造幸福才能获得享受幸福的资格。护士在为患者提供优质的服务后，在挽救患者的生命、减轻患者的痛苦、增进患者的健康后，方能获得来自于患者、他人、单位、社会的认可和肯定，并从中得到满足感和幸福感。所以，护理伦理幸福是在创造幸福中享受幸福，是创造幸福和享受幸福的统一。

（三）护理伦理幸福的作用

幸福是护理伦理学的重要范畴之一，幸福是护士在获得肯定、赞扬、褒奖后产生的满足感和幸福感。因此，幸福在护士的护理工作中发挥着重要的作用。

1. 有助于增强护士的责任感 护理伦理幸福有助于护士树立正确的幸福观。护士不仅要获得物质上的幸福，还要在挽救患者的生命、减轻患者的痛苦、增进患者的健康中，通过付出辛勤的劳动和高质量的服务获得精神上的满足和幸福；护士不仅要通过个人努力获得个人幸福，还要与集体幸福联系起来，既依赖于集体的幸福，又赋予集体幸福以至高无上的地位；护士要在创造幸福的过程中享受自己创造的幸福。因此，护理伦理幸福能激励护士为了实现个人幸福和集体幸福而努力奋斗，以救死扶伤、防病治病、实行社会主义的人道主义、全心全意为人民健康服务为己任。

2. 有助于护士树立正确的世界观、人生观和价值观 护理伦理幸福是物质幸福与精神幸福、个人幸福与集体幸福、创造幸福与享受幸福的统一。可见，护理伦理幸福观需要护士正确处理物质与精神、个人与集体、创造与享受之间的辩证关系。物质幸福是精神幸福产生的基础和保证，精神幸福是物质幸福的延伸和发展；个人幸福是集体幸福建立的基础，它依赖于集体幸福，而集体幸福又高于个人幸福；创造幸福才能享受幸福，不能不劳而获。在此基础上，护士应树立正确的世界观、人生观和价值观，既承认追求正当的物质利益的合理性，又要有更高的精神上的追求；既通过个人努力获得个人幸福，又要顾全集体的利益；懂得要享受幸福并需通过艰辛的劳动创造幸福，从而树立为患者、他人、社会服务的自我意识，努力做好护理工作，并创造出更大的价值。

【案例与思考】

患儿王某，男，3岁。因误服 5mL 炉甘石洗剂到某医院急诊。急诊医生准备用 25% 硫酸镁 20mL 导泻，但将口服误写成静脉注射。治疗护士拿到处方心想："25% 硫酸镁能静脉注射吗？似乎不能，但又拿不准。"又想："反正是医嘱，执行医嘱是护士的职责。"于是将 20mL25% 硫酸镁给患儿静脉注射，致使患儿死于高血镁导致的呼吸麻痹。

讨论与思考：

1. 从护理伦理范畴出发，列出该案例违反了哪些护理伦理范畴。

2. 请用护理伦理基本范畴相关内容分析此案例。

【复习思考题】

1.护患双方基本的权利与义务是什么？

2.护理伦理良心的作用是什么？

3.保密的内容是什么？何种情况下可以解密？

第六章　护理关系伦理

【学习目标】

识记：1.护患关系、护际关系、医护关系的护理伦理规范。

2.正确阐述护患关系的内容及模式。

理解：1.护患关系、护际关系、医护关系的特点。

2.护患冲突的含义及影响因素。

3.建立和谐护患关系的重要性。

运用：能运用所学知识，认识和处理护理实践中各种人际关系。

护理关系（nursing relationship）是指在医疗护理实践中，同护理有直接联系的人们之间的交往关系，包括护士与患者、护士与医生、护士之间、护士与其他医务人员，以及护士与社会的关系。护理关系是护理伦理学的重要组成部分，它直接关系到护理伦理规范在护理活动中的贯彻执行，对提高护理质量、加强医德医风建设有着重要的意义。因此，护士除了不断吸取新知识、研究创新，以取得患者与其他医务人员的信任之外，更要与其他医务人员在平等的基础上，互相尊重与合作，恪守护理伦理规范，维持良好的人际关系。

第一节　护患关系伦理

护患关系（nurse-patient relationship）是在护理实践过程中护士与患者及其家属之间产生和发展出的一种工作性、帮助性、社会性的人际关系。护患关系是一种专业性的人际关系，它以解决患者在患病期间所遇到的生理、心理、社会等方面的问题为主。这种关系中的所有活动是以专业活动为中心，以保证患者的健康为目的。认清护患关系的含义和特征，明晰护患双方的权利与义务，探究影响护患关系和谐的因素，科学地制定调节护患关系的伦理规范，是提高护士职业素养和构建和谐护患关系的客观需要。

一、护患关系的内容及模式

护患关系是一种专业性的人际关系，是多元化的互动关系，通常根据护患关系的内容将其分为技术和非技术两个方面。

（一）护患的技术性关系

1.护患技术关系的含义　护患技术关系是护患双方在一系列护理活动中建立起来的，以护士拥有相关的护理知识及技术为前提的一种帮助性关系。护士在技术性关系中起主导作用，是服务的主体；患者是被服务的对象，是服务的客体。如果护士没有扎实的护理知识、良好的护理技能以满足患者在疾病的治疗及护理方面的需要，则不可能建立良好的护患关系。因此，技术性关系是护患关系的基础，是维系护患关系的纽带，离开了技术性关系就不能发生护患关系的其他内容。

2. 护患技术关系的模式　1976 年，美国学者萨斯（T　Szasz）和荷伦德（M　Hollender）根据医务人员与患者的地位、主动性大小提出了三种医患关系模式，这种模式同样也适用于护患关系。

（1）"主动－被动"型（activity-passivity model）（纯护理型）　是一种传统的护患关系模式，该模式中，护患双方没有相互作用，患者处于被动地位，护士处于主动的主导地位。

该模式主要适用于休克昏迷患者、精神病患者、急性创伤患者或难以表述主观意识的患者，但这种模式不利于了解患者的疾苦，不利于患者对医疗过程的监督，易导致误诊、漏诊。这一模式的特征是："护士为患者做什么"，典型地反映了护患之间不平等的地位和作用。萨斯和荷伦德把这种情况下的护患关系视为父母与无助婴儿之间的关系。在这种模式中，护士就像父母支配着婴儿的一切活动一样支配着患者的一切诊治活动，这是一种家长集权式的模式。这种模式过分强调护士的权威性，而忽视了患者的主观能动性。护士不需要与患者进行交流和沟通及征求患者的意见和建议，患者则无条件服从护士的处置和安排，丧失了表达意愿和主动行为的可能性。

（2）"指导－合作"型（guidance-cooperation model）（指引型）　此模式是护士给予指导、患者有限度地合作的过渡模式。患者有一定的主动性，表现为知道疾病的发展，有能力判断疾病的治疗过程，可以向护士提供有关自己疾病的信息，同时也可提出要求和意见，但护士仍具有权威性。护士从患者的健康利益出发，制定护理方案和措施，患者则尊重权威，遵循其嘱咐去执行。在这种模式中，护士是主角，患者是配角。护士对患者进行生理、心理方面的帮助指导，包括常规指导、随时指导、情感指导。

这种模式主要适用于清醒的急性、较严重患者。在这种模式中，如果患者具有一定的参与意愿，护士也应当考虑其参与的意愿，尊重其参与的权利。否则，同样不利于和谐护患关系的确立。这一模式的特征是："告诉患者做什么"，这种模式比"主动－被动"型前进了一大步，它有利于提高护理效率，有利于及时纠正护理差错和事故。但患者仍处于消极配合状态，护患关系不完全平等，故还不够理想和完美。

（3）"共同参与"型（mutual-participation model）（自护型）　是一种以平等关系为基础的护患关系，这种模式的护患关系是平等的、双向的，双方具有同等的主动性，彼此都具有促使健康恢复的共同愿望，双方共同探讨护理疾病的途径和方法，在护士的指导下充分发挥患者的积极性，让其主动配合，亲自参与自己治疗和护理计划的制定、探讨护理措施、反映治疗和护理效果等。而护理人员能认真听取患者的意见，采取其中合理的部分，与患者一起商讨护理计划。

共同参与型护患关系是目前"以人的健康为中心"的护理理念影响下形成的较为理想的护患关系，主要适用于具有一定文化知识的慢性病患者和心理疾病的患者。这一模式的特征是："护士帮助患者自我康复"。这种关系在治疗和护理的过程中能充分发挥患者的主观能动性，参与自我护理活动，加快疾病的康复；同时也能促进护患相互交流，形成真诚和相互信任的护患关系，从而提高护理质量。

表 6–1   技术性护患关系的基本模式

类型	主动 – 被动型	指导 – 合作型	共同参与型
特征	护士主动，患者被动；护士为患者提供各种护理服务	护士主动，患者被动；护士指导患者，患者予以配合	护士和患者均主动，互相配合；护士教会患者自我护理
适用范围	婴幼儿、昏迷、全麻、休克、严重创伤及精神障碍患者	清醒的急性、较严重患者	慢性病、轻病或恢复期患者；一般心理治疗

一般说来，在特定的情况下，这三种护患关系模式都是正确、行之有效的。从"主动 – 被动"型到"共同 – 参与"型模式，护士与患者在护理活动中的作用与地位发生了极大的变化，护士对患者的主导或"控制"地位逐渐削减，患者在自己疾病中的作用逐渐加大。但是这三种模式也是难以截然分开的，护士应充分依据患者的病情、环境、医疗设备、技术力量等条件来选择合适的模式，只要患者能表达自己的意见，护士就应该注意发挥患者的主动性和能动性，共同参与疾病的诊疗和护理。

（二）护患的非技术性关系

1. 护患非技术关系的含义   护患非技术关系是护患之间技术之外的，由于护患双方社会、心理、教育、经济等多方面因素的影响，在实施护理技术过程中所形成的道德、利益、法律、文化、价值等多种内容的关系。对护士来说，护患非技术关系主要是指在护理过程中的服务态度和服务作风等方面的内容，它是评价护理工作质量的重要标准之一。

2. 护患非技术关系的内容

（1）道德关系   护患道德关系是一种固有的基本关系，是非技术性关系中最重要的内容。护患双方必须按一定的道德规范及原则约束自己的行为，并尊重对方的权利、人格及利益。护士在关注疾病的同时，更要尊重和爱护患者，遵守职业道德，对患者尽职尽责。患者也应该遵守就医道德，尊重护士的人格和权力，共同构建良好的护患关系。

（2）利益关系   护患双方在相互作用的过程中发生物质和精神方面的利益关系。护患双方的利益关系是在社会主义利益原则指导下的平等、互助的人际关系。护士的利益体现在护士通过自己的技术服务和劳动而得到工资、奖金等经济利益，同时因自己的劳动解除了患者的病痛，也获得了心理上的满足和愉悦；患者的利益体现在支付了一定的医疗费用后得到了医疗护理服务，解除了病痛，恢复了健康。但由于医护人员的天职是救死扶伤、治病救人，这种职业道德的特殊性决定了护患之间的利益关系不能和一般商品等价交换等同，而必须在维护患者健康及利益的前提下进行。

（3）法律关系   在护理实践中，护患双方既受到法律的保护，又受到法律的约束，各自承担法定的责任与义务，时刻以法律规定作为自己的行为准则。对护士来说，其护理资格必须得到法律的认可，护士必须在法律规定的范围内工作，如触犯法律要追究其法律责任，而护士的执业权利也受到法律保护。对患者来说，就医的权益受到护士的侵犯，以至于造成不应有的损害，患者有权诉诸法律，以维护自身的利益，但患者就医时扰乱医疗、护理秩序，辱骂殴打护士，也应受到法律的制裁。

（4）文化关系　护理的服务对象来自于不同国家、民族和地区，这就决定了护患双方在文化修养、宗教信仰、风俗习惯、生活方式等方面存在差异，甚至是误解或矛盾。因此，彼此之间相互尊重尤其重要。需要强调的是，从治病救人的职业性质出发，护士更应该尊重患者的宗教信仰和习俗，这对建立良好的护患关系是十分重要的。因此，在护理活动中，护士要时刻注意自己的语言、举止及表情，对不同文化背景的患者应用不同的沟通方式以建立良好的护患关系。

（5）价值关系　这是指以护理活动为中介的体现护患双方各自社会价值的关系。护士在自己的职业服务中，运用所学到的知识和技术为患者提供优良服务，使患者重获健康，实现了崇高的人生价值。而患者恢复健康重返工作岗位后，又为他人及社会做出贡献，同样实现了个人的社会价值。护患双方在护理过程中的相互关系，正是我国社会主义条件下人们之间"我为人人，人人为我"价值关系的高度体现。

二、护患冲突及其调适

（一）护患冲突的含义

护患冲突（nurse and patient conflict）泛指护患双方在诊疗护理过程中，为了自身利益，对某些医疗行为、方法、态度及后果等存在认识、理解上的分歧，以致发生争执和对抗。随着我国医疗制度改革的不断深入以及人们维权意识的不断提高，对医护人员的职业道德、技术水平及服务质量提出了更高的要求。

（二）引起护患冲突的因素

在医疗实践中，护士与患者接触的机会最多，护患之间也最容易出现矛盾冲突。护患冲突的发生除了护士和患者自身的因素以外，还有社会方面、医院管理方面等外在的深层次原因。

1. 护士方面

（1）法律意识淡薄　许多护患纠纷是因为护士的法律意识淡薄，在护理管理和护理实践中忽视患者权益造成的，如护士缺乏法律意识，在工作中未能有效维护患者的各项权利，如知情同意权、隐私保密权等；在护理工作中不按操作规程进行，查对制度不严，导致差错发生；病情观察不及时到位，在患者病情变化时不能及时报告医生，导致抢救不及时，引发护患冲突；忽视护理记录的法律作用，漏填、错填护理记录，导致出现护患冲突举证不能等，这些都会引起患者及家属的不满，导致护患冲突。

（2）业务水平低下　护士的专业知识水平，直接影响护士的形象，影响患者对护士的信任和依赖感，因此，业务水平低下是引起护患冲突的常见原因之一。由于患者维权意识的提高，希望在各项检查、治疗、护理服务前，护士能更详细地为其讲解目的、方法和注意事项。但由于临床知识的欠缺和工作经验的局限，护士常常不能满足患者的需要，从而造成患者对护士缺乏信任感，甚至引发投诉；有些护士对患者出现的病情变化不能做出正确的判断，从而延误了诊断和治疗，导致病情恶化；还有的护士在护理操作过程中，因操作技能不熟练，对科内的仪器设备性能操作不熟悉，出现紧急状况时应急能力欠缺，在忙乱中出错，容易引起纠纷。另外，由于操作技术稳定性差，如静脉穿刺成功率低，最易引起家属的不满而引发矛盾。

（3）职业道德缺失　护士的道德修养、道德品质、道德信念等影响并决定着其对待护理工作及患者的根本态度，直接影响和制约护士的行为和工作质量。个别护士不注重职业道德修

NOTE

养，缺乏责任心和工作积极性，机械执行医嘱，工作粗心大意，观察病情不详细，病情记录千篇一律等，导致护理差错事件，或缺乏对患者应有的尊重和同情，态度生硬、工作粗糙、解释不耐心，甚至出言不逊，恶语伤人，使患者精神上得不到满足，甚至受到伤害；有的护士对不同身份、经济状况的患者区别对待，把患者置于为我所需的地位，颠倒了护患之间的关系，这些都会引起患者及家属的不满，导致护患冲突的发生。

（4）缺乏护患沟通　护患之间是否能很好地传递信息，互相理解，在很大程度上取决于护士的沟通技巧。一些护士由于在工作中缺乏或不注意沟通技巧，导致护患双方的信息接收不一致，易引起患者的误会和不理解，既影响了自己的工作又容易引发护患冲突；还有的护士在工作中对千差万别的患者心理活动及行为无从了解，不知道怎样与患者交谈和解释，这也为护患冲突埋下了隐患；另外，在护理过程中，护士不注意自己的语言表达方式，未考虑患者及家属的心理感受，如护士对待患者语气生硬，对患者的痛苦表现得很冷漠。这些都很容易造成患者及家属的反感与不信任，从而引发护患冲突。

2. 患者方面

（1）角色转变困难　因生病而住院的患者，需要适应随环境的转变而导致角色的转变，即患者角色，建立新的人际关系，如护患关系、医患关系、患者与患者之间的关系、患者与家属之间的关系等。由于身体的不适，在角色适应过程中易引起心理问题，产生紧张不安、焦虑、恐惧、抑郁、轻视、不信任、自闭等心理反应或情绪，有的患者甚至会将这些不良反应或情绪发泄到护士的身上。

（2）期望值过高　疾病给患者的身心带来了巨大的痛苦和压力，患者往往希望以最好的技术、最有效的药物、最少的痛苦、最快的速度、最少的花费达到治疗的最佳效果，同时还期望得到热情的接待、细心的照料，期望别人同情、关注、尊重自己，对自己病情的发展、预后希望得到更多的了解和指导等，而对任何无法避免的不良反应却不能接受。但医疗服务具有不可预测性和不可控制性，有时由于各种现实条件的限制是不能完全实现患者的期望的。这时，一些患者不能理解，就会引发护患冲突。

（3）过度维护权利　随着各项医疗法律法规的完善和普及以及社会人群文化层次的提高，人们的法律意识和维权意识不断提高。尤其是近年来，部分新闻媒体对医疗行业医患、护患纠纷的大量报道，导致患者的自我保护意识更加强烈，在就医过程中，一旦感觉个人权益受到侵害，就会运用法律武器保护自己，甚至有不少患者及家属，不顾医疗服务的特殊性，把自己放在商品消费者的位置上，过度维权。

（4）重医轻护观念　少数患者及家属重视医生的权威，服从医生的诊断、治疗，但却歧视护理工作，把护理工作视为毫无技术含量、伺候人的事情，这在很大程度上伤害了护士的自尊心和积极性。引起护患之间对立，甚至发生护患冲突。

3. 医院管理方面

（1）护理管理缺陷　如缺乏危机管理意识，对护士培训与再教育不足，护理管理制度的不健全、不完善，进而影响护理质量；护理管理者能力不足，缺乏有效的管理。对患者投诉或护理差错处理不善。

（2）支持系统不健全　医疗护理设备和生活设施陈旧，不能满足患者的需求；医院环境差，相应卫生设施不配套；一些客观原因引起的护理服务不到位，如多年来护士的社会地位、经济收入提高不明显，与劳动强度不成正比，引起护理人才流失。目前大多数医院护士编制少，护士的配置严重不足，护患比例失调，导致临床护士经常超负荷工作，身心疲惫，没有足够的时间与患者进行有效的沟通以了解患者所需，从而不利于建立融洽的护患关系。

（3）费用收取不合理　现阶段临床上广泛应用各种高新仪器设备、新药、一次性医疗物品等，使得医疗费用快速增长。同时在市场经济的影响下，个别医院盲目、片面地追求经济效益，导致医疗护理服务"过度"，这极大地增加了患者的经济负担。患者在就医期间非常关注医疗费用，一旦发生费用乱收、多收的情况，就会引发护患冲突。

4. 社会方面

（1）医疗资源不足　当前我国高度重视卫生事业发展，增加卫生资源投入，但由于我国人口众多，卫生事业的发展还不能满足广大人民群众的就医需求，卫生资源分配使用不尽合理、"看病难、看病贵"的情况还普遍存在。这些问题往往容易导致患者将不满情绪归咎于医院和医护人员。

（2）相关法律法规不健全　卫生法律法规在一定程度上维护了医疗秩序，保护了护患双方的权利，但我国的卫生立法仍显缓慢，尤其是关于医疗事故及护患纠纷处理方面的法律法规更是晚于医疗和司法实践。卫生法律法规的不健全，人们法制观念的淡薄等，都会导致护患冲突发生。

（3）新闻媒体的片面报道　新闻媒体对医疗事故、护患冲突的报道一方面对医护人员起到了督促警示的作用，有利于提高医疗护理质量，但另一方面，部分报道者因医学知识缺乏，对医院方面的报道有失真的情况，导致媒体的态度多倾向于患者方。这种舆论导向也使患者对医院产生一定的成见导致护患矛盾激化。

（三）护患冲突的调适原则

护患冲突会影响正常的护理过程，导致护理质量低下，因此，互换双方应共同努力，避免护患冲突的发生。护患冲突的调适原则是通过护患双方的共同努力，消除护患冲突，使护患关系和谐发展所必须遵循的基本原则。

1. 护患平等原则　护患之间相互尊重、平等相待是调适护患冲突的基础。护患双方都要努力建立这种关系，其中护士起主导作用。从护士方面看，护士必须同情、关爱和体贴患者，平等对待每一位患者，即不论患者的地位高低，认识的或不认识的，城市患者或农村患者，能为自己提供方便或不能为自己提供方便的患者，均应一视同仁。从患者方面看，也要尊重、平等对待所有的医务人员。事实上，医院各类人员都在直接或间接地为患者服务，他们只是分工不同，而无贵贱之分，若患者不能平等对待他们，就会伤害部分护士的自尊心和人格，影响护理质量，不利于良好护患关系的建立。

2. 理解互谅原则　互相理解是互相帮助的前提条件，只有护患双方都用理解、体谅的态度对待对方，才能建立起和谐友好的护患关系。患者生病后，其生理与心理均发生变化，由于肉体和精神上的双重折磨，情感和意志都变得很脆弱，缺乏言行的自制力，甚至会将疾苦造成的怨恨迁怒于医护人员。因此，在护患交往过程中，作为护士，应根据患者的需要，调整自己的行为方式，不断完善职业角色行为，做到经常换位思考，设身处地地站在患者的角度想问题，感受疾病带给患者的痛苦，对患者宽容、谅解与忍让，急患者之所急，想患者之所想，帮患者之所需，从体贴、关心入手，耐心说服、劝导，消除患者的不良情绪，配合其他医务人员完成

NOTE

各项治疗及护理工作，使患者早日康复。作为患者，也要积极配合护士的工作，理解护士所处的地位，理解护士的语言、心情和难处，尊重护士的劳动。

3. 求同存异原则　护患双方因为所处的地位、文化背景、生活经历不同，对待事情的态度和处理问题、解决问题的方法也会有差异。要建立良好的护患关系必须求同存异、彼此包容。在护患的调适中，我们首先应该正视差异，承认差异，并不是要消除差异，而是要达到双方利益的一致，这种一致并不是绝对的统一。在护患交往中，双方应该看到根本目的的高度一致性，这也是护患关系与一般人际关系的根本不同。无理取闹、得理不饶人，结果只会激化矛盾。因此，在护患交往中应有理、有节。发生冲突时，无理应道歉认错，有理也应态度平和。护士不能像对待常人那样去要求患者。

4. 尊重科学原则　护理实践中，护患双方都必须尊重科学。护士应严格按照科学的要求护理患者；患者也应该充分信任护士，实事求是地提供病情、病史等资料，不隐瞒与病情相关的各种情况。

5. 依法调适原则　法治社会下，护患关系与一般的人际关系不同，是一种特殊的法律关系。因此，调适护患冲突不仅要依据伦理规范，还必须依照有关法律法规来处理。如果用"人情"来处理护患冲突，就无法判断对错。医护人员必须熟悉有关的法律法规，避免行为中触犯相关法律，并用法律处理矛盾和分歧，化解护患、医患冲突。

三、当代和谐护患关系的伦理诉求

建立良好的护患关系，有利于患者在和谐轻松的气氛中接受治疗，在愉快的心境中恢复健康。也有利于护士保持工作积极性，顺利开展护理工作，同时，对社会精神文明建设也起到了重要的作用。

（一）护士方面

护士要遵守护患关系伦理规范，树立"白衣天使"的形象，做生命的"守护神""美的化身"，让患者感到安全、可信赖，还患者一个良好的就医环境。

1. 爱岗敬业，精益求精　热爱护理事业、技术上精益求精是建立良好护患关系的基础。护理工作是医疗卫生工作的重要组成部分，护士担负着救死扶伤、保障人民健康的特殊任务，这是一项既平凡又崇高的事业。随着医学模式的转变和护理科学的发展，护士的服务对象已转向对社会人群的保健护理。因此，护士不仅需要扎实的护理基本知识、理论和技能，而且需要吸取相关学科的知识和技能，不断创新并进行护理科学研究，使护理技术精益求精，以满足人民群众对护理工作的需求。

2. 举止端庄，态度和蔼　护士仪表及形象的好坏将直接影响患者的康复情况。护士衣帽整洁，精神饱满，机灵敏锐，文雅大方，动作轻柔，举止文明，态度和蔼，会令患者产生一种愉快的感觉，更容易获得患者的信任与尊重，使患者感到易于接近并充满信心。护士应以热情的服务给陌生的患者送去微笑，给忧愁的患者送去鼓励和安慰，给痛苦的患者送去温暖和帮助，给危重患者送去力量和信心，用最体贴的语言、最关爱的眼神对待患者，让患者始终处于护士的关爱之中，这样才能建立和谐、融洽的护患关系，激发患者战胜疾病的信心和勇气，减轻忧愁和焦虑，积极配合治疗护理。

3. 尊重患者，一视同仁　尊重患者，一视同仁就是要尊重任何患者的生命价值、人格，平等对待每一位患者。不论患者的情况怎样，他们的生命都具有一定的价值或潜在价值。不管患者社会地位高低、年龄大小、病情轻重、关系亲疏、经济贫富，其人格是平等的，都应一视同仁，平等对待。这就要求护士在与患者接触时要尊重患者，把患者当作自己的亲人和朋友，设身处地体谅患者因疾病的痛苦、看病的麻烦和治疗的费用而引起的烦躁和焦虑，平等对待每一位患者，自觉维护患者的基本权益，尽一切可能满足患者的合理要求，建立融洽的护患关系，使每个患者都能获得安全、满意的服务。

4. 高度负责，一丝不苟　护理工作关系到患者的安危和千家万户的悲欢离合，每位护士都必须对患者的健康、安全和生命高度负责，这就要求护士确立"以患者为中心，以健康为目标"的整体护理观念，时刻把患者的身心健康放在第一位，自觉意识到自己对患者、对社会所负的道德责任，以严谨的工作作风、严密的工作方法、严肃认真的科学态度对待工作，为患者的健康、安全和生命高度负责。因此，护士应做到：审慎周密地对待每一项工作，做到一丝不苟、认真负责，正确执行各项操作规程，遵守各项规章制度，使各项护理措施及时、准确、安全和有效；强化服务意识，提高服务质量；执行医嘱准确及时，护理记录正确清楚；观察患者认真细致；抢救患者有条不紊；坚持查对，准确无误；护理患者周全细致；服务工作做到"五勤"，即脑勤、眼勤、口勤、手勤、脚勤。

5. 语言贴切，保护隐私　护士在与患者进行沟通交流时要学会全神贯注地倾听患者的倾诉，在语言表达上要注意语音、语速、语调，护士的语言应该是贴切的，同时还要注重运用安慰性语言、赞美性语言、鼓励性语言、告知性语言（诊断、预后）、询问性语言（病情）、形体语言等，热情对待并重视服务对象。对初次入院的患者，护士应该热情接待，耐心解释，用礼貌性的语言消除患者的陌生感，增强治疗的信心；当患者受到疾病折磨和生命威胁时，常会产生焦虑、悲伤，甚至绝望等情绪，护士要用安慰性语言，和气、亲切地开导，消除患者顾虑，使患者感到温暖，树立信心；护士要设身处地的多为患者考虑，培养护患移情，维护患者的隐私、尊严，对患者的生理缺陷、病史，以及疾病的不良预后，要用保护性语言，特别是对一些危及生命的疾病，不能随意告诉患者，努力为患者创造一个不受干扰的医疗环境，以维护患者的合法权益。

6. 理解家属，耐心解疑　在医疗护理中，患者家属的情绪、护士与患者家属的关系，都将直接影响患者的情绪，甚至影响到疾病的治疗和护理。因此，在护理过程中，护士必须将护理范围扩展到患者家属，护士要以尊重和同情的态度对待他们。对于家属提出的意见和要求，凡是合理的，能够做到的，应虚心接受并予以满足；要求合理但由于条件限制难以做到的，应向家属做好解释工作，以求得对方谅解；对家属提出的不合理的要求也要耐心解释，不可急躁，也不能置之不理，应以平等的态度交换意见。

（二）患者方面

1. 客观看待治疗效果　医生护士的天职是救死扶伤、治病救人，但医学也充满着不确定性和不可控性。由于受到医学发展水平的限制，部分疾病存在诊断困难，治疗效果不好等问题，当患者病情恶化或死亡时，患者或其家属应客观理智地看待和接受医疗护理过程，展现出良好的个人修养和就医道德。

2. 尽快适应患者角色　在住院过程中，患者要积极进行心理调节，尽快适应患者角色。建立新的人际关系如医患关系、护患关系、患者与患者之间的关系等。患者应向医护人员提供真实的病史、病情信息，配合医护人员进行检查，按照护士的要求进行服药、活动、休息、饮食、康复锻炼等，以免因个人依从性问题而影响治疗护理效果。

3. 尊重护理人员　俗语说"三分治疗，七分护理"。在治疗医疗过程中，患者在尊重医生的同时，也要尊重护士，因为疾病的康复离不开精心的护理。患者在治疗过程中，要充分尊重护士的人格和尊严，积极配合护士的工作，共同提高治疗医疗的效果。

（三）医院方面

1. 合理配置人力资源　医院管理者要转变护士不能直接为医院带来经济效益的观念，加大医疗人力资源的配置、解决临床护士短缺及护士超负荷工作等问题，从而确保患者能够获得安全、有效、理想的医疗服务，使护士有充足的时间开展健康教育、心理医疗、沟通交流等活动，以满足患者合理的需求，提高患者的满意度。

2. 提高护理管理水平　医疗管理者应针对可能发生护患冲突的环节、人员不断完善规章制度，如新上岗护士培训制度，实习护生、进修人员管理制度，交接班制度，节假日值班制度等。同时加大督导和检查的力度，确保规章制度能真正落实，保证护士数量充足，避免因护理任务繁重、服务不及时而发生护患冲突或差错事故。当发生护患冲突和矛盾时，应客观、公正、公平地处理，既要维护患者的各项权力和利益，又要保护护士的工作积极性和正当权利。

3. 使医院收费合理化和透明化　医院应严格按照有关部门规定的标准来收取医疗费用，避免多收、错收、重复收取。护士应及时发放一日清单，主动配合医院做好收费工作，对患者提出的收费疑问，应认真查清，及时解释，做到多退少补。同时医院应强化规范的收费意识，增加收费的透明度，减少患者的疑惑，增强信任。

（四）社会方面

1. 优化卫生资源配置　卫生资源是进行一切医疗活动的基础。政府和相关部门应不断优化卫生资源配置，加快基层和社区卫生医疗机构的建设。同时加大基层医疗机构医生和护士的培养，提升医护人员的整体素质，使居民的常见病、多发病在基层医疗机构就能得到有效救治。

2. 完善医疗卫生法规　针对我国的实际情况，相关立法部分应积极制定和完善医疗卫生法规，特别是关于医患、护患冲突如何处理的法律法规，为护患纠纷的处理提供可靠的法律依据。同时针对目前护患冲突暴力化的倾向，司法机关也应加强管理和制止。

3. 改善社会公众对医疗的正面认识　公众对医疗的正面认识对于和谐护患关系的建立具有重要作用，医院应采取不同形式，面向社会宣传医疗工作。通过宣传既可以赢得社会的尊重与认可，激发护士工作的自豪感、价值感和责任感，又可以优化外部环境，让人们了解医疗护理工作的性质，从而获得公众的理解和支持。相关媒体要理性客观报道护患纠纷，以免加深护患之间的对立。

第二节　其他护理关系伦理

由于护理工作的特点决定了护士与医院各个部门、各类人员之间都有联系，因此，良好的护理关系是圆满完成护理任务，为患者提供优质服务，提高护理质量的必要条件，也是护理道德对护士职业素质的必然要求。

NOTE

一、医护关系伦理

（一）医护关系的含义

医护关系（doctor-nurse relationship）是护士为了服务对象的健康与安危与医生所建立的工作性人际关系。在整个医疗过程中，医护之间的关系最密切且具有重要的地位。当生物－心理－社会医学模式取代了传统的生物医学模式，医护关系也由"主导－从属"型向"并列－互补"型转变。"并列"是指在医护人员之间的相互关系中，医护双方完全处于平等的地位，只有分工不同，没有地位高低之分，在诊治疾病中发挥着同等重要的作用，二者缺一不可。"互补"即是指医护之间交流信息、互相协作、互为补充。医疗和护理共同构成了治疗疾病的全过程，没有诊断治疗，护理就无从谈起；没有护理，诊断治疗也无法落实。所以，在临床工作中，医疗和护理两者应相互监督，互补不足。

（二）医护间的角色期望

疾病的治疗过程就是医护工作互补的过程。医生和护士都希望彼此在工作中互相交流信息，互相补充，互相协作，医学社会学称之为相互间的"角色期望"。

1. 医生对护士的角色期望

（1）严格认真地执行医嘱，并能理解医嘱的意图和意义。

（2）及时且详细地向医生报告患者的相关病情变化，患者对疾病的态度及心理变化、社会情况，对治疗的反应等信息。

（3）若执行医嘱中有什么问题及时和医生商议，以求更好地解决问题。

（4）具备一定的医学知识和护理知识，具有熟练的护理操作技术及相关的人文社会科学知识，能做好躯体、心理护理工作，同时要做好患者家属的护理工作，以保证医疗过程的顺利进行，从而取得治疗的成功。

2. 护士对医生的角色期望

（1）诊断正确，治疗处置得当，医嘱明确具体，且符合规定，便于执行。在患者不合作时，能予以协助解决问题。

（2）对医嘱执行过程中遇到的问题能给予适当的帮助，在必要和可能时，对医嘱做出修改。

（3）在患者面前注意维护和树立护士的威信，充分尊重护士的劳动。

（4）具备较高的医学专业知识和一定的心理学、社会学、伦理学等人文社会科学知识，能协助护士做好患者及家属的解释安慰工作，同时为护理工作提出意见或建议。

（5）帮助护士解决医学专业疑难问题。

（三）医护关系伦理规范

1. 相互尊重，彼此平等 医疗和护理工作目的都是防病治病，为人类健康服务，因此医生和护士的地位是平等的，彼此应该相互尊重，平等相待。医护双方要充分认识对方的作用，承认对方的独立性和重要性，配合对方的工作。护士要尊重医生，主动协助医生，认真执行医嘱，对医疗工作提出合理化的建议。医生也要理解护士的辛勤劳动和无私奉献，重视护士提供的信息，及时修正治疗方案。医护之间只有平等对待，才能相互交流诊疗信息，相互理解各自的工作境遇，才能互相配合默契、协调一致。医生的正确诊治与护士的优质护理密切结合，才

NOTE

能获得最佳疗效，共同携手解除患者痛苦、缩短病程。

2. 相互信任，分工协作　医疗和护理虽然是两个不同的学科，有着各自独立的体系，但在临床中两者发挥着同等重要的作用，缺一不可。在为患者诊疗过程中，医生负责对患者疾病的正确诊断和制定恰当的治疗方案，是疾病诊断治疗的主导者。在护理过程中，护士发挥着主导作用，医生的诊断和治疗方案需要护士创造性的工作才能得以落实，护士要根据服务对象的情况及诊治方案，从生理、心理、社会文化等方面对患者进行整体护理，而且诊疗的效果还与护理方案的制定与实施密切相关。因此，医生和护士的团结协作是医疗工作的基础，是患者康复的前提。在制定各自的方案和实施治疗、护理工作中要彼此多为对方考虑，及时沟通信息，积极为对方排忧解难。只有双方密切配合，才能最大限度地保证对服务对象的诊治及护理工作的顺利进行，促进服务对象的康复。医生和护士在工作中可能会出现一些偏差或纰漏，要注重善意的批评和帮助，而不能相互指责，甚至袖手旁观、幸灾乐祸。

3. 相互制约，彼此监督　医疗过程中任何一种差错行为都会给患者带来身心方面的损害，甚至危及患者生命。为了维护患者的利益，防止差错事故的发生，医生和护士要相互制约、相互监督，护士应该及时发现并指出医生诊断或治疗的偏差，医生也应及时发现并指出护士的工作疏忽，及时预防、杜绝或减少医疗差错、事故的发生。医生和护士之间应开展批评和自我批评，共同纠正医疗卫生服务行业的不良作风，这是医生和护士的共同责任。

4. 相互促进，共同提高　由于护理工作的特性，护士比医生接触患者的时间长、机会多，容易发现患者病情及生理指标的变化，并根据观察和了解的情况，及时与医生沟通，及时对诊治工作提出合理的建议，甚至发现医嘱中的差错，如个别开错药、用错剂量方式等情况。因此，护士绝不要满足于机械式地执行医嘱，按吩咐被动工作，要努力地做到在业务上不断进取，不断提高。而医生则应该尊重护士的劳动，在做好自己的本职工作的同时也应学习护理知识，取长补短，戒除故步自封、自以为是，这样不仅能提高医疗质量，也有利于建立和谐、科学的医护关系。因此，医护之间要彼此了解和理解对方的专业特点，主动配合对方的工作，虚心向对方学习，不断提高自己的专业技术水平。

总之，建立良好的医护关系，不仅可以提高工作质量，而且也为患者创造一个安全、和谐、融洽的环境，有利于治疗和护理任务的完成，为医学事业的发展奠定良好的基础。

二、护护关系伦理

（一）护护关系的含义

护护关系（nurse-nurse relationship）又称护际关系，是指在护理实践中形成的护士与护士之间的关系。护士之间的人际关系，从年龄来分，可以分为新老护士之间和同级护士之间人际关系；从工作联系上分，还可以分为科内和科外（不同科室）护士之间人际关系。护理工作是一项合作性和连续性非常强的工作，护护关系的好坏直接影响到同事之间的团结，影响护士的情绪和工作，进而影响护理质量和患者的健康。和谐的护护关系可以使工作顺利、高效地完成，避免差错事故的发生。

（二）护护关系的伦理规范

1. 相互理解，加强沟通　不同学历护士之间、不同职称护士之间、上下级护士之间、新老护士之间、同级护士之间都应该相互理解、相互学习，相互尊重，共同维护护理工作的信誉，共同对患者的健康负责。加强沟通交流是护士之间增进了解的最好途径。及时地沟通信息，保证信息渠道的畅通，使护士了解自己的工作与整个护理工作的关系，掌握工作要点，注重工作细节，及时反馈评价，对于改进工作和提高服务质量，促进患者健康具有十分重要的意义。

2. 相互配合，权责明确　护理工作是一项精细的工作，既要强调团结协作，也要明确分工和职责，体现不同资历护士的价值。整体护理本身要求对护理工作进行科学、合理的分工，使护理工作有条不紊，责任明确。护士要按照各自的分工和职责，各司其职，恪尽职守，做好本职工作。护士相互之间要为对方的工作提供方便、支持和帮助。另外，护理工作的延续性、及时性等特点又要求护士之间团结协作，共同配合，发挥团队的整体合力，才能落实护理工作的每个环节，保证护理工作的顺利进行，提高护理质量和服务水平。

3. 相互尊重，维护同行　护士之间应尊重彼此的人格和自尊。在工作上应当相互鼓励，共同切磋；在生活上要相互关心，热情相待，真诚相处。在护理管理层面，管理者要起表率作用，以德服人，以德树威，严于律己，宽以待人，关心、爱护下属；被管理者应尊重上级，虚心求教。护士间关系融洽，形成良好的工作环境和氛围，有利于工作的开展。

4. 相互学习，共同提高　护理工作具有目的的统一性、工作的连续性与协作性、业务的技术性与竞争性等特点。在护士之中，各自的年龄、职称不同，业务和能力上也有差别，所以护士要在不断进取和自我完善的基础上，互相学习，取长补短，相互切磋业务技术，相互总结经验，以达到共同提高的目的。在技术合作方面，资历深、职称高的护士具有严格的工作作风和奉献精神；年轻护士乐于接受新鲜事物，有时能把陈旧过时的护理经验和方法加以改革和创新，因此，高年资护士要关心年轻护士的业务能力和技术水平；作为师长不应因循守旧，死抱老经验不放，而应该豁达明智地支持年轻护士的改革创新，不断充实自己，接受新知识。资历浅、低职称者要虚心学习，多请教，多在实践中观察，多留意经验的积累，虚心学习，努力提高业务技术。要立足于本职，从自我做起，在自己的岗位上发挥积极性、主动性和创造性，以自己工作的可靠性和优异成绩去赢得其他护士的信任。

（三）护护关系的伦理协调

1. 不同年资护士之间人际关系的协调　高年资护士具有教导低年资护士的义务与责任，要帮助年轻护士尽快地提高专业技术水平和处理临床实际问题的能力，在工作中耐心地做好传、帮、带，尊重对方的人格，平等对待，言语和气，不要动辄斥责、教训，不摆架子，不盛气凌人。年轻护士要做到：在思想上热情帮助，在生活中关心体贴，在技术上认真传授，要敢于对下级护士负责，对工作不敷衍、不推卸责任，要尊重和鼓励年轻人创新，不怕其强于自己。低年资护士应该尊重年资高的护士，虚心学习其献身护理事业的精神和严谨的工作作风，学习其对待工作的高度责任心和宝贵的工作经验；在工作中碰到脏活累活要主动去干，给年长者提意见和建议要讲究策略，语气中肯，用词恰当，场合也要尽量适当。总之，高年资护士和低年资护士之间应互相关心，互相照顾，形成一种民主、和谐的人际关系，使整个护理团队更具有凝聚力和向心力。

2. 同等年资护士之间人际关系的协调　同等年资护士由于学历、年龄、生活和工作阅历基本相同，对事物的认识态度以及处理问题的方法接近，相互之间比较容易理解和沟通，思想上也容易产生共鸣。但是正因为这种相似性，彼此间容易产生竞争心理，在工作上互相不服气，甚至会互相嫉妒。因此，同年资护士之间的相处应遵循与人为善、谦虚相让、相互支持、相互

NOTE

帮助、克服嫉妒的原则。当同事遇到困难，应伸出友爱之手，热情帮助，当同事取得成绩，应欣赏对方，虚心学习，要维护同行的威信和利益，切忌在患者面前议论对方的不足或缺陷，不在同事间拨弄是非。由误解造成同事间的矛盾，一定要及时解释和说明。

3. 不同科室护士之间人际关系的协调　护理工作需要团队合作，包括同一科室和不同科室的护士的全力配合，只有这样，才能为患者提供良好的护理环境和优质的护理服务。护士在同其他科室护士交往过程中，必须以诚相待，对工作认真负责。各科室护士都有各自的工作困难，应多为对方考虑，尽可能为其排忧解难，在相互借物借人或领取物品时，都应遵守规章制度。遇有跨科患者，一定不要互相推诿。护士之间要协调合作，相互学习，取长补短，以发挥人才的整体最佳效应。

4. 相处不和谐的同事间关系的协调　护理是相互合作与连续性的工作，但由于工作的职责、知识水平、性格不同等原因，护士之间也会产生不和谐的因素，这时，护理人员应做到尽量公平地与对方相处，不敌视，不逃避；充分尊重同事间的隐私权，不探查其隐私作为攻击对方的把柄；不无视对方的存在，与对方谈话时应注视对方；不要在背后说对方坏话，有问题能当面沟通且态度真诚；当对方需要帮助时，主动伸出友爱的援手，获得对方的帮助、赞赏也应回报；不讨论应保密的事情，不传播未经证实的消息。

三、护技关系伦理

（一）护技关系的含义

护技关系（nurse-technician relationship）是指在医疗、护理实践中形成的护士与医技科室人员之间的关系。在现代医疗服务中，伴随着大量辅助医疗手段与新技术的开发应用，医院设置了越来越多的医技科室，从而使医技人员成为现代医院中的一支重要力量。护士与医技科室人员之间由于工作内容、工作性质和工作环境不同，对同一问题的看法和处理方式也难免存在分歧，这势必影响相互之间的合作。要处理好护士与医技人员之间的关系，双方必须以患者利益为重，相互理解、相互尊重、相互支持、相互配合。

（二）护技关系的伦理规范

1. 相互尊重，以诚相待　护士与医技科室人员之间是平等、协作的关系，他们只是分工不同，为了医疗护理的需要，彼此间要经常发生联系。因此，护士和医技科室人员之间，要互敬互尊，以诚相待。护士要理解和尊重医技科室人员的专业特点和工作规律，主动配合其工作；医技人员也应考虑到护理工作的紧迫性和重要性，尽可能为护士提供方便。由于护理工作的特点，护士在工作中还应注意协助医技科室人员把好安全关、质量关。

2. 相互配合，相互支持　护士送检标本、核对检查结果、协助患者做特殊检查、领取患者有关药品等，都需要和医技科室人员发生联系。一方面，这要求医技科室人员密切配合、认真核对；另一方面，护士也必须了解医技科室的工作环境、工作特点，主动与其协作。所以，在工作过程中，双方应遵守相互支持、互相配合、团结协作的道德原则，才能保证医疗质量，提高卫生服务的水平，也才能避免医疗差错事故。如果发现有关人员有不称职、不道德或危及患者健康安全的行为时，要敢于坚持原则，采取实事求是的态度，积极寻找解决问题的办法，一切为了患者的利益着想。

四、护士与医院行政、后勤人员关系伦理

随着我国社会的发展，医院管理已由经验管理向科学管理转化，医疗技术设备不断更新，客观形势要求护士要协调好与行政管理人员、后勤工作人员的关系，把医疗任务放在首位。

（一）护士与行政人员关系的伦理规范

护士应该理解、支持行政人员的工作，做到文明礼貌，平等真诚。护士既要如实地反映临床第一线的需要，要求行政管理人员解决实际问题，但也应该顾全大局，以集体利益为重，严格遵守医院的各项管理制度，主动参与民主管理，使护理工作与行政管理工作紧密结合起来。行政管理人员要树立为临床医护工作服务的思想，正确行使权利和义务，做到民主、科学决策，要支持、帮助护士做好工作，要努力维护护士的正当权利和合法的利益，在人员配备、专业培训、设备更新等方面为护士着想。

（二）护士与后勤人员关系的伦理规范

后勤工作是医院工作的重要组成部分，负责物资仪器设备、生活设施的提供和维护，是护理工作正常进行和取得满意效果的保障，也是医护工作正常运转不可缺少的环节。所以，护士要充分认识后勤工作在医疗、护理工作中的重要地位，遇到问题及时与后勤人员联系、协商，支持其完成任务。要尊重后勤人员的劳动，珍惜并爱护其劳动成果。同时，后勤人员也应树立为医疗第一线服务的思想，对护士交代的工作尽职尽责，积极主动地做好后勤保障工作，共同努力为患者提供优质的服务。

第三节　护士与社会公共关系伦理

随着科学技术的发展，医学模式和健康观念的转变，护理工作的范围不仅限于医院，而且扩大到社区乃至全社会，护理职能也扩展到预防、治疗、康复、保健、教育、管理等各个方面，护理工作关系到千家万户的健康和社会人群的生命质量。因此，护理工作与社会公共利益的关系也更加密切。

一、护士的社会角色和社会责任

（一）护士的社会角色

护理事业是一项平凡而崇高的事业，关系着千百万人的健康和千家万户的幸福。因此，护士被称为"白衣天使""临床哨兵""生命守护神"。《中华人民共和国护士条例》对护士的社会地位进行了规定：护士人格尊严、人身安全不受侵犯。护士依法履行职责，受法律保护，全社会应当尊重护士。国家应当采取措施，改善护士的工作条件，保障护士的待遇，加强护士队伍建设，促进护理事业健康发展。

随着社区卫生服务的发展，社区护理发展越来越快，并成为护理走向社会化的标志。1998年召开的国际护士大会上，提出了"携手共促社区保健"的主题，把社区护理工作摆到了重要位置。护士职能也由医院向社会扩展，开始走向基层进行公共卫生护理。因此，护士的角色也

不再是单纯地照顾患者，而是由照顾患者扩展到与其他人员合作，共同维护人类健康。现代护士的专业角色将是多方位的。

1. 护理服务提供者　护士的基本角色是为需要的人群提供护理服务。护士应对日常护理工作进行有计划的组织、管理和整体协调，在执行护理计划的过程中，由于病情的变化，护士可以对护理计划进行修改、调整，以合理地利用各种资源，提高工作效率，满足患者的需求，使护理对象得到优质的服务。

2. 卫生保健者　随着社区护理的发展，护理的中心由患者转向健康。护理的首要任务是帮助人们预防疾病，维持及提高人们的健康水平。社区护士工作在最基层的卫生保健单位，且常进行家庭访视，与社区居民的接触最多，是实施预防保健工作的最佳人选。

3. 健康教育者　护士依据患者的不同特点进行健康教育，促使人们积极主动地寻求医疗保健，改变不良的生活方式，建立健康行为，提高生活质量，达到预防疾病，促进健康的目的。

4. 护理协调者与合作者　在为患者服务的过程中，护士需协调相关医务人员及机构间的相互关系，才能使诊断、治疗、护理和其他卫生保健工作顺利进行，才能保证服务对象获得最佳的整体性医护照顾。

5. 护理组织者与管理者　护士需要对日常护理工作承担组织管理者的角色，需要对人员、物资及各种活动进行合理的组织、协调与控制，有时还需要对有关人员进行培训。

6. 护理研究者　护理专业的发展离不开科学研究，为扩展护理理论知识，发展护理新技术，提高护理质量，促进专业发展，护士在临床工作中必须积极地进行科学研究，观察、探索、研究与护理相关的问题，从而使护理的整体水平在理论和实践上不断提高。

7. 患者权益维护者　护士是患者权益的维护者，应促进对患者有益的事情，保证患者的合理要求得到满足，维护患者的权益不受侵犯。

可以说，护理工作在对患者个人服务方面表现出明确的、直接的作用，同时也表现在对社会方面的作用。护理工作是一项崇高的职业，全社会都应该尊重护士、爱护护士。

（二）护士的社会责任

1. 救死扶伤，防病治病，全心全意为人民身心健康服务　一名合格的护士应该尊重、关心患者，时刻想到患者的需要。要尊重患者个人的信仰、价值观及生活习惯，注意保护患者的隐私。护士要在做好本职工作的同时，把握护理的每一个细节，学会移情，真正为患者着想，考虑他们的需求，想方设法帮助患者减轻和解除痛苦，将科学的护理和爱心奉献结合起来，协调好各方面的关系，提高工作效率，更好地为患者服务。

2. 提供个人、家庭及社区健康服务　随着社会的发展、人们观念的改变，护理对象已不仅仅是指身患疾病、寻求治疗的患者，而是包括了社会所有人群。护理服务范围也在不断扩大，不仅要负责患病群体的治疗与康复，而且要维护健康人群的健康状态，这就要求护士要走出医院，深入到社区和家庭，积极开展集预防、治疗、保健、康复四位一体的护理服务活动，这要求护士提供高水平的护理管理，高技能的护理服务，高标准的护理道德，与服务对象之间建立良好的人际关系。

（三）护士的社会地位

护理的发展经历了漫长的历史过程，在医学发展的初级阶段，护理曾经在医疗中处于从属地位，一直没有得到足够的重视。在大众的心目中，护理工作缺乏科技含量，人人都能干，不需要特殊的知识，更不需要特殊的伦理要求。直到 1854 年南丁格尔率众护士在克里米亚战争中为救护伤员做出巨大成绩时，护理工作才逐渐被重视起来，后来，随着护理学的不断发展和完善，人们认识到了护理的重要性。如今，护理学的知识体系已经由传统的生物科学扩大到心理科学和社会科学领域，护士也已不再处于从属地位或仅仅配合医生工作，护理学已经发展成了一门理论严密、技术性强的独立的学科。护士也应越来越受到社会的重视。

二、护士与社会公共关系的伦理规范

（一）面向社会，热情服务

护士向个人、家庭及社区提供的护理服务，是维护居民健康的第一道防线。由于社区成员年龄段不同、健康状况不同，其健康的需求也多种多样，护士要尊重每一位服务对象应享有的卫生保健权利，文明、礼貌、热情地服务，满足各种合理要求并主动帮助解决各种问题。

（二）钻研业务，持之以恒

社区护理服务内容广泛，服务层面包括生理、心理、社会三方面，是一项综合性的服务，这就要求护士必须刻苦钻研业务，通过不断学习，拓宽知识面，具备多学科的知识、理论、预防措施，掌握处理各科常见病、急症的多种技能。

（三）不畏艰难，任劳任怨

社区卫生护理以预防为主，产生效益的周期长，护理效果在短期内往往不明显。因此，要求护士要脚踏实地、任劳任怨地做好本职工作，主动参与，周到服务。对于重大灾害和突发事件，护士必须发扬救死扶伤的人道主义精神，以高度的责任心和科学的态度参与整个救治和护理过程，不畏艰难，在抢救现场全力以赴进行救治、转移和护理伤员，尽最大的努力减少不必要的伤亡，认真履行护士的社会责任。

（四）秉公办事，简洁高效

社区护理工作要求因地制宜，简洁高效，护士要充分发挥主观能动性，做到对常见病的处理及时有效，避免病情的发展。同时，护士在社区卫生服务中，要坚持维护社会整体利益的原则，以认真、严谨的科学态度，恪守操作规程，遵守各项规章制度。

【案例与思考】

某医院儿科治疗室，三位家属带着一名 2 岁的患儿来输液，该患儿为扁桃体发炎，这是第三天输液。输液前，患儿母亲对护士说，只能给他孩子扎一针，要"一针见血"，但护士表示不能保证做到。后来穿刺两针都没成功，患儿哭闹不止，患儿家长非常不满，先是一名患儿家属与护士发生口角，并将病历夹、花盆等物品砸向护士，之后便冲进护士站，与该护士发生肢体冲突，随后赶来的几名护士将双方拉开。在冲突过程中，患儿家属扯住护士头发，结果造成护士头皮撕伤，并伴有轻微脑震荡症状。后来警方介绍，造成这一情况的原因是患儿家属认为护士态度不好。

分析以上案例，思考护患关系恶化的原因是什么？

NOTE

【复习思考题】

1. 简述建立和谐医护关系的意义。

2. 如何构建良好的护患关系？

3. 试述护士的社会责任和社会义务。

第七章　临床基础护理伦理

【学习目标】

识记：1. 能熟练掌握基础护理、整体护理及心理护理的含义。

　　　2. 能正确阐述基础护理、整体护理、心理护理及门诊护理的特点。

理解：能用自己的语言正确阐述基础护理、整体护理、心理护理及门诊护理的伦理规范。

运用：能运用基础护理、整体护理、心理护理及门诊护理的伦理规范解决在护理实践中遇到的伦理问题，正确处理护患关系。

随着现代护理迅速发展及多学科的交叉融合，使护理学科在护理理论、护理技术、护理体制和护理范围等方面得到了不断更新和发展，现代护理观扩大了护理工作的领域和功能。整体护理概念的提出，主要体现了“以患者为中心”的服务理念，根据患者的身心、社会、文化需求提供护理服务。优质护理是整体护理不断深化和完善的结果，所以整体护理是优质护理的前提。同时要求现代护士要集多方位角色于一体，这样才能担当起维护人类健康的重任。与之相适应，护理道德的内涵和外延正向深入广泛的范畴发展，护理道德领域将会出现很多新问题，因此正确认识临床基础护理工作特点，明确临床基础护理伦理规范，正确分析和认识造成护理伦理问题的原因，恰当处理护患关系，对帮助提高临床基础护理质量有重大意义。

第一节　基础护理伦理

基础护理（basic nursing）是护理工作的重要组成部分，是满足患者基本需要的一系列护理活动，具有时序性、连续性、引导性、服务性、协调性及科学性的特点。基础护理大多由护士独立完成，这就要求护士要有较高的道德素养。

一、基础护理与伦理

（一）基础护理的含义

基础护理是满足患者最基本的一系列活动，包括护理基本理论、基本知识和基本技能，是临床各专科护理的基础和保障，它以护理基本理论和基本技能为基础，为患者康复创造最佳的身心状态。

基础护理的主要内容有：提供安全、舒适、适宜的治疗与康复环境；观察病情变化，监测生命体征，以及做好各种护理记录；辅助医疗检查和采取各种标本、执行药物输注及其他治疗；改善和保证睡眠、维持合理营养和正常排泄；减轻病痛、不适，避免伤害；给予积极的健

NOTE

康宣教、康复指导、饮食护理、用药护理、心理疏导、预约咨询、延伸服务等。

（二）基础护理的特点

1. 时序性　基础护理是每天例行的常规工作，在时间上均有具体规定，体现了明显的时序性。如：晨间护理、晚间护理、生命体征测量、发药、注射、输液、就餐、午休、就寝等均需在规定的时间进行。各项基础护理工作的时间顺序具有非常科学的排序。如清洁工作要在晨间护理前半个小时完成，各项无菌操作则应在晨间护理后半个小时以上进行，这样既保证病区里的各项工作井然有序，互不干扰，又避免交叉感染，保证患者安全。

2. 连续性　基础护理工作需要 24 小时连续进行，护士之间通过交接班及护理记录，完整地将患者的自觉症状、他觉症状、某些体征信息、病情变化、生命体征动态和心理状态等信息记录下来，便于当班护士熟知和掌握，同时根据患者需要随时采取有针对性的护理措施，并向医生提供患者的病情信息，以便及时调整诊疗方案，确保患者安全。这样保证了护理服务不间断，使整个护理工作处于一个连续、完整的循环过程。

3. 引导性　在护理过程中，护患双方通过语言性和非语言性的情感交流，增强了患者的安全感和信任感。精神引导可使患者对治疗充满信心，使许多疗法奏效。如鼓励遵医行为，利用"正强化作用"使之坚持下去；再如制止影响疗效的行为习惯，利用"负强化作用"，使这一现象不再出现。

4. 服务性　帮助照顾服务对象是护理工作的核心。基础护理工作的服务范围很广，且具有庞杂、具体、专业性、技术性的特点。护士既要进行生命体征测量、注射、输液、换药、导尿等护理操作，又要进行生活和心理护理，病房里的各种问题也要及时处理和科学管理，任务重，服务性强。

5. 协调性　病房是各临床科室进行医疗活动的基本场所，护士作为病房的日常行政事务及护理技术的主要管理者和协调者，在为患者提供医疗、休养环境的同时，还要为基本的诊断、治疗工作提供必要的物质条件和技术性协助。因此，医护之间、护患之间、护护之间、护技之间要互相支持、密切配合、协调一致，这样才能顺利完成医疗任务，护理质量才能得到有效保障。

6. 科学性　基础护理工作是建立在科学理论基础之上的，各项基础护理措施都有其科学理论及循证依据。护理工作者采集患者的临床信息资料要准确科学，在执行护理操作时，要将理论知识和实践相结合，采取有效措施，对患者进行循证护理，满足患者在生理、心理、精神上的需要。这样才能保证护理工作切实有效，不会给患者带来危险和损失。

（三）护理伦理在基础护理中的作用

护理伦理即护理职业道德规范，它影响着基础护理的质量，在临床护理工作质量评价中发挥着重要的作用。

1. 提高质量，促进康复　通过观察患者病情，深入了解患者需求，为临床治疗提供预见性护理措施，促进患者康复，减少并发症，降低死亡率，进一步提高护理服务水平。

2. 协调和融洽护患关系　为患者提供良好的就医环境、生活服务，使护理工作更加贴近患者，得到患者的认可，促进患者早日康复。

3. 保障基础护理有效实施　基础护理是患者的根本需要，也是患者在诊疗中必不可缺少的保证环节。护理要切实做到"贴近患者、贴近临床、贴近社会"，离不开护理伦理的有力保障。

4. 体现护理管理质量　基础护理的伦理要求体现了护士形象和护理工作的服务性，反映了医院护理水平和护理管理质量，乃至医院全面医疗管理质量的高低。

5. 现场急救，防止疫情蔓延　在发生任何突发事件时，都需要护理人员发扬救死扶伤的人道主义精神，运用基础护理的知识和技能，解除伤员的痛苦，挽救患者生命，并采取有效的消毒隔离措施，防止传染病流行及扩散。

6. 维护健康，延伸服务　随着社区护理的发展，护理人员将基础护理的知识和技能通过健康宣教的方式无私地传授给更多的人，如血压测量、血糖监测、冷热疗法的使用等，促使健康理念从治疗疾病向维护健康迈进。

二、基础护理伦理规范

基础护理是体现护理职业道德和职业伦理规范的重要载体，要求护理人员要具备较高的思想境界和伦理规范。

（一）热爱事业、无私奉献

护理是一门独立的专业，护理工作是高尚的，但也是非常艰辛、庞杂而琐碎的。护理人员需要极大的耐心和热心以及非常认真负责的态度才能够胜任，才能爱护和尊重自己的服务对象，想其所想，急其所急，痛其所痛，形成高尚的职业道德，通过自己的辛勤劳动维护患者的生命健康。

（二）坚守岗位、遵守纪律

护理人员对患者的生命安全负有重大责任，工作中应以高度负责的精神进行各种治疗、护理。护理工作通常是一个人进行的，护士应具备慎独精神。在无人监督的情况下也要自觉遵守规程，坚守岗位，履行职责。

（三）认真严谨、一丝不苟

基础护理科学性很强，要求护理人员具有严谨的工作作风、严密的工作方法、严肃认真的科学态度，克服心理定式的影响，严格遵守护理操作规程。护士要随时巡视病房，密切观察病情变化，严格执行查对制度，审慎地对待每一项护理工作，杜绝差错事故发生。

（四）钻研业务、不断创新

随着护理学的发展，基础护理的内容和要求在功能和范围上也不断扩大。这就要求护士不断加强学习，钻研业务，及时了解医疗和护理的动态前沿，掌握新知识、新技术。护士要在日常工作中，善于发现问题，勇于创新，充分利用循证护理方法，采取有效措施，为患者提供更舒适、更经济、更有效的基础护理服务；同时也应为护士减轻工作负荷，减少劳动损伤，不断改进基础护理操作器具，进行技术革新，以促进患者的康复，维护护士的健康。

（五）互相尊重、团结协作

基础护理工作连续性、协调性的特点，使得护理工作与医院各个部门都有着密切的联系。护士之间、护士和其他医务工作者之间，在工作关系上都是平等的，无论哪项工作，都与患者的健康有关，应该相互尊重、相互理解、相互支持、相互协作、密切配合、彼此监督。护士要尊重医生的意见，但也不能过分依赖医生，要具有慎独精神，依靠自己完成对患者的护理服务。医护之间若有分歧，要注意讨论方式，切不可发生争吵，尤其在患者面前，不可因医护的意见不统一而导致患者对治疗失去信心。只有医护人员团结协作，才有利于患者的早日康复。

NOTE

执行基础护理操作同样需要护理团队相互监督，彼此协作。例如，给药、输血等操作时应双人查对，核对无误后方可执行，发现问题及时纠正，确保患者安全。

（六）提高认识、奉献爱心

基础护理是临床护理工作中最基本的职业活动，占护士每天工作量的一半以上，工作平凡、琐碎、繁重。2010 年卫生部提出开展"优质护理服务示范工程"活动，要求夯实基础服务，全面提高临床护理水平，足以体现基础护理的重要性。护士应充分认识到基础护理工作的重要性、科学性及价值性，才能以高度的责任感、坚定的职业信念和无私的奉献精神，运用护理学的基础理论和基本技能为患者提供安全、舒适、高效的服务，进一步突显出护理工作的专业性，体现出职业价值。

第二节　整体护理伦理

整体护理（holistic nursing），20 世纪 80 年代引入我国，2010 年卫生部提出开展"优质护理服务示范工程"活动，以激发护士工作的积极性和主动性，强化职业使命感，夯实基础服务，进一步深化整体护理的内涵，全面提高临床护理服务水平，提升护理质量。因此，要求现代护理工作者应具备适应多方位专业角色的基本素质，集多方位角色于一体，这样才能担当起维护人类健康的重任。提高护理工作者的伦理道德水平是做好整体护理的重要保证。

一、整体护理与伦理

随着健康观念和现代医学模式的转变，近年来提出的整体护理观念是我国护理学科出现的新课题。探讨整体护理中的伦理问题，有助于整体护理的发展和完善，有助于更好地为患者服务。

（一）整体护理的含义

整体护理是一种以服务对象为中心，以现代护理观为指导，以护理程序为框架和核心，将护理程序系统地应用于护理临床业务和护理管理的工作模式。整体护理是一种护理行为的指导思想或护理观念，是以人为中心，目标是根据人的生理、心理、社会、文化、精神等多方面的需要，提供适合人的最佳护理。它包括护理理念、护士的职责和行为评价、患者入院及住院评估、标准护理计划和教育计划、护理记录和护理质量保证等内容。

（二）整体护理的特点

1.整体性　一方面，整体护理要求护士在工作中把患者视为生物的、心理的、社会的、发展的、身心统一的、与环境相融合的整体的人。既重视人的共性，更注重人与人之间的差别，以护理对象为中心，结合实际，提供切实可行的全方位的护理服务。另一方面，在护理工作中，参与为患者健康服务的各类人员应相互配合，整体协作，共同保障患者健康水平的提高。

其整体性包括以下内涵：

（1）强调人的整体　把护理对象看作一个整体的人，从生物－心理－社会－文化－发展等方面考虑人的健康问题。

（2）强调护理的整体性　把护理工作看作是一个整体，全方位提供护理，包括生物、心理、社会等各方面，同时考虑人生长发育的不同阶段和不同层次的需要。

（3）强调护理专业的整体性　护理是由相互关联、相互作用的要素组成的一个系统整体，包括临床护理、社区护理、护理制度、护理管理、护理教育、护理科研等各方面，把护理与社会大环境看作一个整体考虑护理工作。

通过以下两个模式图，可以帮助进一步理解整体护理的概念和内涵。

整体观察患者（图7-1）　说明人体各种不同需求的动态反应：①生理的：呼吸、排泄等；②感情的：喜、怒、恐、焦虑、孤独等；③社会的：爱、归宿感、交流和角色等；④精神的：价值观、成就感、自卑感、宗教信仰等；⑤文化的（智能的）：文化水平、学习需要、解决问题能力、思维程序等；⑥环境的：家庭、社区、工作单位、自然环境等。

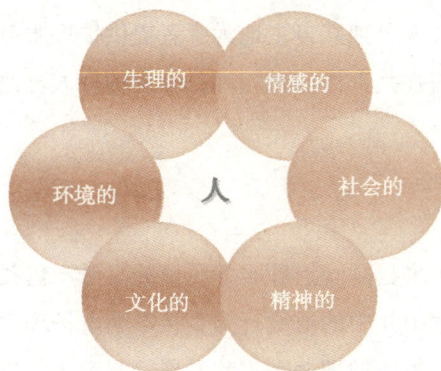

图7-1　整体观察患者　　　　图7-2　整体观察护理

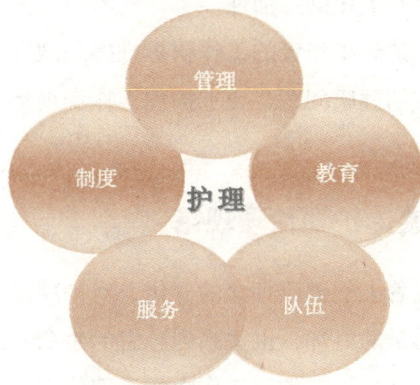

整体观察护理（图7-2）　作为护士特别是护理管理者，应该把各项护理工作当成一个整体看待，包括制度、管理、教育、服务质量、队伍素质提高等。整体护理就是把以上诸方面的工作系统地贯彻于护理工作的始终。

总之，要用系统的观点看整体护理，要考虑到影响人健康的生理的、心理的、社会的各方面因素，因人施护，使人能安全、健康地生存于环境中。

2. 科学性　护理程序为护理工作提供了动态的、连续的、有反馈的科学工作方法。动态是指根据患者病程发展的不同阶段采取不同的护理手段。连续是指按照护理程序的评估、诊断、计划、实施、评价的步骤，对患者进行有条不紊、环环相扣的护理服务。反馈主要体现在评价阶段，评价是贯穿于整个护理服务全过程，每一步护理措施实施后，都要对其进行评价，以此来决定下一步护理决策和措施。良好的评价机制是对护理服务质量的充分保障。护理程序是现代护理工作与科学管理的结合，是护理工作程序科学性的充分体现。护士依照护理程序实施护理服务，改变了过去完全被动执行医嘱的工作方式，克服了护理工作中的依赖性和盲目性，使护士能够独立自主地解决护理对象的健康问题，体现了护理作为一门独立的专业所具有的科学性。

3. 专业性　整体护理工作模式极大地提高了护士进行护理服务时的独立性和主动性，为护理作为一门独立的学科开拓了更为广阔的发展空间。整体护理对护士的知识要求不仅是基本的护理操作和执行医嘱，更需要生物、心理、公共卫生、人文社会等多学科的知识，并能恰当地应用在护理服务中。运用调查、评估、诊断、计划、实施、评价、反馈等一系列的护理程序，来解决患者的健康问题。

4. 护理对象的参与性　整体护理改变了过去单纯的疾病护理模式，强调身心与社会的整体性。护士应在护理患者的同时调动患者的主观能动性，使其树立信心，认识到自己在战胜疾病中的主体地位，积极主动地配合治疗和护理。

（三）护理伦理在整体护理中的作用

1. 护理工作者的职业使命感得到强化　要求护士遵从患者至上的理念，在护理服务中时刻把患者的需求和利益放在第一位，一切为了患者，这也是护理人员的职责和使命。

2. 护理工作者的工作责任心得到加强　强调护理人员的主动性和独立性，要为患者提供优质的护理服务，必须对工作认真负责，一丝不苟，想方设法为患者提供优质服务。

3. 护理工作者的工作主动性得到提高　护理人员要为患者提供全方位的优质服务，就要主动收集患者身心各方面的资料，随时根据需要调整护理计划。整体护理的服务模式促使护理人员提高其工作的主动性。

4. 护理工作者的工作积极性得到激发　要求护理人员独立自主地为患者提供护理服务，解决存在的健康问题，要求护理工作变被动为主动，增强其工作的独立性，激发护理人员的工作积极性。

二、整体护理伦理规范

随着人们健康理念的变化，对护理服务的要求越来越高。护理服务质量的高低不仅关系到医疗质量的好坏，也关系到患者的生命安危。而护理工作中的道德行为直接影响着护理服务的质量，因此探讨护理工作中的道德伦理规范，有助于整体护理的完善和发展，有助于为患者提供优质服务，有助于护理事业的发展。

（一）以人为本、促进健康

整体护理改变了过去针对疾病的护理，强调身心的整体护理，树立"以服务对象为中心"的指导思想，将服务对象放到最高和最核心的位置，始终将患者的需求和利益放在第一位，这是护理服务道德基本原则的体现。把服务对象视为"整体的人"，从患者的生物、心理、社会文化的需要出发，尊重患者首先是尊重患者的生命，尊重个体的需求和宗教文化背景。在制定护理计划时，要充分尊重患者及其家属的意见，与他们共同制定护理计划，调动患者康复的积极性，增强患者对恢复健康的责任感。

（二）敬畏生命、履行职责

护士被誉为白衣天使，就要以自己的真心、爱心、责任心，全心全意为患者服务，重视患者的生命价值，维护患者的人格和尊严，尊重患者的平等权利，合理运用先进的护理技术，以高度的耐心和深切的关心，为患者个人、家庭、社会提供高质量的护理服务。护理人员应注意自己的言谈举止，尤其不应随意谈论患者的病情和其他隐私，充分尊重患者的人格尊严和个人隐私，恪守患者秘密。护理人员还应当无私奉献，忠于职守，在护理服务工作中，细微体贴，坦诚待人，言语谨慎，微笑服务，不做任何对患者不利的事。同时以责任心、同情心和爱心，充分尊重和了解患者的身心需要，设身处地为患者解决护理问题，取得患者的充分信任，使其主动参与到医疗和护理实践中，共同促进身心康复。

（三）独立思考、积极主动

整体护理模式使护理作为一个专业走向了独立，它要求护理人员必须具备独立思考及评判性思维的能力，拥有扎实的护理知识和技能，能够独立面对患者的健康需求，通过独立思考，主动发现患者现存的或潜在的健康问题，熟练运用护理程序，独立解决护理对象的健康问题，根据患者的实际需要为其提供全方位的个性化服务，实现恢复和维护健康的目的。

（四）爱岗敬业、团结协作

护理人员要热爱护理事业，树立正确的人生观、价值观，有强烈的事业心和责任心，充分认识护理工作的意义和价值，树立献身护理事业的坚定信念，认真履行职责。同时整体护理的开展，涉及与护理相关的多方面的工作，如护护、护患、医护以及护士和其他医务人员之间的密切配合，互相帮助，互相尊重，从而获得他人的信任与协作，得到政策上的支持和后勤的保障，从而促进整体护理持续有序地发展。

（五）转变观念、改革创新

整体护理是护理学发展中一次质的飞跃，是一种全新的护理理念，涉及护理管理、护理教育和临床护理等多个环节。需要护理人员不断学习、不断讨论、不断更新知识和技术，把单纯的疾病护理扩展为以服务对象为中心的全方位护理。整体护理为护士知识更新、观念转变提供了动力，也为护士才能的发挥提供了舞台，刻苦钻研、积极进取是整体护理对护理人员提出的要求，也是追求个人价值和自我完善的必备道德品质；又是促进护理工作变革和创新的动力和要求。整体护理模式的提出和快速发展，是护理服务改革创新的重要体现，使护理专业成为具有科学性、技术性、服务性的一门专业。

（六）系统评价、科学施护

整体护理强调个性化特征，要求因人施护。入院时收集和记录患者目前状况和既往患者社会环境等，对患者进行全面的评估，准确清晰地做出护理诊断；根据护理诊断和患者各方面的需要制定系统和科学的护理计划；按照患者的需要，以舒适和安全为原则采取护理措施，遵照医嘱确定措施实施步骤，给予患者合理的护理服务，并观察患者的反应；对患者及其家属认真地进行健康宣教，实事求是地进行护理效果的评价，并在评价的基础上准确地、恰当地制定新的护理计划；简洁、完整、认真、及时地填写护理记录等。整体护理这一系列的工作都需要护理人员自觉认真地完成，积极投入工作，以良好的道德修养和娴熟的业务技能，圆满完成护理任务，做到科学施护、因人施护。

第三节　心理护理伦理

随着整体护理观念的加强，人们愈加深刻地认识到心理因素和疾病的关系。尤其是情绪对健康和疾病的影响，紧张、失落、不愉快的情绪，会造成不良的心理刺激，影响中枢神经系统，使内分泌系统功能紊乱，并降低免疫系统的作用，从而引起身心疾病。相反，自信、开朗、乐观等正面情绪有助于患者的康复。因此，心理护理是整体护理的重要组成部分，在促进患者康复过程中发挥着重要的作用。

一、心理护理与伦理

（一）心理护理的含义

心理护理（mental nursing）是指在护理工作中，护理人员应用心理学的理论和技术，通过护患间的人际交往来影响和改变患者的不良心理状态和行为，增强患者在疾病状态下的适应能力，从而促进患者的康复或维护健康的护理过程。

心理护理的目的就是根据人的心理活动的发生、发展和各种变化，以及生长生活环境、教育及社会背景的不同，探索和掌握患者的心理规律，在治疗和护理中实施有效的心理护理，使患者增强自信，积极配合治疗，保持乐观心态，使之有利于疾病的治疗和康复。

（二）心理护理的特点

1. 随时性　患者在患病、就医、住院治疗的过程中，心理变化会有一定的规律。一个健康人转入患者角色后，心理活动中的认知、情感、意志、性格等方面都会产生某种变化，进而又产生了心理需要。掌握了这个规律就可以使心理护理贯穿于各项日常护理工作中，随时随地对患者实施心理护理。

2. 多样性　心理护理的多样性包括信息方式的多样性和患者心理状态的个体化。护理人员进行心理护理可以通过言语、表情、行为、态度等各种方式来传递信息。患者由于性别、年龄、病种、病情不同，以及文化、教育背景、社会经历、职业地位等因素，出现的心理问题和心理需求也各有不同，对每一个患者心理状态都需要做到具体分析、个性化护理。

3. 严格性　心理护理要求护理人员不仅具有较扎实的护理学理论和心理学知识，还需要伦理学、教育学、社会学、美学、管理学、行为科学等学科知识；更需要人文科学和社会科学知识；要求护理人员在实践中不断探索、总结经验，更好地为患者服务。

（三）患者的一般心理

1. 患者的心理需要　心理护理是全面满足人的心理需要的一门学科，患者常见的心理需要有以下几个方面：

（1）安全需要　安全是人体生存的本能需要，安全需要含有生理上和心理上的安全感两种含义。生命安全保障是患者迫切的需要，也是患者求医的目的，疾病及其他意外使患者感到生命受到威胁，自我保护能力下降，生命寄托于医务人员；在诊疗过程中还潜伏着一些不安全因素，如在住院期间可能发生院内感染、药物治疗可能有毒副作用、手术或检查过程中可能出现某些意外等，因此，任何一项可能影响患者安全感的因素都要十分小心地避免，任何新的诊疗手段和治疗措施都应解释，并事先打消患者的顾虑，取得患者的信任和配合，增强患者的安全感。

（2）信息需要　患者希望获得与健康有关的大量信息。首先要了解病情变化和诊断治疗的信息、治疗计划和护理安排的信息、病情的发展和预后的信息、医院的情况和制度的信息等；其次需要了解家人的生活、工作情况；同时还需要了解单位、领导、同事的工作及事业方面的信息。总之，患者需要得到来自医院、社会及家庭的信息刺激和情感支持，护理人员应让患者充分知情，增强患者的安全感和治疗疾病的信心，更好地配合医护人员的工作。

（3）尊重需要　尊重需要是指个体对自己被认识、被尊重和价值的追求，包括自尊和被尊两方面。疾病经常引起个体某些方面能力下降或者丧失，易致自我评价降低，自尊受损。希望被认识、被尊重，得到家人及医护人员的理解、关心和重视，尊重的需求若不能满足会使人产生自卑、无助感，甚至演变为不满和愤怒。因此，医护人员应当尊重患者，尊重患者的隐私，避免可能伤害他们自尊的行为，如以床号代替姓名称呼患者，在公开场合议论患者的隐私，治疗过程中对患者过多的暴露，态度生硬，语言苛刻等。

（4）归属需要 每位患者需要被爱和被接纳，同时也需要去爱和接纳别人，以建立良好的人际关系，同住一室的患者自然构成一个群体，他们有着共同的心理倾向，在共同的治疗康复过程中相互影响。良好的室友关系、融洽的群体关系、和谐的医护关系，有利于消除患者的陌生感和不安情绪，减少他们的寂寞和社交隔离感。如他们希望亲人能对自己表达更多的爱、理解和关怀；另外，患者希望在新的环境中与周围的人建立感情和友谊，希望得到新群体的接纳和认可，需要与他们"同病相怜""患难与共"，需要寻求同伴的精神支持，以排除孤独，驱赶自卑，建立战胜疾病的信心。

（5）和谐环境、适度活动与刺激的需要 医院与病房的环境氛围直接影响到患者的心理和情绪，影响到患者的康复。病房空气新鲜、布局适宜、清洁卫生、无噪音干扰、人际关系和谐等，这些都对患者产生直接的影响。住院患者束缚在病房内，活动范围小，由于病情的原因活动受到限制，工作和生活习惯受到限制而处于被动状态。因此，患者需要生活在一个和谐的环境里，不仅需要一个安静舒适的医院生活，同时还需要适当的活动与刺激，以调节和改善自己的情绪。医护人员可根据患者的具体情况和医院的客观条件，注重病室环境的布置，安排适宜的活动，营造轻松愉快的氛围，陶冶患者情操，以满足患者的需要，增强患者战胜疾病的信心。

2. 患者常见的心理问题 人在患病的情况下，不仅机体的生理功能发生改变，而且认知、情绪、意志等心理活动也会发生一些变化，乃至对人格特征产生严重影响。心理行为变化发展到一定程度可能形成明显的心理问题，患者的常见心理问题有：焦虑、恐惧、抑郁、孤独、依赖、退化、猜疑与怀疑、愤怒、否认、自我概念变化、过高的期待、遵医行为问题等，影响疾病的诊治、护理和患者的康复。

主要表现为：

（1）适应障碍 患病之初，一般难以适应患者角色。

（2）主观感觉异常 常有住院度日如年的感觉，进入监护室出现思维紊乱和幻觉等。

（3）焦虑心理 是预期要发生不良后果时的一种复杂情绪反应，其主要特征是恐惧和担心。患者的焦虑心理一般可分为期待性焦虑、分离性焦虑、角色冲突性焦虑和阉割性焦虑四类。

（4）退化心理或称幼稚化 这种心理状态的患者行为表现与年龄、社会身份不相称，可以退回到幼儿或学龄前儿童时期的模式。

（5）愤怒心理 患者往往认为自己得病是不公平的，加上疾病的折磨或对自己不能生活自理而恼火、愤怒。患者的愤怒心理可转向周围的人，甚至向医生、护士毫无理智地发泄，愤怒还可以转化为自闭和抑郁。

（6）孤独与期待心理 人患病后，心理上期待得到同情和支持，得到精心地诊治和护理，急切盼望早日康复。

（7）习惯与惰性心理 患者在患病期间得到家人和护理人员的照顾和帮助，在病情逐渐恢复、生活能够自理时习惯性地产生依赖心理，懒于自理。

（四）护理伦理在心理护理中的作用

1. 有利于调动患者的主观能动性，帮助患者树立战胜疾病的信心。

2. 有利于帮助患者尽快适应病房生活环境，建立良好的人际关系，使患者处于最佳身心状

NOTE

态，便于接受治疗和护理。

3.有利于避免不良情绪的刺激，改变患者的一些不良行为，创造良好的医院、病房环境，促进患者身心疾病的治疗与护理。

4.有助于调动患者的社会系统，使其家人、朋友和周围的人能够给予患者更多的理解和关爱，为患者赢得一个良好的社会支持系统。

5.有利于在临床医学上建立生物－心理－社会医学模式和整体护理模式。

二、心理护理伦理规范

心理护理越来越受到重视，护理人员做好心理护理工作，不仅需要对患者表示关爱和理解，更需要不断提高自身素质，并遵循以下伦理规范。

（一）平等尊重，保守秘密

心理护理是人与人之间的心灵沟通，其成功的前提是具有良好的护患关系，尊重患者、平等相处是建立良好护患关系的基础，也是调节护患关系的重要伦理规范。和谐的护患关系有利于患者对心理护理过程持开放态度，袒露心理问题的细节。护士与患者之间真诚相待、相互信任是进行心理护理的前提和基础，患者信任护士，才会把自己内心的困惑和疑虑等讲出来，护士要以高度的诚信为患者保守秘密和隐私。绝对不可不顾患者的感受，随意谈论和张扬患者的秘密和隐私，这不仅会失去患者对护士的信任，也会对患者造成极大的伤害，而且还可能担负道德和法律责任。因此，保守秘密既是职业道德的要求，也是心理护理能有效进行的最起码、最基本的要求。当然，如果患者的秘密可能会明显危及自身或他人的安全，护士则需要在一定范围内解密，不能一味死守诺言。

（二）同情体贴，换位思考

护士应以高度的同情心和责任感对待每一位患者，同情心就是站在对方立场思考问题的一种方式。护理人员在面对不同患者的不同行为或不同反应时，要能够站在患者的角度上去思考问题，充分理解患者，深入了解患者障碍产生的原因，努力促进患者的角色转化，并针对患者的具体心理状态开展多样化的心理护理活动，根据不同情况予以心理疏导，满足患者的需求，真诚地帮助患者解决问题，消除痛苦，这样才能够取得患者的信任和配合，建立起有利于治疗和康复的最佳心理状态。配合患者家属共同创造条件，努力促使患者角色正常转化。

（三）了解需求，真诚关怀

人患病以后都会比健康状态时有更多的心理需要，要全面、准确地了解每一位患者的心理特点，根据实际情况时刻满足患者的共性心理需求和个性心理需要，对患者失调的情绪适当安慰、合理疏导，引导患者正视自身面临的问题，启发多角度思考问题，帮助患者克服困难，自觉领悟，学习成长，战胜疾病。护士在心理护理过程中，应设身处地去感受患者的内心体验，不轻易批评，不强迫患者表达，不把自己的价值观强加于患者，善解人意，宽容悦纳，给予积极的、无条件的真诚关怀，并对家属做好解释和指导工作，将有利于患者打开心中禁锢的枷锁，与护士齐力对抗病魔。

（四）学习调适，自我完善

护理工作是高风险、高压力、讲求奉献的职业。研究表明，护士工作压力大、心理健康状况差、职业倦怠感强、工作满意度低，这些负面心理状况如果不能很好调适，势必会影响护理工作质量和护士自身生活质量。因此，护士在学习心理护理伦理理论和技能后，在照护患者的同时，要审视自身心理状况，逐步具备良好的情绪调节与自控能力，培养健全的人格品质，使自身人格与护士角色人格匹配，自我完善，推己及人，用一腔柔情化解患者心中的苦闷。

（五）中医调理，情志护理

中医七情（喜、怒、忧、思、悲、恐、惊）是人体对外界客观事物和现象做出的不同情志反应。情志是指人的心理活动，是人接触和认识客观事物时，人体本能的综合反应。人的情志状态，对疾病的发生发展和治疗都有很大的影响，在正常情况下是不会使人致病的，如果情志过度超出常态，就会引起脏腑气血功能的紊乱，导致疾病的发生。无论急性病、慢性病，情志上都有不同的变化。情志护理是以中医基础理论为指导，观察患者的情志变化，掌握其心理状态，以阴阳五行、七情五志、脏腑气机等学说为基础，结合预防、养生、保健、康复、各项护理活动等对患者、亚健康及健康人群加以调护，并施以独特的中医护理技术，加快患者恢复健康、改善和消除患者不良的情绪状态，从而达到预防和治疗疾病的一种护理方式。常见的情志护理的方法有：说理开导法、释疑解惑法、宣泄解郁法、移情易性法、以情胜情法及顺情从欲法等。

第四节　门诊护理伦理

门诊是医院的窗口，也是医院工作的第一线，是患者接受医院服务的开端，护理工作质量的好坏直接影响医院在患者心目中的形象和患者的生命安全，因此特别需要遵守护理道德规范，以最优秀的护士形象展现在社会面前。

一、门诊护理与伦理

（一）门诊护理工作特点

门诊护理（outpatient nursing）工作涉及接诊、分诊及诊断、治疗的全过程，具有如下特点：

1. 应急变化多、管理任务重　门诊的人群杂、病种多，人数、病种、疾病轻重缓急程度难以预测，患者要求不一，门诊护理人员必须随时做好应急准备，且具备临时调度的潜力和能力，以应急门诊的变化。为了保证患者有序地就诊，缩短候诊时间，得到及时的诊断和治疗，护士既要做好分诊、检诊、巡诊，还要指引患者去化验、功能检查、取药、注射和处置等。因此，相对于病房而言，门诊的管理工作任务繁重。

2. 岗位多、工作杂　门诊护理工作主要涉及咨询服务、导医服务、挂号、抽血、注射、健康咨询、手术护理、门诊治疗、体检、急救等，同时还包括检诊室及各分区管理、卫生清洁及协调门诊与住院部各科室、门诊各部门之间的工作。随着医疗科技的发展和社会需求的增加，门诊部的设置、服务范围也在不断拓展。

3. 预防医院感染难度大　门诊人流量大、场地拥挤、人员集中，传染病患者在就诊前难以及时鉴别和隔离，在就诊期间往往与健康人混杂在一起，极易造成交叉感染。门诊护士要认真做好消毒隔离，对传染病或疑似传染病患者，应分诊到隔离门诊，并做好疫情报告。

4. 服务协作性强　门诊护理虽然也有治疗性工作，但大量的是服务性工作。门诊患者多，流动性大，许多初诊患者不熟悉医院的环境和就诊程序，护士要做好患者的问讯、导诊、挂号、候诊、接诊、诊治、记账、收费等工作，避免造成患者到处奔波，影响诊治，并根据患者的不同需要，提供热情和周到的服务。

5. 就诊环节多、诊疗时间短、潜在矛盾多　由于门诊患者多、流量大、就诊环节多、医护人员诊治工作繁忙；加之门诊的诊疗任务是由多科室、多专业共同承担，涉及人员广，医生变换快；而每一位患者都期望能得到迅速及更好的诊治，自身可能存在焦虑、急躁心理，很容易产生医患矛盾，影响正常的诊治工作。因此，门诊护士要树立全局观念，团结协作，工作前移，化解矛盾。

（二）门诊患者的常见心理特征

由于门诊就诊患者数量多，病情、个人素质、经济状况、环境因素、文化教育等各有所不同，患者的心理反应也不尽相同。但对便捷的服务、准确的诊断、合理收费的心理要求是相同的。门诊患者的常见心理特征：

1. 陌生、恐惧的心理　随着社会的转型、经济的发展，医院的就医条件都有了不同程度的改善，但门诊患者特别是首次就诊的患者，环境不熟悉，就诊程序不了解，对医生护士的业务水平持怀疑的态度，加之对自己的疾病能否治愈的担心，易产生惧怕心理。

2. 焦虑、烦躁的心态　患者在一系列诊疗过程中，由于科室和专业的细化，常常要往返多个部门和诊室。门诊患者求治心切，一般都有尽快办理就诊手续和尽早明确诊断的心理。如多次往返，焦急烦躁甚至情绪失控，极易引发矛盾冲突，甚至酿成恶性事件。

3. 期望药到病除的心理　门诊患者大多想迫切体验到治疗效果，希望为自己诊疗的医生都是医术精湛的专家，医生的诊疗及时准确，立即见效；患者总希望看一次医生就能"立竿见影"；对护士打针输液希望"一针见血"；对所有检查总希望一次就有明确诊断。特别是慢性病患者，多次复诊常使他们怀疑医生的诊疗水平，有些患者甚至认为自己的病是无法治愈的，产生失望心理。

4. 心存疑虑的心态　近年来，由于"医闹"行为引发医患矛盾升级，加之个别医务人员在诊疗活动中存在一些不良行为，导致患者对医务人员产生偏见，信任度有所下降。部分患者就诊时希望得到医生的治疗，又对医生心存疑虑；期望医生为其进行全面检查，给予正确诊疗，又担心过度检查，会产生自责和不安心理。

5. 消费心理　每个患者经济收入、消费观念、文化素质的差异，对医生诊疗水平、服务质量要求各不相同。

（三）护理伦理在门诊护理中的作用

促进患者的健康转归，提高护理质量，树立医院的良好形象具有重要的意义。

1. 做好分诊、检诊、巡诊，保证患者有序地就诊，缩短候诊时间，得到及时的诊断和治疗。

2. 门诊护士要认真做好消毒隔离，对传染病或疑似传染病患者，应分诊到隔离门诊，并做好疫情报告，避免造成交叉感染。

3. 提供周到的服务，正确导引患者去化验、功能检查、取药、注射和处置等，合理安排诊疗、检查顺序，避免患者到处奔波，影响诊治。

4.根据患者的不同需求，提供热情周到的服务，做好心理疏导，减少护患矛盾，提高满意度。

二、门诊护理伦理规范

护理人员要结合门诊护理工作的特点及门诊患者的常见心理特征，加强门诊的管理工作，预防医院感染的发生，促进患者的健康与转归，减少护患矛盾，提高满意度，提升服务质量，树立医院的良好形象。

（一）增设服务设施，提升服务品质

门诊护理工作的核心是患者满意，通过各种管理措施、改善设施条件、增添新设备、合理布局、利用信息网络技术、增添为民服务的各种辅助器材和服务项目等提高工作效率，简化就诊手续，克服不利因素，切实防止和克服"三长一短"现象（即挂号时间长、候诊时间长、检查处置取药时间长、诊察时间短）；并通过提高护理人员的综合素质和服务质量，提升满意度。

（二）热情负责，人文关怀

患者因为各种疾病来到医院就诊，渴望能尽快解除病痛。护士应热情主动地为患者服务，耐心地解答患者的疑问；对所有患者一视同仁，合理安排就诊顺序，均有利于缓解患者的负面情绪。护士应了解患者的心理需要，体现人文关怀，尤其对年老、残疾等行动不便的患者更应主动给予帮助，以消除其紧张和恐惧心理。预检护士应在尽可能短的时间内指导患者前往相应科室诊治，优先安排病重、年老、残疾患者就诊，以免延误治病时机。候诊期间患者往往存在焦虑情绪，护士应主动安慰患者，在简单了解病情的基础上，做好预诊工作，如测量体温、脉搏、呼吸、血压，对需要住院患者告知如何办理相关手续；对需要做特殊检查者，做好解释和检查前的准备工作；对无人陪伴的年老体弱患者，陪同去辅助科室检查或治疗。此外，在消毒隔离方面，尤其要敏锐地鉴别出传染病患者，及时指导其到隔离门诊就诊，并对接触过的物品进行严格消毒。

（三）审慎严谨，准确无误

门诊患者多，流量大，病种、病情各异，要求门诊护士必须掌握扎实的理论知识和娴熟的操作技能，严格执行操作规程及工作制度，对医嘱、药物、皮试结果等判断有疑问时，一定要与其他的医务人员讨论，确定无误方可实施，严密观察患者治疗过程中的变化，不能轻易放过任何可疑病情。对于病情不稳定或可疑的患者，要让其留院观察直到确认安全，以防意外发生。

（四）团结协作，信任支持

门诊护理工作是一个系统工程，门诊有医生、护士、医技、后勤、财务等多个群体为患者服务，护士不仅要处理好护患关系，而且还要协调好医护关系、护护关系及与其他各部门关系。门诊各部门之间要沟通协作，彼此相互信任，相互支持，创造一种团结协作的氛围，不但可以提高工作效率，同时也可以为患者提供安静、安全、舒适、便利的诊疗环境。

（五）尊重患者，保护隐私

在门诊就诊的过程中，患者的隐私稍不注意就可能被侵犯。例如，诊室内聚集了其他患者；护士为患者进行治疗处置时不注意使用屏风或关闭门窗；患者的辅助检查结果被随意放置，均可能泄露患者的隐私。因此护士应积极做好配合，维持诊室的就诊秩序，不允许无关人

NOTE

员随意翻阅患者的病历及检查结果，创造舒适、安全的诊疗环境，尽可能杜绝患者隐私受到侵害。

（六）创造优质环境，做好健康宣教

优美、安静、标识清晰、便捷的就诊环境可为患者就诊提供方便，也可以使患者、医护人员产生一种舒适、愉快的心理效应，有利于提高工作效率和诊治效果。在创造良好就诊环境的过程中，护士肩负着重要的责任，如门诊科室的合理安排，就诊秩序的维持，禁止随地吐痰、吸烟及大声喧哗等。同时，门诊护士要充分利用患者候诊的时间开展健康教育，可采用口头、图片、黑板报、电视录像或赠送有关手册等不同形式进行健康宣教；并根据不同对象和不同疾病有针对性地做好治疗和护理指导，对患者提出的问题耐心地给予解答。通过多种途径，传播卫生保健知识，提高全民自我保健的能力，养成健康行为，达到防止疾病发生的目的。

【案例与思考】

一位 46 岁女性因胃癌住进医院，患者经常心事重重，闷闷不乐。责任护士了解到该患者丈夫 2 年前因交通事故去世，儿子今年即将高考，她怕影响儿子高考一直隐瞒病情，作为单亲母亲，她承担着家庭的重担和疾病的痛苦，责任护士对其倍加关照，深得该患者的信任和依赖。快到做手术的日子，儿子无心学习经常跑到医院来看望母亲，为此，患者非常担心儿子的学习成绩。她特地嘱咐责任护士不要向别人讲述她的家庭，尤其不要对她儿子讲病情，只说是患了胃溃疡。责任护士对患者深表同情，在一次与其他护士聊天时，责任护士谈到该患者的病情和家庭背景，但恰好被前来探望的患者儿子经过护理站时无意听到。儿子从此天天守在母亲身边再无心学习，并打算放弃高考，去打工赚钱。为此，该患者非常伤心。

请对该责任护士的行为认真思考，并做出伦理分析：

1. 你认为该案例中责任护士的行为违反了哪些护理伦理规范？

2. 运用你所学的护理伦理知识来阐述护理伦理规范在护理实践过程中的作用。

【复习思考题】

1．基础护理的主要内容有哪些？在做基础护理时应遵守哪些伦理规范？

2．整体护理有哪些特点？整体护理的伦理规范有哪些？

3．患者的心理护理需求有哪些？心理护理的伦理规范有哪些？

4．门诊护理工作的特点有哪些？门诊护理的伦理规范有哪些？

第八章　特殊患者的护理伦理

【学习目标】

识记：能正确说出妇产科、儿科、老年患者、精神障碍及肿瘤患者护理伦理规范。

理解：能用自己的语言正确阐述妇产科、儿科、老年患者、精神障碍及肿瘤患者护理工作的特点。

运用：能应用护理伦理学的方法，针对妇产科、儿科、老年患者、精神障碍及肿瘤患者在护理实践中的伦理问题，进行初步的评判。

　　某些特殊科室或者某些特殊患者，如妇产科、儿科、精神科及老年人的护理、恶性肿瘤患者的护理，具有一些不同于普通病房或一般患者的特点，要求护士在护理过程中，除了要履行一般道德义务外，还要遵循一些特殊的护理伦理规范。

第一节　妇产科患者的护理伦理

　　妇产科学是直接为妇女健康服务的一门专科医学，它的任务是保健、预防和治疗疾病，保障妇女健康的工作和生活，妇产科护理不仅在妇科疾病防治、产科临床及妇女卫生保健中具有重要作用，而且影响到子孙后代。所以，从事妇产科护理人员应特别重视自己的道德规范。

一、妇产科护理工作的特点

　　1. 护理服务领域广　妇产科护理涉及产科学、新生儿学，以及妇女在非孕期生殖系统的生理病理、计划生育等多个领域。同时，对于妊娠、分娩的女性，我们不仅要保护孕产妇的健康、安全，也要保障胎儿在宫内的正常发育及新生儿的健康。

　　2. 心理护理要求高　妇产科护理对象都是女性，而且涉及女性不同时期有着不同病理生理及心理特点，尤其容易表现出焦虑、紧张、情绪不稳定、抑郁等心理问题。在护理过程中要给予高度重视。另外，生殖系统的各个器官是女性最私密的部位，妇产科护理人员在工作中要特别注意保护患者的隐私和尊严等。

　　3. 护理对象的家庭性　妊娠、分娩、产褥已不是孕产妇的个人行为，而是孕产妇及其支持系统共同参与的家庭事件。因此，护理服务对象要涵盖孕产妇及其丈夫、胎儿、新生儿及整个家庭成员，做好这方面护理工作，有利于促进产后新家庭的和谐。

NOTE

二、妇产科患者的护理伦理问题

1. 优生技术中的伦理问题   通过对宫内胎儿性别及健康状况的检测，以防止有遗传病、畸形等胎儿出生的一项医疗技术。随着 B 超的出现以及 PCR 技术等分子生物学手段的发展，通过产前检查所发现的遗传病已达 100 多种。但是对于被查出有遗传病的胚胎，是选择人工流产还是继续妊娠，对那些在生命晚期发作的遗传病、非致死性遗传病又该如何决断。

2. 生育控制技术中的伦理问题   生育控制技术主要包括避孕、人工流产、绝育等。生育控制是人类对自身的生育从自然选择转向人工选择的开端，它不仅仅是一个技术问题，其中涉及的许多伦理问题是伦理学关注的焦点。如避孕是否会增加人工流产的概率，甚至导致人们放弃生育权利？在实施人工流产术时，是否尊重胎儿权利？而对于患有严重遗传性疾病的患者，尤其是智力严重低下者，是否可以实施强制性的绝育？

3. 严重缺陷新生儿处置的伦理问题   缺陷新生儿是指与生俱来的智力低下或身体缺损的病残婴儿。这种残缺有些是静态的，即已存在的智力或身体缺损，不大可能恶化；有些是进行性的，即智力或身体缺损将进一步恶化，通常是短寿的，如无脑畸胎、脊柱裂、脑麻痹等严重缺陷的新生儿。其中，对于 I 级、II 级缺陷的新生儿应采取积极的矫正和治疗，而 III 级、IV 级缺陷新生儿的处置有所不同，因为他们要么在出生后不久就会死亡，要么会长期生活在极低的生命质量之下，极其痛苦，这时采取什么样的处置方式才是最人道且最符合孩子的自身最大利益呢？

4. 面对社会价值观不认同的患者的问题   妇产科护理人员在护理工作中，偶尔会遇到与自己和社会的价值观不同的服务对象，例如吸毒、受刑劳教女性、性工作者、未婚或婚外的妊娠、分娩、人工流产的患者，对于妇产科护理人员，不论是否认同、接受其价值观，他们都是服务对象。

三、妇产科患者的护理伦理规范

1. 尊重患者，维护利益   无论妇产科患者的病情及致病原因如何，护理人员均要尊重患者、一视同仁，用高度的同情心和责任感关心照顾患者。切忌歧视某些妇产科特殊疾病的患者，如性病患者、未婚先孕女性等，不能训斥、指责、讥讽及使用伤害性语言，以免对患者造成心理伤害。妇产科用药要特别谨慎，对于孕期、哺乳期妇女，严禁使用对胎儿、婴儿有副作用的药物，应以患者及他人的健康为前提。为患者做检查时，未征得其本人同意，不允许无关人员在场。对未婚女性做检查时尤其要注意保护处女膜的完整。

2. 规范操作，保护隐私   护士在配合医生进行各项妇科和产科检查时，务必持有严肃认真的科学态度和高度的责任感，严格执行无菌技术操作原则和各项操作规程，做到稳、准、轻、快。妇产科疾病多发生在生殖系统，由于发病部位的特殊性，医护人员必须对其病史、病情及个人隐私在不危害他人利益的前提下予以保密，尊重患者的隐私权，切忌在患者背后窃窃私语，将患者的病情作为茶余饭后的话题。护理人员在护理操作中，要注意遮挡患者的乳房、腹部、阴部、臀部，并在围帘后或专门的检查室、治疗室进行。男医生为患者做检查时应有女性护理人员在场。

3. 充分了解，悉心疏导   由于妇产科疾病的特殊性，患者往往面临着较其他科室患者更大的精神压力和心理压力，如害羞、压抑、恐惧等心理。另外，由于某些妇科疾病需要接受手术治疗，甚至切除相应的女性器官，患者也会对此产生自卑、抑郁、失落等心理，因此，妇产科护理人员应充分了解患者可能存在的心理问题，体谅、理解患者，向患者及家属耐心的解释治疗的必要性，切忌粗鲁、态度生硬或轻浮。对于需要手术的患者，讲解手术治疗的必要性及术后对患者机体功能的影响等，使患者和家属能更科学地认识治疗的效果，从而减轻其不良的心理情绪，使患者和家属更好地配合治疗和护理。

4. 作风严谨，坚持原则 护士有责任向广大育龄青年宣传国家计划生育政策，普及生殖生理、性知识和有关计划生育的科学知识，使其自觉自愿地实行计划生育。在孕期保健与计划生育、优生发生矛盾时，应服从计划生育和优生的需要，以国家和民族的利益为重。根据《母婴保健法》，不得实施非医学需要的性别选择。必须严格贯彻国家人口和计划生育法律法规，不得对不符合国家人口及计划生育法规、条例规定的夫妇和单身妇女实施人类辅助生殖技术。

四、人类辅助生殖技术的护理伦理规范

1. 尊重患者，保护后代 对于不育夫妇实施人类辅助生殖技术前，综合考虑其病理、生理、心理及社会因素，向患者讲解目前可供选择的治疗手段、利弊及其所承担的风险，在患者充分了解的情况下，提出有医学指征的选择和最有利于患者的方案。如果有证据表明实施人类辅助生殖技术将会对后代产生严重的生理、心理和社会损害，医护人员有义务停止该技术的实施。医护人员不得对近亲及任何不符合伦理道德的患者实施人类辅助生殖技术。

2. 知情同意，履行告知 人类辅助生殖技术必须在夫妇双方自愿同意并签署书面知情同意书后方可实施。对于符合人类辅助生殖技术适应证的夫妇，向其讲解实施该技术的必要性、实施程序、可能承受的风险以及为降低这些风险所采取的措施、成功率、每周期大致的总费用及进口、国产药物选择等与患者做出合理选择相关的实质性信息。同时接受人类辅助生殖技术的夫妇在任何时候都有权提出终止该技术的实施，并且不会影响对其今后的治疗。告知接受人类辅助生殖技术的夫妇及其已出生的孩子随访的必要性。同时告知捐赠者对其进行健康检查的必要性，并获取书面知情同意。告知接受辅助生殖技术者通过人类辅助生殖技术出生的后代与自然受孕分娩的后代享有同样的法律权利和义务，包括后代的继承权、受教育权、赡养父母的义务、父母离异时对孩子监护权的裁定等。告知接受人类辅助生殖技术治疗的夫妇，他们对通过该技术出生的孩子（包括对有出生缺陷的孩子）负有伦理、道德和法律上的权利和义务。

3. 坚持匿名，保密原则 凡使用供精或供卵的人类辅助生殖技术，供方与受方夫妇应保持互盲，供方与实施人类辅助生殖技术的医护人员应保持互盲，供方与后代保持互盲。机构和医护人员对使用人类辅助生殖技术的所有参与者（如卵子捐赠者和受者）有实行匿名和保密的义务。匿名是藏匿供体的身份；保密是藏匿受体参与配子捐赠的事实以及对受者有关信息的保密。医护人员有义务告知捐赠者不可查询受者及其后代，并签署知情同意书。

4. 加强宣传，接受监督 为确保人类辅助生殖技术相关伦理原则的实施，实施人类辅助生殖技术的机构应建立生殖医学伦理委员会，并接受其指导和监督。生殖医学伦理委员会应由医学伦理学、心理学、社会学、法学、生殖医学、护理学专家和群众代表等组成。生殖医学伦理委员会应依据原则对人类辅助生殖技术的全过程和有关研究进行监督，并对实施中遇到的伦理

NOTE

问题进行审查、咨询、论证和建议。护理人员应积极开展生殖医学伦理宣传教育，配合生殖医学伦理委员会的各项工作。

第二节　儿科患者的护理伦理

儿科护理是儿科临床工作中的一个重要组成部分。它的服务对象是体格和智力均处于不断生长或成熟过程的儿童，其生理、病理、心理、营养、代谢等方面均与成年人有所不同。因此，必须对儿童患者的特点有所了解，同时应具有高尚的儿科护理道德规范。

一、儿科护理工作的特点

（一）儿科患者的特点

1. 免疫力相对较低　儿童生长发育尚不成熟，免疫能力相对较低，易患传染性疾病。同时，儿童患病后病情发展变化较快，如未及时发现还可能引起其他疾病。

2. 病情表达不准确　婴幼儿的语言表达能力和理解能力差，往往不会主诉病情，很可能通过哭闹等形式表达出来。因此，要辨别疾病发生和变化情况，还要综合观察各种表现形式。

3. 缺乏自我保护能力　婴幼儿没有独立生活的能力，自我防护能力差。同时，儿童生性好动，好奇心强，也容易发生意外伤害事件。

4. 心理承受力差　患儿离开熟悉的家庭环境，来到医院，陌生的环境加之疾病引起的痛苦常常会产生紧张、恐惧的心理，有的大声哭闹，有的不敢说话，有的东张西望，有的与医务人员不合作等。

（二）护理工作特点

1. 以患儿及其家庭为中心　儿科患者大多没有独立的社会行为，其就诊行为很大程度上是家长的一种行为。儿科护理人员要重视不同年龄段儿童的特点，也要关注儿童家庭成员的心理感受和服务需求，要与儿童和家长建立良好合作关系，鼓励和支持家庭成员有效参与儿童的照顾，发挥其家庭的功能。儿科护理人员要向儿童及其家庭提供预防保健、健康指导、疾病护理的知识和技能，帮助儿童及家庭建立良好的健康信念和健康行为，达到预防疾病和促进健康的目的。

2. 重视身心整体护理　无论是生理还是心理，儿科患者均处于成长发育的特殊阶段，也尚未建立起稳定的道德观、价值观。因此，儿科护理工作既要满足儿童的生理需要和维持已有的发育状况，还要维护和促进儿童心理行为的发展和精神心理的健康；除关心儿童机体各系统器官功能的协调平衡，还应使儿童的生理、心理活动状态与社会环境相适应，并应重视环境带给儿童的影响。

3. 专业素质要求较高　现代儿童大多是独生子女，小儿一旦生病，全体家庭成员陪伴照顾。由于他们对疾病认识不足，表现焦虑，恐惧，甚至质疑，护患冲突和矛盾日益增多。这就要求护理人员具有全面的业务素质、良好的身心素质、丰富的临床护理与抢救经验，以及较高的职业道德修养，还要求护理人员具有良好的沟通技巧，否则，就难以胜任儿科的护理工作。

二、儿科患者的护理伦理问题

1. 诚实与守信问题　儿童处于生理心理发育的快速时期，他们对事物充满好奇，并通过有意无意模仿来学习。医务人员的言行举止是他们在住院环境中获得信息的资源。因此，儿科护理人员首先注意的问题是诚实守信。在对患儿进行治疗护理的过程中，对于哭闹好动、不愿配合的患儿，护理人员应该采取恰当的方式安抚患儿，不应该以谎言达到一时的目的，或者以不可能实现的语言或承诺来换取患儿的信任。否则，患儿会有被欺骗的感受，同时，还无形中学到用谎言实现一定的目的。

2. 教育与引导问题　儿科护理人员除了担负治疗护理及生活照顾工作外，还应做到对患儿进行良好的教育与培养，从而促进患儿健康的成长。教育儿童，是家长和护理人员的责任，也是全社会的责任。因此，儿科护理人员要创造良好的就医环境，为患儿提供一个特殊的接触社会的机会，在诊疗活动中，给予积极的引导和教育，鼓励患儿正确面对生活中的应激事件，对于年龄较大患儿，支持其发挥自我护理的能力，增强其自信心。

三、儿科患者的护理伦理规范

1. 爱护体贴，尊重理解　关心和爱护孩子是我国的传统美德之一。作为儿科护理人员更应该热爱孩子，关心体贴患儿。患儿离开熟悉的家庭环境来到陌生的医疗环境，面对陌生的医护人员，患儿的表现各不相同，有的恐惧哭闹，有的沉默不语，有的抗拒饮食，有的任性而顽皮，儿科护理人员应理解患儿的各种表现，并像孩子父母一样关心他们的情绪反应和心理变化，从而缓解其负面情绪，增加其安全感。

对生长发育不同时期的儿童，采取不同的对待方式。如学龄期儿童，由于其自我意识的发展，要尽量满足他们对疾病知识了解的需求，如用容易理解的方式讲解疾病的发生，日常生活注意事项，帮助他们建立良好的习惯等；对于有生理缺陷的患儿要尊重他们，给予更多关心体贴，取得他们的信任，避免伤害他们的自尊心，促进他们身心健康发展。

2. 细致观察，操作规范　儿科患者发病急，病情变化快，要求护理人员细心看，仔细听，善于在细微变化中观察并发现问题。如年龄较小的患儿不会诉说病情，护理人员应细致观察病情的变化，包括患儿的精神状态、生命体征、吸吮、咳嗽的特点，排便的变化及哭声等，以便及时发现病情变化的征兆，做出分析、判断，及时报告医生，配合处理。同时密切观察患儿用药后的反应，特别是药物的毒副反应，如长时间使用链霉素的患儿可导致听神经损害，从而引起永久性耳聋；过量使用氯霉素可引起再生障碍性贫血等。由于儿科患者的语言表达能力、理解能力等随年龄的不同而有很大的差异，护理人员要随时观察患儿的情绪变化、表情反应等。而在对患儿进行侵入性操作时，要谨慎规范，动作准确、轻柔，稍有不慎或用力过大，会误伤组织、器官，甚至发生医疗事故。

3. 积极沟通，耐心解释　儿科护理人员应本着对患儿及整个家庭负责的态度，与患儿及家长进行积极有效沟通。儿童在 8 岁前，语言沟通能力相对差，抽象思维发育不成熟。交谈时，护理人员要吐字清晰，注意用词、语速、语调。在体态上，护士应保持目光接触，表情温和，面带微笑，尽量与患儿视线保持水平，必要时可坐下或蹲下。根据情况，在适当时给予患儿拥抱或者抚摸传达关心、安慰。也可以尝试听儿歌，做游戏的方式和患儿进行沟通。与家长沟通

NOTE

时，儿科护士首要任务是取得家长的信任。应积极热情，展现自身良好专业素质，体现对患儿健康状况的关心，同时耐心倾听家长的观点和想法。由于担心患儿病情，家长容易产生怀疑，表现出心情烦躁，挑剔易怒。护士应学会换位思考，针对家长的问题给予相应解答。

由于承担患儿照顾者的家庭成员不同，对疾病的理解程度和配合程度也不同，或者出于对患儿所患疾病过度担忧，同一个问题会反复咨询，我们护理人员要耐心细致解释，避免患儿家长的担心，积极配合医疗护理。同时，对于一些特殊技术护理，我们要及时告知，积极沟通，避免延误患儿病情。

4. 重视保健，做好预防 由于重视儿童保健，使营养不良、肺炎、腹泻等多发病常见病的发病率和病死率明显降低。儿科护理人员有责任为促进儿童的健康发育向其家庭提供相关的健康保健知识，做好儿童疾病的三级预防。在儿科门诊、儿科病房，护士可通过多种方式，如在门诊、病房走廊悬挂宣传展板，通过播放儿童健康教育视频等，向家长讲解合理喂养和儿童膳食安排、日常护理、体格锻炼相关知识，意外伤害预防措施，以及常见病家庭护理措施，如上呼吸道感染的预防及护理等。家庭是儿童生活的中心，指导家长重视儿童心理、情感发育问题，重视家庭社会等环境的影响，给予儿童合理的爱和教育，保证儿童的健康成长。

第三节 老年患者的护理伦理

老年人在过去的几十年中为社会做出了巨大的贡献，在自己的晚年仍在继续以新的方式创造新的价值。因此，老年患病应得到最佳的医疗保健服务。人进入老年后都会出现生理老化，加之储备力的消失，进而出现病理变化，故易于患病。因此，了解老年人的生理心理变化，可以为老年患者提供最佳的服务质量，有利于遵循老年护理的道德规范。

一、老年患者护理工作的特点

（一）老年患者的特点

1. 生理变化 随年龄的增加，老年人在生理上处于明显的衰退阶段，表现为器官、组织、细胞的自然老化，功能日益减退，机体免疫力下降，常见表现如视力障碍、耳聋、行动不便等。老年人患慢性病较多，诸如高血压、冠心病和糖尿病等，有的同时患有多种疾病。

2. 心理变化 老年患者的性格特征表现为，主观急躁、猜疑保守、自卑和以自我为中心。时常对疾病产生恐惧，大多表现为精神过度紧张，一方面由于疾病造成的痛苦或意识到自己的疾病预后不良；另一方面是对环境的恐惧紧张，抑郁，焦虑。有的老年患者情绪易受客观因素的影响，容易激动，甚至不配合医护人员工作。有的老年患者缺乏客观冷静地听取他人意见的宽容性，喜欢周围的人恭敬他、顺从他。

（二）护理工作特点

1. 护理工作量较大 久治不愈的慢性病病程，疾病所致的疼痛和不适，治疗的痛苦和麻烦，往往致使一些老年慢性病患者消极沮丧、丧失信心，对自己的价值产生怀疑，甚至不相信疾病会好转，表现为依从性差。如拒绝执行治疗方案，不按时按量服药，消极等待最后的归宿。有的患者焦躁不安，易发脾气，埋怨护理人员未尽心尽责，责怪家人不悉心照料；还有的患者将患病习惯化，按时打针吃药休息，心安理得地接受他人照顾，缺乏恢复正常生活的心理和思想准备。

2. 护理难度大 老年人群中的常见病，诸如心脑血管病、恶性肿瘤等，病情多危重，对护理工作要求较高。老年患者因各器官功能衰退，行动不便，反应迟钝，大多生活上需要他人协助或完全需要他人照顾。另外，老年患者大多对医院的人、事、物，缺乏信赖和安全感，他们往往在接受手术和药物治疗、生活护理时会提出各种质疑和要求，比较普遍的是要求在治疗和护理中得到特殊照料，这在很大程度上增加了护理工作的难度。

3. 心理护理要求高 老年患者的心理常有两种主要的表现。一种是悲观失望，无生存下去的信心，又害怕死亡过早来临，反复交代后事，渴望护理人员给予其足够的关注。另一种是沉默不语，对周围一切人，包括家属和医护人员厌烦甚至敌视。这两类患者大多不配合治疗，有的甚至拒绝服药打针，感情脆弱，容易烦躁发脾气。往往向护理人员探问自己的病因、病情进展以及治疗用药、手术的安全性，有的反复地询问疾病过程中出现的一些微小异常表现，非常关注预后情况，希望获得高质量的医护服务和早日康复。有的患者认为自己阅历多，对自己所患的疾病有一定的了解，怀疑诊断的正确性，向护理人员提出各种质疑。

二、老年患者的护理伦理问题

1. 给予适当的关怀问题 对老年人在生活和健康方面给予适当的关怀和照顾是非常必要的，也是社会文明的标志之一。但近年来一些学者提出这样的观点：接受过多的帮助和无微不至的关怀，不但对老人不利，而且可能有害。德国和美国的心理学家研究发现，对老年人过多帮助反而会加速他们的衰老过程。研究人员指出，护理人员在工作中对老人关怀备至，包揽老人生活中的一切事情，包括能够自理的事情，是过度关怀。这种过度关怀，会使老年人对护理人员产生强烈的依赖心理，无法按照自己的意愿和喜好安排生活，从而使老年人失去了主观能动性，加剧了其身心的衰老过程。因此，对于老年人自己能够处理好的事情，最好由他们自己完成，这样老年人可以勤动手脚、动脑，有助于身心健康。

2. 老年护理模式问题 随着老年人口的增加，医疗需求必然扩大，医疗费用支出也随之上升，从而加重社会和家庭的困难，使医药卫生资源分配发生困难。老年人行动不便、反应不灵敏及经济困难将会使老年人看病难、住院难的问题愈显突出。对老年患者的护理不仅仅是护理伦理的要求，也是社会公德的体现，应本着关怀、敬重、真诚、平等的原则。在我国，由于专业护理人员缺乏，真正意义上的老年护理处于探索阶段，尚未形成规模与体系，制约着老年护理的进一步发展。

3. 老年人自身价值实现的问题 随着老年人群队伍的扩大、每个人老年期的延长以及家庭规模的缩小，对老年人的身心照料已不仅是老年人个人或家庭的事情，而且是全社会的事情。如果社会能合理开发和利用老年人的人力、智力资源，为其衣食住行、医疗、生活娱乐创造良好的环境和条件，不仅能促进社会的精神文明和物质文明建设，并可以使老年人的自身价值得到体现。反之，可能会引发老年人在物质和精神需求方面、心理负担方面以及财产继承、赡养照顾等方面的问题，影响社会的安定团结和文明进步。

NOTE

三、老年患者的护理伦理规范

（一）对老年人关怀的伦理原则

关怀、满足老年人的各种需求是社会、家庭和个人的共同责任。对老年人关怀是一种以老年人为中心的服务。这种服务涉及生理和心理、物质和精神、自然和社会等多方面需求。对老年人不仅要给予物质上的帮助，而且还要施以精神和伦理上的关怀。对老年人的关怀应该遵循健康、尊重和自立互助等伦理原则。

1. 健康原则　健康原则是对老年人关怀伦理原则的基础，它统领着尊重和自立互助的原则。随着年龄的增长，人体各种细胞、组织、器官的结构与功能逐渐衰老。如何延长寿命，保持健康就成为老年人面对的首要问题。倡导健康，必须摒弃无病即健康的狭隘健康观念。世界卫生组织在其宪章中明确指出：健康不仅是没有疾病或身体虚弱，而且还要有完整的生理、心理和社会的安适状态。因此，对老年人关怀的健康原则必须从现代健康观的要求出发，积极地提倡和实现健康老龄化。倡导健康原则，实现健康老龄化可以使人们对老年人的社会价值进行重新评估：老龄化的社会并不一定是衰老的社会；老年人并不一定是社会的包袱。对老年人来说，最为重要的是拥有健康。健康将使他们拥有自助自立的能力，使老龄社会保持足够充沛的活力，同时还能减少老年人卫生资源需求和国家的负担，改善老年人生活质量，增强他们的幸福感。

2. 尊重原则　尊重原则是对老年人关怀伦理原则的外在表现，是对老年人关怀的主体的思想和行为的要求。尊重原则的基本含义是对人应该尊重。在此引申为对老年人的人格和权利的尊重。长期以来，年龄本身就是一种地位的象征。在很多社会里，年纪越大的人在社会中的地位也越高；因为老年人代表着经验和智慧，受到全社会的尊敬；而在另外一些社会中，老年人则被看作是过时的、没用的，年纪越大社会地位越低。在我国由于市场经济的冲击和经济的发展，仍然存在淡漠亲情、轻视和虐待老人的现象，但是尊重老人、建设家庭美德仍然是中华民族的优良传统和社会主义精神文明建设的重要内容。因此，要真正提高老年人的社会地位，除了要改善他们的经济状况和增强他们的独立性、文化修养之外，还要在全社会范围内倡导尊重老年人的风气。尊重老年人，就是尊重生命和人权，就是尊重自身。尊重老年人，有助于建设社会主义和谐的人际关系，有助于建立老年人的自尊和自重，有助于营造安定团结的社会环境。

3. 自立互助原则　自立互助原则是对老年人关怀伦理原则的内在要求。自立互助原则的基本含义是指老年人自身或相互之间为满足自身生存和发展需求的各种工作。它包括老年人本身的自我服务和老年人相互间的关心帮助。从内容上看，自立互助原则是由生存和发展这两方面构成。其中，前者是指经济上自养，生活上自我照料，健康上自我维护和心理上自我调适；后者是指不断学习新知识、顺应社会发展，发挥自身优势，互相帮助。倡导老年人的自立互助不仅是在家庭结构和社会人口年龄结构加剧变化的严峻形势下，社会实现可持续发展的要求，而且也是老年人提高自身生命质量，更有尊严，更有意义地度过晚年的需要。

（二）老年患者的护理伦理规范

1. 高度负责，周到护理　高度的责任心、爱心及奉献精神是护理老年患者应具备的素质。由于老年慢性病患者疗程长，易反复发作，因此要求护理人员应始终以高度的责任心及爱心予以悉心护理，多接近患者，多询问、多安慰和多鼓励。耐心细致地为患者调理生活，使患者安心住院治疗。同时，由于老年患者的临床症状和体征往往不太典型，不利于早期诊断、及时治疗以及正确护理。因此要求护理人员在护理老年患者的过程中必须细心观察，及时准确地发现患者的病情变化，积极采取治疗、护理措施，防止差错事故的发生。

2. 虚心诚恳，尊重理解　老年患者一方面较一般患者自理能力低，需要多方面的关照和支持性服务；另一方面自尊心较强，对医护服务质量的期望值较高，有的患者经常会对护理工作提出意见，甚至责难，因此要求护理人员虚心诚恳地听取患者的意见，谦逊和蔼地同他们交谈，使患者感到温暖和愉悦。患者提出的合理建议和正确意见，应该积极对待。老年患者因身心方面的原因，对自己病史、症状、治疗效果等表述不清楚，护理人员要给予理解。有些老年患者由于对医学知识缺乏，或听不懂普通话，在医护人员与其沟通交流时，患者有时不容易理解医务人员的问题和解释；有的老年患者因失语、失聪，增加了护患之间的沟通难度。护理人员要有耐心向患者解释，尽量使用通俗易懂的语言，避免使用专业性术语，必要时使用形象的手势动作，以帮助老年患者理解护理人员的意图，或通过患者的亲属转述，对识字者也可以采用文字交流，以增强沟通效果。

3. 重视心理，耐心疏导　伤感、孤僻、抑郁、好激动、无力感是老年患者的情绪特点。这种心智的变化不仅与躯体的变化有关，而且与生活环境、教育程度、社会地位有关。有的老年患者不讲道理，无故吵闹；有的老年患者常因一件小事被激怒，护理人员为他们的舒适和健康所做的工作，反而遭到他们的抵触。这就要求护理人员遇事要冷静处理，并给予极大地同情和理解，同时争取患者家属的配合，共同做好护理工作。有的老年患者对疾病转归失去信心，严重者悲观失望；有的患者因久病而行为退化，表现为一切依赖护理人员照顾，甚至连能自理的日常生活起居也依靠护理人员完成。对这些患者，护理人员要耐心疏导，充分调动患者主观能动性，防止消极情绪的产生。

4. 满足需求，自我护理　虽然老年人的各系统功能下降，但一些老年人心理上却不愿意过多依赖他人，尤其是独立性比较强的老年人希望尽自己努力恢复到生病以前的状态。护理人员教他们掌握常用自我护理知识和技术，如血压计、血糖仪的使用，提高其自我护理的能力。对于生活不能自理的老年患者，要帮助他们在身体条件允许的范围内最大限度地恢复生活自理能力。同时，护理人员要指导家属合理的满足老年人的需求，不要过度保护和照顾，这样会使老年人产生心理压力，觉得自己成了家庭的负担，不利于老年患者心理健康。而对于高龄的空巢老人，护理人员应尽可能给予帮助和指导，也可联系社区服务中心，共同采取多种行之有效的方法去保障空巢老人的健康。

第四节　精神障碍患者的护理伦理

我国精神障碍学家栗宗华曾经说过，内科和外科患者的病史是用笔墨写的，而精神疾病患者的病史是用血和泪写的。任何人生了病都是不幸的，患了精神疾病的人则格外不幸。由于精神疾病患者的病因、症状、体征不同于其他科室患者，因此精神科护理有其特殊的护理道德规范。

NOTE

一、精神障碍患者护理工作的特点

（一）精神障碍患者的特点

1. 行为障碍　可表现为各种行为的障碍，如在工作以及料理家务等方面有很大困难，对自己的事情毫不关心，甚至没有任何打算。活动减少，可以连坐几个小时没有自发活动，有的患者忽视自己的仪表，不知打理个人卫生，严重时患者保持一个固定的姿势，不语不动，不进饮食，对任何刺激均无反应等。

2. 感知觉障碍　最突出的感知觉障碍是幻觉，最常见的是幻听，多半是言语性的，如有的患者听到有声音议论他的好坏，或听到有声音不断地对自己的行为评头论足，也有患者可以在幻听的支配下做出违背本性不合常理的举动。有的也出现其他幻觉，如有患者拒绝进食有可能因为闻到食物里有毒药的味道等。

3. 思维及思维联想障碍　如妄想，最多见的是被害妄想与关系妄想，患者交谈时经常游移于主题之外，尤其是回答医生的问题时抓不住要点，病情严重者言语支离破碎，根本无法交谈。有的患者说话绕圈不正面回答问题，有的患者表现为思维贫乏、缺乏主动、回答问题异常简短。

4. 情感障碍　主要变现为情感平淡或淡漠，不仅表情呆板缺乏变化，同时缺乏肢体语言或不做任何辅助表达。如有的患者同人交谈时很少与对方有眼神接触，多茫然凝视前方；对亲人感情冷淡，少数患者甚至出现情感倒错。

（二）护理工作的特点

1. 患者配合的困难性　精神障碍患者自制力差，不能像其他科室的患者那样叙述身体不适，患者的有关信息和资料基本来源于其家属或其他人员，这就给病情观察带来一定困难。护士在为患者进行治疗护理时，有一些精神障碍患者缺少对疾病的自知力和自制力，强烈反对接受各种必要的检查。患者不合作的行为给护理工作带来一定难度。

2. 保证医嘱的执行　有一些精神障碍患者发病时，其思想、感情和行为常常超出社会一般人的行为规范，对自己的行为缺乏自控能力，甚至强烈反对接受各种必要的治疗和护理工作；还有一部分患者可能因为意识障碍或者智力问题而无法处理自己的生活，如何使医嘱得以正常执行，是精神疾病患者护理的重要内容之一。

3. 心理护理的重要性　临床工作中，常见到外表正常或接近正常而内心极其痛苦的患者，心理护理的重点是启发和帮助患者以正确的态度认识疾病和对待疾病。护理人员不仅要知道患者的哪些表现是异常的，还要通过各种心理护理技术让患者认识到哪些是异常表现，如果有可能还要利用现有的相关理论知识帮助患者认识出现这些异常表现的原因，战胜疾病过程中可能遇到的各种困难等。

二、精神障碍患者的护理伦理问题

1. 知情同意的问题　由于精神疾病的影响，有些患者在疾病的某些阶段其正确做出决定的能力受到损害。那么，如何保证精神疾病患者在接受医疗护理或参与医学研究的过程中享有知情同意的权利？有两点特别值得注意：第一，有做决定能力的精神疾病患者应由自己完成知情同意过程；第二，没有做决定能力的患者的知情同意过程应由合法的代理人来完成。合法代理人一般为配偶、父母、其他直系亲属、一般亲属等。临床工作中通常的做法是根据精神科医生的临床判断来评估，除非患者的行为牵扯到法律问题。

2. 是否执行强制性治疗的问题 对于出现违法或者有自杀自伤行为的患者应由其监护人进行管教或治疗。我国对精神障碍人的入院程序和强制性医疗尚无具体规定。一般由其监护人同意医师签字认可即可住院。但近年来也有多起关于有精神障碍的人住院否认有病，转而起诉医院侵害名誉权的民事诉讼，应引起重视。

三、精神障碍患者的护理伦理规范

1. 尊重患者，保护隐私 1977 年第六届世界精神障碍学大会上一致通过的《夏威夷宣言》中指出："把精神错乱的人作为一个人来尊重，是我们崇高的道德责任和医疗义务。"

精神疾病患者由于精神创伤，失去正常思维，需要人们的同情和关注。护理人员在护理过程中要尊重患者人格、尊严、权利和自主性。把患者的利益放在首位。在任何情况下，都要以真诚、友好和共情的态度服务患者，不能有任何歧视、耻笑。当遭遇患者因疾病发作而情绪冲动时，应忍让克制，对正当要求要尽力予以合理回应，要保护患者的一切正当权益不受侵犯。患者的隐私严加保密，不可作为谈话的笑料。不允许无关人员翻阅患者病历，了解患者的病史、病情、预后等，护理人员要为其保密。

2. 诚实守信，知情同意 无论在任何情况下都要自觉、严格准确地完成护理工作。那种认为精神障碍患者"糊涂"，少做一点也没有关系的做法，是缺乏道德责任的表现。关于患者的病情，必要时，与医生一起告诉患者真相也是非常关键的护理内容。在护理精神障碍患者服药的过程中，一些精神障碍患者由于精神失控，可能出现拒服、扔药、抢药、藏药等行为，决不允许利用患者价值观念上的倒错，图谋不轨。同时，坚决不可在患者冲动时或极端不配合治疗时，马虎从事。

3. 适时约束，确保安全 部分精神疾病患者对自己的行为缺乏自知和自制能力，不能判断自己行为所产生的善或恶的后果，因此，为避免患者危害社会、他人，伤害自己的行为发生，护理人员必要时可以采取强迫治疗或行为控制等措施约束患者，这是合乎伦理要求的。但是，如果医护人员将强迫治疗或约束患者当作报复、恐吓、威胁患者的手段，则是极不人道的行为。

第五节 肿瘤患者护理伦理

肿瘤（tumour）是机体中正常细胞在不同的始动与促进因素长期作用下所产生的增生与异常分化所形成的新生物。肿瘤分为良性肿瘤、恶性肿瘤、肉瘤、母细胞瘤等。本节所言肿瘤是指恶性肿瘤，即癌。

一、肿瘤患者护理工作的特点

（一）肿瘤患者的特点

1. 心理问题突出 肿瘤患者面对死亡威胁承受着巨大的心理压力，护理人员要了解肿瘤患者的心理反应特点，认识肿瘤患者的正常心理反应和调节过程。一般最初反应期表现为震惊、怀疑、否认、绝望；烦躁不安期表现为焦虑、抑郁、无助、无望、自责、悲伤、失眠、食欲不振、无法集中注意力、日常生活被打乱等；适应期表现为能冷静地面对现实，接受新信息，配合治疗，会利用不同的应对方式和应对策略处理面临的问题。正确对待肿瘤患者的适应性反应和异常的情绪反应。肿瘤患者在疾病诊断和治疗过程中会出现一些正常的适应性反应，例如关心与诊断有关的信息、担心可能出现的疼痛或死亡、害怕诊断或治疗带来的副作用、担心复发或转移、轻度焦虑和抑郁、积极寻求新的治疗信息等。还要掌握肿瘤患者在治疗、复发和临终阶段的情绪变化。患者可能出现回避、术后反应性抑郁、严重且延长的术后伤害反应等；化疗可能引起预期性焦虑、恶心和身体形象的改变。在临终阶段，患者常常意识到病情的恶化和不可逆转，最常见的心理反应是恐惧，害怕被医护人员遗弃，害怕丧失身体功能和尊严，害怕疼痛，放心不下家人和未完成的事业等。

2. 自身免疫功能下降　由于恶性肿瘤的无限制生长导致机体免疫力下降，感染发病率及感染后的病死率均较高。而某些治疗措施如放疗、化疗、手术等有可能使其免疫功能进一步下降。精神应激等心理因素可明显抑制免疫系统功能，使机体免疫细胞自我识别和吞噬功能降低。

（二）护理工作的特点

1. 重视心理、社会因素对疾病的影响　肿瘤对人们的心理、社会和情感的稳定性影响很大，特别需要专科护士的关怀及理解，这要求护士必须具备心理学、社会学的知识，通过交流和疏导以调动患者内在的应对危机能力，坚定与肿瘤做斗争的信念，主动参与并配合治疗，以达到良好的治疗效果。

2. 预防并发症和减轻不良反应　肿瘤患者治疗过程中引起的副作用可能远远多于疾病本身所致的症状。因此护士应重视预防、控制和减轻放、化疗副作用；针对手术患者要做好术前指导及围手术期护理，预防并发症的发生。做好这些工作对保证患者顺利完成治疗起着十分重要的作用。

3. 重视生活质量　肿瘤科护士要通过指导各种功能锻炼方法，再造器官自理训练等，使肿瘤患者恢复正常自理能力，帮助其重新适应在家庭、社会中的角色，为其重返社会和工作岗位创造条件。肿瘤发展至终末期时，护士尽可能地为晚期肿瘤患者提供舒适的环境、减轻其痛苦，实施临终关怀，维护临终患者的尊严，帮助他们平静、无痛苦地走完生命的最后旅程。

4. 支持帮助肿瘤患者及其家庭/家属　肿瘤患者面对威胁生命的疾病承受着巨大的心理压力，有的患者表面上乐观、开朗，实际可能隐藏了真实的感受以避免家人替他们担心。他们需要情感上的支持。责任护士在患者出院前对其家庭及环境进行评估，帮助患者适应家庭生活，并协助照顾患者的家属解决出现的困难。对失去亲人的家庭，帮助他们适应改变的情况，达到新的平衡。

二、肿瘤患者的护理伦理问题

1. 患者病情的告知的问题　从护理伦理学的角度看，知晓疾病的真相是患者应有的权利，有助于患者更主动地适应今后的生活和环境。但是对于不良结果的告知，如果不考虑患者的心理反应和承受能力，则会增加这种负性消息的负面影响。可见，病情告知不只是简单地告诉或不告诉的问题，而是涉及伦理原则和工作的方式、方法，它包括应该告诉谁，以及如何告诉等问题。

2. 患者拒绝治疗与维持患者生命的矛盾问题　对于现代医学判定不可救治，痛苦异常的肿瘤患者，他们的生命价值已经丧失，要帮助他们避免极度痛苦，让他们平稳、安详和无痛苦地走向人生的终点。当然，患者有选择自己死亡方式和时间的权利，应尊重他们自主做出的决定，目前，绝大多数国家不允许安乐死。由于医学的诊断率目前不可能达到100%正确，如果某些患者不接受继续治疗可能会错过病情自然改善的机会、继续治疗可望恢复的机会、新技术和新方法的产生使该病得到治疗的机会。这就要求医生、护士及其他专业人员的医疗行为在道德上应给予适当的告知。如果医护人员违反患者的意愿，即使是为了挽救患者的生命，在伦理上仍是不当的。如果患者没有做出自我决定的能力，可由监护人（父母、子女）作为代理人做出决定。代理人应立足于患者最佳利益的原则和公正的原则，并与负责患者治疗的医护人员进行充分讨论后做出决定。

3. 卫生资源分配与患者实际需要的问题　晚期恶性肿瘤患者医疗费用昂贵，花费大量医疗卫生资源仅仅是延长几十天或几天的生命。那么，是否需要耗费过多的医疗资源，不惜代价地延长他们的生命？还是将这些医疗费用、卫生资源节省下来，用于治疗可以康复的患者？如何合理、公正、有效地分配有限的卫生资源才符合患者的实际需要？这让医护人员处于两难境地，在伦理选择上很难兼顾。

三、肿瘤患者的护理伦理规范

1. 重视心理，提供支持　语言是一种直接和有效的沟通方式，可以给肿瘤患者提供情感支持，恰当的语言给予患者最大限度的支持和鼓励。对于积极接受并配合治疗和护理的肿瘤患者，如他们的疾病进展被控制，病情没有发生进一步的恶化，身体状况得到改善，护理人员应多肯定患者的身体状态和精神状态，以增强他们康复的希望和信心。在安慰和鼓励患者的同时，指导其家属、亲戚、朋友提供情感支持，强化患者被爱和被需要的心理，以激发他们抗病的斗志。护理人员应主动给肿瘤患者介绍成功的病例，介绍先进的医学科学技术和医学发展信息，保护患者的希望，激励患者不要放弃希望。但在对患者进行相关疾病知识的健康教育时，应简要告知患者有关化疗药物副作用的信息，让患者有心理准备。同时，根据患者的实际情况，给予切合实际的指导，让其了解如何配合治疗、护理和康复，满足他们希望被理解、被体谅、被接纳的心理。总之，护理人员要详细了解患者的心理需求，并通过有效的语言沟通策略以激励和保护患者的希望。帮助患者在病程中的每个阶段都能够使用各种认知方式进行心理调适，能够基本上了解病情的严重性，又不至于陷入抑郁状态，从而产生和保护希望，激励抗争精神。

2. 同情体谅，耐心沟通　肿瘤患者在心理上很脆弱、很敏感，期望被尊重、被同情和被理解。所以，护理人员要采用换位思考的方式，理解和体谅患者的心理挫折和压力，主动接触患者，并提供帮助和指导。护理人员需要经常巡视病房，了解患者的需求，帮助他们解决各种实际问题和困难，尤其是在患者遭受疼痛或者不舒适时，护理人员的巡视和关心以及各种切实有效的解决措施，能够使患者真正感受到被关心和被支持，尤其对于没有家属陪床的重症患者更要提供细致周到的护理服务。此外护理人员应满足肿瘤患者对知识和信息的需求。有些肿瘤患者感到疾病知识方面的信息缺乏，护理人员应通过多种途径为患者提供相应的知识和信息，如在操作之前给予说明和解释。有的患者对信息需求较详细，护理人员要多做一些解释，让患者在理解的基础上配合治疗和护理。作为护理人员应把对患者的关心和情感支持落实在日常的护理工作中。许多濒临死亡的患者最大的恐惧就是害怕孤独的死去，他们想要家属的陪伴。对于家属，在患者生命最后阶段能够陪伴在患者床旁，将有助于他们度过最后悲伤阶段。但是，医院的探视制度一般不允许有太多家属探视或者陪伴。这样，家属可能会失去与患者在一起的最后机会。

3. 尊重理解，恰当告知　病情的告知需要医护人员与患者进行谨慎地沟通，以达到既能满足患者对疾病的知情权，又不会导致患者出现突然和严重的心理应激，最终力求达到相对较满意的效果。

国际上比较通用的病情告知的基本原则是：第一，在疾病诊断的过程中，诊断结果确定以后，尽早让患者有面对坏结果的心理准备。第二，由一名高年资的有肿瘤病情告知经验的医生与一名护理人员一起，告知患者这种结果。护士在场的目的是护士能够为患者提供所需的情感支持和必要的信息，并且能够对患者的心理反应进行随访。第三，以一种缓慢的渐进性的方式告诉患者病情，并实时评估患者的心理反应、心理承受能力和应对方式，即以患者能够接受的速度告诉患者，给其时间做出反应，让患者有权自主选择需要对病情完全告知或者部分告知。第四，选择在充满情感支持的环境氛围中告知病情，同时建议患者家属在场，并帮助记忆有关信息。第五，医护人员通过给患者提供专业支持和安慰，帮助患者树立治疗疾病的信心。第六，与患者讨论和回答他们的各种疑问。

在我国，有关肿瘤患者的病情告知沿用以家庭为中心的决策制定。一旦肿瘤被确诊，医生首先会将患者的病情、治疗和预后告知家属，尤其是在家庭中能够起主导作用的核心成员。如果家属要求医护人员不要告诉患者本人肿瘤诊断，医护人员将答应尽量保守秘密；否则，医生将会在合适的时间，采用比较间接的含糊的方式告诉患者疾病诊断。事实上，许多肿瘤患者希望慢慢地或间接地知道自己的病情。不同的患者及其家属对病情告知持有不同的态度。因此，护理人员应该尊重患者及家属的意愿，减轻其心理负担，提高其治疗依从性，以期获得较好的治疗效果和患者满意度。

4. 健康教育，预防为主　随着人民生活水平的提高，人们不仅注意防病、治病，还注意卫生保健。为了维护人类健康，在肿瘤预防方面，护士应走向社会，开展防癌普查、咨询讲座、科普宣传等，普及有关防癌知识，帮助人们改变各种不利于健康的行为习惯，建立科学的生活方式及自我保健意识和能力，使肿瘤三级预防得以大力宣传，提高人们的健康水平。

【案例与思考】

2010 年 5 月 12 日，58 岁的湖南人蔡丙林因胃出血被送往广州某医院接受检查和治疗。医院消化科通过胃镜检查发现，老人胃底部有一个肿块并不断出血。CT 检查进一步证实，在老人脾胃之间有一个约 20cm 的恶性肿瘤。蔡丙林办理了住院手续，家属和院方初步商定，5 月 18 日进行介入性治疗。手术前一天，蔡丙林家属接到手术推迟的通知，原因是缺少病理检查和免疫组化报告。蔡丙林女儿蔡首容随后将父亲送到放射科接受检查。当日下午检查后，在电梯上遇到了接诊的外科主任和主治医生。蔡首容回忆当时主治医生突然说了一句："其实已经确定是恶性的了，都是他们（放射科）要检查确定。"

一句不经意的回答，老人的情绪自此骤然改变，病情也持续恶化。5 月 21 日，蔡丙林突然对探望的朋友说："你们不用骗我了，家里人不告诉我，你们不告诉我，但是医生说了。"1 小时后，蔡丙林从 10 楼跳下，跌到了 2 楼平台上身亡（摘自《南方日报》，2010 年 5 月 25 日）。

1. 此案例给了我们哪些护理伦理启示？
2. 面对肿瘤患者，保障患者的知情权是否应考虑其心理反应和承受能力？
3. 结合本案例，谈谈如何把握肿瘤患者病情告知方式？

【复习思考题】

1. 妇产科患者护理过程中涉及哪些伦理问题？
2. 儿科患者的护理应遵循哪些伦理规范？
3. 对于肿瘤患者，国际上较为通用的病情告知的基本原则有哪些？

第九章   特殊岗位的护理伦理

【学习目标】
　　识记：能正确列举急诊室、手术室、重症监护室、传染病区的护理工作特点。
　　理解：能用自己的语言正确阐述急诊室、手术室、重症监护室、传染病区的护理伦理规范。
　　运用：能应用护理伦理学的理论，针对在急诊室、手术室、重症监护室、传染病区的护理
　　　　　工作中出现的伦理问题，进行初步的评判及分析。

　　临床特殊岗位较多，如急诊室、手术室、重症监护室、传染病区等，这些岗位的人际关系及护理工作都有特殊之处，容易出现各种护理伦理问题。正确认识特殊岗位的护理工作特点，明确特殊岗位的护理伦理规范，正确分析和认识造成护理伦理问题的原因，对帮助护士做出合乎伦理的决策、提高护理质量有着重大的意义。

第一节   急诊室的护理伦理

　　急诊室是医院抢救突发、紧急、危重患者的重要场所。急诊的目的就是使用快速有效的方法，缓解患者的急性发作的症状，为治疗争取时间。

一、急诊室护理工作的特点

　　1. 随机性　急诊患者发病突然，因而就诊时间、人数、病种、病情危重程度等都难以预料，具有很大的随机性。随着社会的发展，各种突发事件的增多，短时间内可能有大批伤员到达并需要紧急处置与抢救，工作量骤然增加。急诊护理人员必须常备不懈，包括思想、业务、急救设备和抢救药品的保障，随时都能应付紧急情况下的急救需要。

　　2. 紧迫性　急诊患者病情紧急，变化快，还有许多患者神志不清、意识模糊或意识障碍，不允许按部就班地进行询问和评估，而是需要立刻投入抢救。因此，急诊护理必须争分夺秒，尽量缩短从接诊时间到抢救的时间，挽救患者的生命。

　　3. 主动性　急诊患者发病急，病情变化迅速，往往涉及多系统、多器官、多学科，要求急诊护理人员有准确的判断能力，及时通知相关科室的医生进行诊治与抢救。在医生到来之前，护理人员除了严密观察病情变化，做好必要的抢救准备工作外，还应根据病情的需要，主动及时给予紧急处理，如吸氧、吸痰、心肺复苏、监测生命体征、建立静脉输液通路、血型交叉检验、配血等，为医生诊断、治疗提供必要的帮助，赢得抢救成功先机。在医生到来之后，护理人员应机敏镇定地与医生密切配合，全力以赴，挽救患者生命。

二、急诊室常见护理伦理问题

1. 及时抢救与妥善诊治的问题　急诊患者病情较重，需要得到及时快速的救治。可以说，救治工作的成败很大程度上取决于抢救时机的把握，但同时，确保诊治的正确性也是救治工作成败的关键因素，二者缺一不可。急诊患者病情变化较快，要求护理人员当机立断，果断采取相应的措施，否则就会延误抢救时机。而正确诊治需要一个过程，如化验、超声波、X线拍片、心电图等这些常见的检查都需要一定的时间。作为急诊室的护理人员要妥善处理好二者的关系，尽快、尽早地做出最好的处理，以患者的利益为重，不瞻前顾后，要勇于负责、果断决策、迅速行动。如果单纯为了追求及时而没有准确诊疗，很容易贻误患者的生命，而反过来，如果单纯为了准确，就会出现患者罪受了、钱花了、病查清了，但抢救时机却失去了。

2. 果断处理与患者权益的关系问题　果断处理是指在患者面临风险或护理人员处于两难决策困境时，能快速做出决定，选择最合理的方法进行抢救。但由于抢救时机的紧迫性，往往缩短了与患者或家属的沟通时间，患者的自主权会受到一定影响，特别是患者有生命危险时，有的甚至来不及与家属或患者沟通，事后往往因为他们的不理解而出现一些纠纷。因此，作为急诊室的护理人员，一定要权衡二者的关系，在需要果断处理时，一定要慎重考虑，主动救治，选择符合患者最大利益的决策，同时尽可能做好沟通工作，取得患者或家属的配合。

3. 繁忙的工作与患者的沟通问题　急诊室的工作忙碌而紧张，没有很多的时间与患者或家属仔细沟通，而急诊患者或家属因病情危急，心理处于紧张、恐惧状态，非常希望了解患者的病情发展和治疗情况，得到护理人员的关心、鼓励。因此，作为急诊室的护理人员，应在繁忙的情况下，用简洁、适当的语言安抚患者，告知病情，尽可能满足患者的知情需要和心理需求，取得他们的配合，提高抢救的成功率。

4. 救护能力不够的问题　急诊室由于伤病员比较多、病情复杂，如果在实施救护的过程中，因为护士的业务知识缺乏、操作技能差、工作经验不足等，患者的病情变化不能及时发现，或不能采用正确的方法对患者实施救护、缺乏应急能力和组织协调能力、对患者的询问无法做出正确的解答，有的甚至使患者的伤残进一步加重，这些均会导致护理风险的发生，引起纠纷和投诉。因此，作为急诊室的护士，应明确自身职责，勤练各种急救技能，在救护患者的过程中，尽可能做到准确、高效，如输液、注射时一针见血；插胃管、导尿时一次性成功；对心电监护仪、洗胃机、吸痰器等急救设备熟练使用，避免增加患者的痛苦和风险，赢得抢救时机。

三、急诊室的护理伦理规范

1. 急患者之所急的情感　急诊患者多为遭受意外伤害或突然病情恶化，如果抢救不及时，方法不得当，可能会导致死亡或留下严重后遗症。因此，急诊护理人员要积极抢救，牢固树立"时间就是生命"的观念，时刻突出一个"急"字。当重症患者入院后，护理人员应在短时间内迅速判断，通知医生，并主动进行抢救治疗，避免拖拉、推诿等不当行动。提供人性化服务，如安抚患者，让其感受到生命的希望，安慰家属，就近等候等。

2. 高度的责任感　急诊患者往往病情危重，有些抢救措施有一定的风险，承担一定的责任。在患者家属不在抢救现场的情况下，急诊护理人员要从患者利益出发，不失时机地妥善处理，如及时吸氧、洗胃、人工呼吸、胸外心脏按压、止血、输液、保留排泄物送化验等，并详细、准确地做好抢救记录；对因交通事故或打架斗殴可能导致法律纠纷的患者，要公正地反映病情；对待意识不清的患者，本着慎独的精神，提供耐心周到的服务。另外，护理人员应随时做好抢救的准备，积极防范工作中的薄弱环节，熟练掌握各种急救护理技术，熟悉各种突发事件的应急预案，如群伤、传染病、无名氏等应急预案，提高抢救成功率。急救设备时刻处于备用状态，避免意外情况的出现，如人工气囊漏气、电动洗胃机压力不足、吸引器负压不足等，避免因此酿成医疗事故和纠纷。在交接班、节假日等特殊时节，尤其注意加强责任心，做到工作制度化、规范化。

3. 强烈的同情心　由于病情较急，可能危及生命，患者和家属均处于极度焦虑、恐惧中，常把生命的希望寄托在医护人员身上，因此，护理人员不能辜负患者的信赖，应认真担负起救死扶伤的重任，争分夺秒、全力以赴地投入抢救护理中。同时，重视对患者及其家属的关怀，以良好的工作作风、温和的态度安慰他们的不良情绪。面对家属的不冷静，或提出不合理的要求时，护理人员应换位思考，同情、体谅患者或家属，耐心做好解释工作，沉着、冷静地处理，取得患者或家属的配合。绝对不允许护理人员在抢救过程中态度生硬、动作粗暴，也不允许护理人员漫不经心、闲谈说笑，这些都是不道德的行为。

4. 尊重生命的人道主义精神　尊重患者的生命是医学人道主义的最基本思想，它要求医务人员要不断提高职业责任感，主动积极救治患者的生命。急诊室中有不同病情、不同类型的患者，护理人员应一视同仁，尊重每一位患者。如对于急诊中的"三无患者"（无家属、无陪伴、无钱），护理人员应及时救治，并负责和协调就诊过程中的一切需要，实施特护或监护；对于自杀的患者，应像其他患者一样，以最佳的治疗护理方案进行急救。绝对不能歧视怠慢、讽刺挖苦，应保护患者的隐私，尊重患者的人格。在患者病情基本稳定后，医护人员应给予无微不至的关怀和耐心的开导，使患者敞开心扉，帮助患者摆脱悲观厌世情绪，重新树立生活的信心。

5. 团结协作的互助精神　急诊患者的病情复杂多变，涉及多个系统、多个器官，经常需要多学科、多专业医务人员协同抢救。护理人员要具有较强的应变能力，既要迅速通知相关专家会诊，又要严密监护病情；既要配合医生优先抢救生命垂危的患者，又要密切关注病情的细微变化并详细记录。大量事实证明，医护人员之间的默契配合可为抢救患者赢得宝贵的时机。因此，所有参加抢救的医生、护理人员、麻醉师、其他医技人员等都要团结协作、互相支持，体现团队精神。

第二节　手术室的护理伦理

手术是临床上治疗疾病的重要手段，它具有见效快、不易复发等优点，但同时又存在不可避免的损伤性、较大的风险性、失误的不可逆性、较强的协作性等特点。手术过程分为术前、术中、术后三个阶段，护理人员在手术前准备、手术中配合及手术后康复中给予不同的护理，使患者有充分的心理准备和良好的机体条件，增强手术耐受力，以最佳状态度过手术期，减少术后并发症，促进机体早日康复。

一、普通手术患者护理伦理

（一）手术患者的护理特点

1. 严格性 手术护理必须严格执行各项规章制度，不得随意更改。手术室有严格的无菌制度，如手术室要保持相对无菌、定期消毒，室内人员按规定进出手术室，杜绝闲杂人员入内等；术前有严格的术前准备，术中有严格的分工和操作要求，术后有严格的观察制度；术前、术中、术后都必须执行严格的查对制度等，这些制度要求护理人员认真执行、互相监督，以确保手术的成功和患者的安全。

2. 衔接性 手术护理包括手术前、手术中、手术后三个阶段，每个阶段的护理工作都由不同的护理人员承担。在不同阶段的交接和变更中，护理人员要主动介绍患者的情况，以保证手术过程的连续性和完整性。如果手术各阶段的衔接不好，就会影响整个手术过程，甚至造成手术的失误。

3. 协作性 手术护理的协作性体现在手术的全过程，尤其是手术中最为突出。手术的成功需要医生的认真诊断和娴熟的操作技能，需要麻醉师准确、安全的麻醉功效，也需要其他技术人员对仪器设备的精心检查和维护，还需要护理人员准确传递各种手术器械、精心护理手术患者，并发挥着承上启下和协调手术现场的重要作用。只有各类人员齐心协力，默契配合，才能确保手术顺利完成。

（二）手术患者常见的护理伦理问题

1. 忽视无菌观念的问题 无菌观念是外科学最基本的观念，是手术成功的关键因素之一，遵守无菌观念是手术室工作人员必须遵守的基本道德标准。由于手术室环境的特殊性和管理上的相对独立性，长期工作在手术室的医护人员易产生疲劳或投机心理，不能严格做好消毒灭菌工作；初次进入手术室的医务人员或实习人员，对相关的无菌要求了解不够，不能很好地遵守无菌制度；手术过程中无菌操作不严格，有污染的可能等，这些均是对无菌观念重视不够，应注意避免，确保患者的手术安全和健康。

2. 查对不严的问题 由于手术操作具有损伤性、危险性和失误不可逆行性，形成了手术室护理的严谨性。手术查对包括对患者的基本情况、手术部位、手术用物、用药、用血等的查对，要求认真核查，确保手术的正确性和安全性。若查对草率，不认真核对患者信息、手术部位、术中用药，或手术用物不仔细清点，仅凭感觉，这些均是不负责的行为，严重时导致弄错手术对象或手术部位，或手术体腔遗留物品，如敷料、手术器械等，从而对患者造成伤害。

3. 手术准备不足的问题 手术前有许多准备，包括患者准备、手术人员准备、用药准备、手术室及器械准备等，而这些准备是顺利进行手术的重要因素，任何一方出现问题都会对患者造成极大的伤害，甚至是危及患者的生命。特别是患者术前的心理准备、皮肤准备、肠道准备等，这些准备需要患者的配合。护理人员应本着高度负责的态度，耐心与患者沟通，仔细为患者考虑，充分做好手术前各种准备。

4. 身体部位暴露和隐私权问题 手术前要先对手术部位进行皮肤准备，而皮肤准备需要大范围的暴露手术部位的身体，包括一些隐私部位。这些身体暴露容易造成各种不良影响，一方面患者身体在陌生人前暴露时可产生焦虑、紧张心理，尤其是隐私部位的暴露，而明显的焦虑心理可影响手术的顺利进行；另一方面，手术后不及时遮盖身体，整理衣服，与患者平时的习

NOTE

惯相违背，严重影响了患者的生活形象。如果护理人员不注意保护患者的隐私，不重视患者的感受，让患者较长时间暴露身体，不保持其整洁，这些均与维护患者的人格尊严的伦理原则相违背。另外，一些外伤患者在手术救治过程中，责任方、伤者的家属朋友及新闻媒体等常常向医护人员了解伤情和预后等情况，如果不注意保护患者的隐私，将对患者的权利造成极大的伤害。还有，患者的相关资料的保密，如患者的既往病史、传染病史、所实施手术等个人信息资料，只能用于疾病诊治的参考，决不允许向其他无关人员泄露甚至将患者的隐私当成笑料传播。

5."放弃手术"问题   "放弃手术"是指医生对术前原本为危重患者或术中出现特殊情况，没有康复可能和治疗价值，在医生与患者家属谈话后决定终止治疗措施，任其自然死亡。虽然现代外科技术的发展，使过去的"不治之症"能得到有效地治疗，如晚期肝癌患者可以通过肝脏移植而获得新生。然而在手术时，由于社会、经济和医学本身的因素，并不是每一位患者都能得到有效的治疗，医务工作者有可能陷入对疾病无能为力的尴尬境地，即放弃手术。此时手术室护理人员不应抱有无所作为的敷衍心理，而应保持高度的同情心，严肃认真地履行职责，如仔细清点术中用物，防止遗留；耐心安抚患者或家属；对已被宣告死亡者，应认真做好临终料理，维护死者尊严等。

6.外科高新技术设备和物品应用的问题   由于手术对象的特殊性，大量外科高新技术设备和治疗手段得以广泛应用，如超声刀、氩气刀、结扎速、吻合器、超声吸引刀、各种一次性进口手术耗材等，这些无疑对保证手术的成功率以及危重患者的救治起着重要的作用，同时也明显减轻了医护人员的体力劳动。然而在医学高新技术设备带来巨大利益的同时，也伴随着许多的危机与伦理冲突。高额利润的回报，其结果势必使患者医疗费用大幅增长，使得有钱或所谓的公费医疗患者能享受"全面、及时、周到"的医疗服务，而一些经济困难患者则因无力承担巨额的医疗费用，而享受不到应有的医疗服务，导致社会公平原则和卫生资源的合理分配原则受到威胁和破坏。

（三）普通手术患者护理的伦理规范

1. 手术前的护理伦理规范

（1）加强疏导，消除顾虑   当患者知道自己必须进行手术治疗，并在手术通知单上签字后，心情往往很不平静，既盼望尽快手术解除痛苦，又担心手术失败危及生命。护理人员应设身处地为患者着想，解除他们的种种疑虑，使之以良好的心态接受手术。同时，护理人员还要协调好医、护、患之间的关系，避免恶性刺激，保证患者术前情绪稳定，身心处于最佳状态。

（2）美化环境，周密准备   患者因惧怕手术带来疼痛、伤害，从而表现出坐立不安、食不知其味、夜不能安眠。护理人员应向患者介绍手术医生、手术室的环境和流程，增加患者安全感。为保证患者术前能充分休息，护理人员应注意关门轻、走路轻、说话轻、操作轻。由于术前准备是保证手术顺利进行的基础，也是手术成功的必要条件，因此，护理人员要积极主动做好各项准备，包括患者的皮肤准备、心理准备、肠道准备、用药准备、仪器准备等；并根据需要指导患者术前练习，如深呼吸、床上使用便器、咳痰方法等，以利患者术后康复，预防术后肠粘连、肺部感染等并发症出现。

（3）权衡利弊，优化方案   医护人员要全面权衡，充分比较手术治疗与保守治疗之间、创伤代价与治疗效果之间的利弊，以及患者对手术的耐受程度、患者的期望等，在此基础上，确定手术的"最佳"方案。虽然手术治疗的选择是医生工作的范畴，但只有护理人员对此有充分的了解和认同后，才能更好地进行术前准备和健康教育。同时，护理人员还应认真评估患者情况，结合医生选择的手术耗材，尽量避免医疗资源的浪费，减轻患者的经济负担。

（4）尊重患者，知情同意　患者术前渴望了解手术方案、麻醉方式、术前注意事项及术后疗效。护理人员要详细地向患者介绍手术相关知识，使之了解术前戒烟、预防感冒的意义；术前禁食禁饮、皮肤准备、肠道准备的作用和方法等，以获得患者的主动配合。此外，在交代病情及手术同意书的时候，要选择适当的方式、适当的场合，将手术风险、手术方式、术中及术后并发症向患者及家属交代清楚。

2. 手术中的护理伦理规范

（1）加强监督，认真核查　保持手术室内清洁、肃静、温湿度适宜的手术环境是做好手术的前提条件。抢救药物准备齐全，位置固定、标识清晰。各种手术器械、仪器设备确保功能完备和安全运转。手术过程中，护理人员应严格遵守无菌规则，如接触手术部位及器械的无菌观念、污染物品的处理等，并严格遵守查对制度，做到"八查"，即查对患者姓名、性别、科室、手术诊断、手术名称、手术部位、血型、物品准备，确保手术的安全。

（2）安抚患者，维护自尊　患者进入手术室后，一般比较紧张和恐惧，对医护人员有"生死相托"的心理。因此，护理人员要理解、关心患者，不负重托，如细心照顾患者保持合理体位；按手术要求暴露患者躯体，并注意保暖；束缚四肢时向患者解释清楚；手术中随时擦去患者额头上的汗，尽量满足患者的要求，使患者在温暖和关怀中度过手术特殊时期。

（3）操作熟练，一丝不苟　在手术过程中，护理人员要熟练地与医生密切配合进行各种操作，做到技术娴熟、反应敏捷，如静脉穿刺、导尿等一次成功；传递器械准确无误；伤口缝合前认真清点器械，防止血管钳、纱布、刀、剪、针、镊子等遗留患者体内；手术标本按规定及时送检等，这些都是杜绝手术事故的重要措施，必须严格执行，切忌粗心大意。

（4）团结协作，密切配合　手术是医生、麻醉师、器械护士、巡回护士等互相配合的一项协作性技术活动，同时还要随时与手术室外的医护人员、患者家属取得联系，及时向家属通报手术的进展情况和需要商讨的问题，以解除其忧虑和不安，获得支持。因此，手术过程需要团队的协作，形成一个高效的整体。同时，医护人员还要权衡利弊，协同采取最佳治疗手段，将患者的损害降至最低。

（5）精力充沛，吃苦耐劳　手术是细致、精巧的工作，手术时间不确定，有的需 3～5 小时，有时需 7～8 小时甚至更长时间。这种工作强度要求医务人员要具有强健的体魄，清晰的头脑和吃苦耐劳精神，才能够保持充沛的精力，经得起长时间手术的考验。

3. 手术后的护理伦理规范

（1）加强观察，防范意外　手术结束不意味着手术治疗的终结，围手术期的观察及护理可直接影响手术的效果，因此护理人员不可粗心大意。应密切观察患者的生命体征、伤口有无渗血、各种导管是否畅通等，同时做好患者的口腔、伤口、皮肤、生活的护理等，使患者顺利地度过术后阶段，避免出现术后感染、出血、伤口裂开，甚至窒息等情况。遇到紧急情况，应机智果断，切勿惊慌失措，不能消极等待医生处理，在力所能及的情况下，做好相应处理。护送患者回病房后，应认真与病房护理人员交班，使他们迅速了解手术经过、用药及病情等，以便进一步的观察和护理，确保患者的生命安全。

（2）缓解痛苦，促进康复　患者手术后，由于伤口疼痛、活动、饮食受限以及各种留置管道的刺激均会使身体感到不适，有的患者还会因手术失去某些生理功能而产生焦虑、忧郁等心理问题。因此，护理人员一方面应及时遵医嘱镇痛，帮助患者翻身、协助早日下床活动；另一方面应做好心理护理，说明术后早活动、翻身、排痰等对防止肠粘连、压疮、肺部感染的重要作用，促进患者早日康复。

二、整形外科手术患者护理伦理

（一）再造整形外科患者的护理伦理

1.再造整形外科（reconstructive plastic surgery）的概念和医疗目的

（1）再造整形外科　是指用外科手术或其他医疗手段，对先天缺损或后天被破坏的体表器官或部位进行再造，使其达到或接近正常的形态和功能。

（2）再造整形外科的医疗目的　对人体的组织、器官进行修复和重建，达到功能、外形的恢复和再造，使患者伤而不残、残而不废。

2.再造整形外科患者护理的伦理规范

（1）尊重患者人格，做好心理调适　由于先天或者意外损伤的患者，如触及高压电、化学物品和烧灼伤等的年轻人，他们思想尚未成熟，容易表现冲动，情感脆弱脾气暴躁，少儿则以恐惧较为突出，因为容貌异常或肢体功能障碍，不愿见亲人朋友，害怕遭受讥讽嘲笑而采取逃避社会的做法。长期处于这些异常情绪中，易导致变态人格。因此，护理人员要以引导和鼓励的方法为主，帮助青少年树立战胜疾病的信心，促进其身心恢复。那些在工作岗位受伤致残的患者，容易出现严重的失落感和挫折心理，尤其是担心自己伤残导致婚姻失败和影响事业发展。但这一年龄段的患者道德感、理智感和美感都比较成熟，对现实有自己的见解，对挫折和疼痛的耐受力都较强。因此，护理工作中要尊重患者，从生理、心理、社会全面了解患者，主动给予疏导，帮助患者调整心态，正确处理和解决各种矛盾，为其创造良好的休养环境。对于头面部等有严重疤痕增生，甚至导致生活自理能力严重降低的患者，担心自己变成人见人怕的"怪物"，而不愿意见任何人。他们对亲人的依赖性强，对挫折的耐受力明显降低。护理人员首先要帮助患者树立自信心，在交谈中切忌评论或赞美他人，以免患者误解；其次，制定合理有效的康复计划，通过行为补偿和心理训练，使患者提高适应能力，尽可能学会自理生活，逐步训练达到恢复肢体功能的长期目标，鼓励患者在康复过程中要有信心、耐心和毅力，帮助他们回归正常的社会生活。

（2）重视基础护理，促进患者康复　护理人员在执行术前准备时，应该认真负责地完成工作。如面部、腋窝、肘窝等处烧伤疤痕需要手术的患者，指导其术前半年进行疤痕按摩，用温水浸泡疤痕，以减少疤痕张力，软化疤痕。进行皮肤准备时，不能损伤皮肤，疤痕增生处凸凹不平，应用软毛刷蘸肥皂水刷洗，清除皮肤褶皱或隐窝处污垢，预防感染。护理人员在执行过程中，注意对每一项护理工作和整个术前护理计划做好解释说明。对护理工作的执行效果必须加以评价。术前准备的异常情况，及时发现并解决，以保证手术顺利进行。

（3）加强与患者的沟通，做好专科护理　在整个手术过程中，护理人员应陪伴在患者身边，使其感受到在新的环境中仍有人在给予其充分的关心和照顾。同时，应注意避免窃窃私语或者谈论与手术无关的话题。更不要对患者的身体和手术部位进行评论，以维护患者的尊严。手术后，为患者创造适宜休息的环境。尤其四肢关节部位的手术不但需要休息，还需要制动，以利于伤口的愈合。密切观察病情变化，如行皮瓣移植的患者，护理人员应密切观察血液循环情况及伤口肿胀的程度，注意皮瓣的颜色、温度，皮瓣远端缝合部位等。积极预防感染，如特殊部位的伤口接触到水或敷料渗湿，应立即消毒，更换敷料，防止伤口感染等。

（二）美容整形外科患者的护理伦理

1. 美容整形外科（aesthetic plastic surgery）的概念和医疗目的

（1）美容整形外科　是指用外科手术或其他医疗手段，对正常人体容颜及形体美的重塑。

（2）美容整形外科的医疗目的　是对正常人体容颜及形体美的重塑，使正常人更年轻，更漂亮。

2. 美容整形外科患者护理的伦理规范

（1）精心护理，钻研进取　《中国医学美容宣言》指出："医疗美容事业是维护人类健康的卫生保健事业的重要组成部分，医疗美容工作者必须坚持科学性、艺术性和道德性相统一的基本原则，维护医学的神圣性。任何医疗美容技术操作都不能伤害美容就医者的健康，更不能危及其生命安全。"因此，整形美容护理人员必须遵循伦理学的不伤害原则和有利原则，不滥用对人体有害的药物，积极学习并熟练掌握微生物学知识，消毒与卫生知识，细胞、人体结构及生理功能知识，皮肤科学以及护理美容技术等，才能为求美者提供满意的服务。由于年龄、性别、职业、生活环境、文化素质、缺陷部位的不同，整形美容患者存在不同的心理。有些整形手术者缺乏美学修养，不能树立正确的审美观；有些整形患者由于自身的容貌差，盲目地进行医学美容，并对手术的期望值过高，而没有充分的风险意识，同时还要面对手术后社会群体的评价，缺乏稳定的心境，很难达到心理的满足。因此，作为整形美容护理人员，要关心和爱护患者，了解和体会患者的求美心情，尊重他们对美的追求权利，主动和他们沟通整形手术要注意的问题、相关的并发症、治疗费用、人际关系的处理等，设身处地为患者眼前和长远的利益考虑。

（2）知情同意，保护隐私　整形美容作为来源于医学整形外科的一项医学活动，任何一种美容手术，均会有不同程度的风险。手术成功与否，会给患者带来不同的影响。因此，整形美容手术前，要做到患者知情同意。所谓知情，是指整形患者应对有关人体缺陷的程度、类型、可采用的医疗美容手段的优缺点、所采用的美容手术的术式、并发症、效果、愈后等，具有完全知情权。如果向患者提供的信息过少，发生医疗事故后，患者会认为医务人员欺骗了他；但如果提供过多的信息，又可能导致患者承受过大心理压力。因此作为整形美容护理人员，必须向本人或者家属告知手术的适应证、禁忌证、手术风险和注意事项等，还要配合医生，用简单明了的解释，让患者充分理解医生为他们提供的整形方案、所使用的整形材料等。同时，护理人员也要尊重患者的隐私权。对于小幅度的整形美容患者而言，要保护患者的隐私；但是对于大幅度的整形，医务人员要根据适度的原则和有利于社会的原则，决定是否公开患者整形事实。对18岁以下的美容者，必须经监护人或法定代理人的同意，方可实行整形手术。其目的不仅是为了避免以后的医患纠纷，更是医务人员尊重患者权利的体现。

第三节　重症监护室的护理伦理

重症监护室护理工作的内容繁杂、具体、技术性强，很多工作难以用量来确切规定和可测

NOTE

指标来衡量，大部分工作是护士在无人监督的情况下独立完成。作为一名合格的监护室护士，不仅要掌握医学知识和临床技能，更要有良好的伦理修养。监护室护理人员的伦理素质不仅影响着医疗护理的质量、医院的管理水平，还关系到社会的精神文明建设，同时也是护理人员自身完善的必要条件。此外，近年来医学模式的转变对护理人员提出了更高的要求，护理人员必须不断提高伦理观念和专业素质，从而做好护理工作，保证患者的身心健康。

一、重症监护室护理工作的特点

1. 护理工作繁重 危重患者病情紧急、变化快，需要处理的问题比普通患者多几倍。许多危重患者神志不清，生活难以自理，护理工作量大。另外，患者和家属在遭受危重病的打击后存在许多心理问题和顾虑，要对他们进行心理疏导，这些心理护理和特殊人际关系的处理在一定程度上增加了护理工作的难度。此外，护理人员在做好病情观察和各项治疗护理后，要及时将观察结果及抢救、治疗、护理经过详细记录于护理记录单上，文字书写工作量较大。

2. 专业素质要求较高 重症监护室护理工作技术性强、繁杂、具体，有很多工作难以用量来进行确切规定和衡量，且大部分工作是护理人员在无人监督的情况下独立完成。作为一名合格的护理人员，应具有全面的专业技能、良好的身心素质、丰富的临床护理与抢救经验以及较高的职业道德素质。此外，随着医患矛盾和冲突日益增多，还要求护理人员具有良好的沟通技巧。否则，就难以胜任重症监护室的护理工作，甚至会发生严重的后果。

3. 心理护理任务重 ICU 住院患者由于躯体疾病的重大打击、甚至濒死的经历、有创治疗的痛苦、陌生的病房环境和设备、与家人的分离等各种不良影响，心理状态容易出现各种复杂、剧烈的应激变化，如恐惧、绝望、躁动、焦虑、紧张、抑郁等心理、精神问题的"ICU 综合征"。如果忽视患者的这些心理危机，不采用有效措施进行疏导和干预，很容易影响治疗效果，甚至产生"创伤后应激障碍"的后遗症。

二、重症监护室常见护理伦理问题

1. 护理行为被拒相关问题 重症患者病情危重，由于躯体严重不适或强烈的不良心理反应，常会拒绝各种治疗和护理操作，如护士为了帮助久卧患者尽快恢复，鼓励患者翻身、咳嗽、深呼吸和早期活动，而患者却因为疼痛、睡眠不足或希望独处而拒绝护理人员。但患者有对其个人健康问题做出决定的权利，有对医护人员所采取的治疗方案和护理措施进行取舍的权利，这就出现了行善原则与自主性原则的冲突问题。还有患者拒绝治疗与维持患者生命的矛盾问题，如有的患者或家属因为疾病无法治愈或好转而放弃治疗，也有的患者因为经济负担过重而停止治疗等等。要尊重患者需求，就不得不放弃对生命的抢救，这样就使医护人员处于两难境地。在重症监护室，医护人员的许多活动都可能存在伦理冲突，因此，护理人员要学会权衡利弊，尽可能多与患者或家属沟通，取得配合，让患者获得最大的利益，得到更多有关自身健康的信息，并主动参与护理活动，这也是现代护理的发展趋势和要求。

2. 有创监护技术应用的相关问题 现在，有许多先进的高新技术对监护患者有利，但大多数都是有创监护，如 ICU 的有创血压监测，这种技术需要进行动脉插管，除了提供准确持续的血压监测外，还可避免多次的穿刺抽血检查。由于有创血压监测可以提供更多的信息，可能比无创血压监测对患者更有利，然而，这种方法也有很不利的因素，如插管导致的疼痛，还可能发生穿刺部位的感染、空气栓塞或血栓等并发症，还有费用增高的问题等，因此，护理在选择应用高新技术进行监护时，应确定患者能从中获得益处，并在应用过程中，严格操作技术，严密观察可能发生的并发症，同时，要让患者在知情同意的情况下接受，反之，可能构成伤害，而不伤害原则是医护人员首要的伦理原则。另外，由于高科技监护设备的应用可能会产生护理人员过分依赖仪器的问题，导致护理人员主动接触患者的时间减少，观察能力、判断能力、操作能力等下降，这些均会影响患者的生命质量。

3. 生命维持系统的应用问题 患者对自己的疾病有认知权和自主权，它不仅体现在患者对疾病处理措施有表达意愿的权利，还体现在一些面临死亡的患者有选择死亡状态的权利，这些权利是患者生命价值和人格尊严的重要内容。如果患者家属或法定代理人已表明患者在某一伦理问题中的价值观与主要愿望，而医护人员不予考虑，这也是对患者的伤害。如果患者已事先表示希望能安详无痛苦地走完人生旅程的意愿时，护士应尊重患者的愿望，提供可增进其身心舒适的措施，不再实行创伤性的治疗，减少对患者的伤害，维护其尊严。但这些措施又与医学人道主义精神和我国现行法律相冲突，因此，护理人员要把握好度，在不违背患者或家属的意愿和伦理原则以及相关法律法规的情况下，进行基本的生命维持和抢救。

4. 卫生资源的利用相关问题 在开放市场经济条件下，医护人员不得不关心患者的经济状况。经济基础的好坏决定了卫生资源的分配，而不是根据病情的需要进行分配，从而出现卫生资源分配与患者实际需要不符的问题，一方面造成卫生资源的浪费，另一方面，病情需要的患者因经济条件差而得不到最好的医疗设备、最好的服务，这和我们的人道主义精神相违背。护理人员应根据公平公正的原则，使每一位患者受到平等对待，公平利用卫生资源，让患者获得平等的照顾和治疗，以及整个过程中得到生理和心理需要的支持。

三、重症监护室的护理伦理规范

1. 果断与审慎 危重患者的病情变化迅速，护理人员应把握抢救时机，果断采取应急措施。但是果断非武断、贸然行事，而是做到胆大心细，果断与审慎相结合才能取得良好的效果。另外，果断与审慎还体现在对已经度过危险期的患者身上，不能掉以轻心，仍需加强巡视，严密观察病情变化，主动预防可能出现的并发症。

2. 敏捷与严谨 抢救危重患者时，护理人员要强化"时间就是生命"的观念，迅速地采取救护措施，应对各种突发情况，保证患者的抢救成功。同时，在争分夺秒的抢救过程中，护理人员还应小心谨慎，无论白天、黑夜，无论有无旁人监督，都要严格遵守"三查七对"等操作规程，切不可因时间紧就马虎从事，随意违反规章制度，从而造成严重后果。

3. 机警与冷静 危重患者的病情复杂多变，险情可能随时发生。在护理过程中，要求护理人员必须像侦察兵一样具有高度的警觉性和良好的观察力，及时发现和捕捉危重患者出现的危险信号和险情，马上向医生报告，冷静地投入应变行动，努力使患者转危为安。

4. 理解与宽容 危重患者病情变化快，抢救费用高，患者及家属均无思想准备，容易惊慌失措，可能会出现对医务人员的态度不够冷静，提出不恰当的要求，甚至无理取闹。面对这种情况，护理人员在繁忙的工作中，应以克制、冷静的态度，谅解患者及家属的心情和行为，决不能与患者发生争执而使矛盾激化。同时任劳任怨地做好各项治疗护理，及时书写病历，审核患者账单，用行动赢得患者和家属的理解。

NOTE

5. 慎独与协作   危重患者的抢救护理工作大多数在无人监督的情况下进行，对患者的治疗护理处置是否得当，用药是否准确有效，消毒隔离是否到位、收费是否合理等，患者和家属很难了解和督促，全靠医护人员的"慎独"精神。同时，对危重患者的救治，还需集思广益，与其他医务人员通力协作，调动各方面的力量，才能救治成功。

第四节   传染病区的护理伦理

传染病是指由病源性细菌、病毒、立克次体和原虫等引起的，能在人与人、动物与动物或人与动物之间传播的一类疾病，它具有传染性、阶段性、流行性和季节性等特点。控制传染源，切断传播途径，保护易感人群，是我国控制传染病的传播和防止交叉感染的重要措施，它决定了传染病区护理工作的特殊性和特殊要求。

一、传染病区护理工作的特点

1. 消毒隔离要求严   传染病区是集中收治各种传染病患者的场所，每一位患者都是传染源，若不及时和规范救治，极容易造成传染病的传播和交叉感染，因此，在与传染病患者接触的过程中，必需严格遵守消毒隔离制度。如护理传染病患者或疑似病例时穿隔离衣，进入病房前戴好口罩、帽子，接触患者血液、体液时戴手套，护理操作中防止被针头刺伤等；对于不同传播途径的传染病应限制探视，采取相应的隔离方式，如对伤寒、痢疾等传染病实行消化道隔离；对麻疹、猩红热等传染病实行呼吸道隔离；对传染病患者接触过的物品、器械彻底消毒，一次性用品密闭放置，焚烧处理；对于出院、死亡者，要进行严格的终末消毒等。通过采取上述措施，将大大减少传染病传播机会，与普通病房的相比，消毒隔离要求非常严。

2. 心理护理任务重   传染病患者的心理情况复杂多变，心理问题较多，如担心自己的疾病传染给亲人而产生罪恶感；担心别人看不起自己而产生自卑感；担心别人不愿和自己接触而产生失落感。同时，传染病的隔离治疗又使患者的生活方式及环境发生改变，并由此产生被限制和孤独感等。另外，急性传染病发病急骤，患者缺乏思想准备，情绪易受病情变化而波动；慢性传染病患者因恢复较慢而悲观失望，加之社会上对传染病的偏见，更加重了患者的精神负担。因此，传染病患者要加强心理护理，时刻关注患者的心理状态。

3. 社会责任重大   在传染病护理中，护理人员不仅要对患者负责，而且要对自己、他人和整个社会人群负责。对于传染病患者要做到"早发现、早诊断、早隔离"，以提高全民的预防疾病和卫生保健意识。传染病护理工作要求护理人员必须严格执行各项规章制度，及时上报疫情，严格控制传染源，防止造成大范围的院内感染和危及社会的严重后果。护理人员要利用各种时机和形式，向社会大众开展传染病的预防保健教育，通过健康宣教、预防检测及综合治理，及时控制疾病的传播，降低发病率，特别是有些传染病有一定隐秘性，如艾滋病和性病，对人的健康和伦理观有很大的挑战和影响。所以，社会责任大是传染病护理的显著特点。

二、传染病区常见护理伦理问题

1. 有利与不伤害的矛盾问题   在传染病的消毒隔离和传染病防治的过程中，医护人员经常会采取一些强制性手段，如出入传染病区的防护措施、传染病的单病种隔离、病室的消毒等，虽然这些手段对患者的健康有利，但对患者的心理和个人权利却有一定的伤害，患者会认为被歧视和嫌弃，自主选择权被忽视，还有行动的自由、亲人探视陪同的机会、与其他病友交往的权利等均受到限制，因此，医护人员要做好宣传和解释工作，尽量减少对患者的伤害。

2. 尊重与强制的矛盾问题　强调尊重主要是避免给传染病患者带来医源性歧视和伤害，在传染病房护理工作中，既要尊重患者的权利，又不纵容其违反隔离规范，特别是对烈性传染病拒绝隔离防治的违法行为必须采取果断的强制手段。护士既要做到尊重患者，维护其权益，又要有条件的约束其健康行为，甚至必要时采取"强制"的管理方法。因此，在护理工作中，要注意方法，"尊重有度，约束有方"，关爱和同情传染病患者，纠正其不良卫生习惯，加强传染病相关知识、管理办法及相关法律知识的宣教，使其充分理解医护人员的行为，避免纠纷。

3. 个体权利与公众利益的协调问题　权利是相对的，在实现权利的过程中，不同权利人的要求都可能发生矛盾，特别是在个体权利与公众利益的协调上容易出现问题，如患者的隐私权和相关人的知情权的矛盾，既要为患者保密，但又要对他人、对社会负责，以免造成更大的损失。护理人员既要有伦理意识，又要有法制观念，既保护患者的权利，又要保护群众的利益，对患者实施"有条件的保密"，维护社会公众的权益。

三、传染病患者的护理伦理规范

1. 爱岗敬业，勇于奉献　护理人员与传染病患者朝夕相处，不可避免地要接触具有传染性的分泌物、呕吐物、排泄物等，尽管有较完备的防护和消毒隔离措施，然而医护人员被感染的危险性仍较高。因此，护理人员要乐于奉献，爱岗敬业，严格执行消毒隔离制度，注意自身防护，避免交叉感染。在 SARS 流行期间，许多护理人员不顾个人安危，全身心地投入到抗击"非典"中去，甚至献出了自己宝贵的生命，用自己的实际行动诠释了南丁格尔的奉献精神。

2. 尊重患者，加强疏导　同其他病区的患者相比，传染病区的患者的心理压力较大，心理需求也较多。护理人员应设身处地地为患者着想，同情、关心和理解他们，尊重患者的人格，尽量满足患者的心理需求。有针对性地给予心理疏导，向患者讲述有关传染病的知识、传播方式、预防措施、隔离的目的、意义和注意事项，使患者能够科学地认识传染病，主动配合治疗。

3. 预防为主，服务社会　控制传染病要坚持"预防为主"的方针，做好对患者、家属和整个社会防治传染病的知识宣传和健康教育，使他们积极地投身于预防保健和预防接种的工作中。加强对传染病患者的管理，执行各项规章制度，全方位做好消毒、灭菌、隔离工作。加强儿童的计划免疫工作，向人民群众宣传各传染病的传播方式及预防控制方法等。在传染病的防治工作中，医护人员既有治疗患者的义务，又有控制传染源、切断传染途径和保护易感人群的责任。

【案例与思考】

　　2012 年 11 月，携带艾滋病病毒的肺癌患者小峰（化名）在天津市肿瘤医院求医遭拒，其出院记录"流行病检查结果：HIV（＋），患者不适合手术治疗，出院，于外院继续治疗"。被肿瘤医院拒收后，小峰又辗转到了北京某医院，该医院告知，虽然

NOTE

可以收治 HIV 病毒携带者，但由于该院没有胸外科，不具备做肺癌手术的资质，所以建议他求助天津卫生防疫部门，再做进一步的协调。回到天津后，小峰又找到了第三家医院，想到坦白病情必定遭拒，无奈之下，在入院上交病历时，小峰将肿瘤医院 HIV 呈阳性的检测结果覆盖后复印上交，逃避血检。11 月 12 日，小峰在天津这所三甲医院顺利进行了手术。手术刚结束，亲友就告诉医护人员他是 HIV 病毒携带者，请医护人员加强防御措施，避免感染。据小峰朋友说，术后第五天，他到医院看望小峰，护士打针离得很远，看体温计还要小峰 70 岁的奶奶举着转来转去，不肯用手碰。

（摘自《青岛日报》2012-11-23；《新京报》2012-11-21）

　　思考：

　　1. 你认为小峰的隐瞒行为会造成什么后果？

　　2. 三家医院的医务人员的行为对吗？请从伦理角度分析医务人员的行为。

【复习思考题】

1. 重症监护室的护理工作涉及哪些伦理问题？

2. 手术室患者的护理应遵循哪些伦理规范？

3. 急诊室护理工作的特点有哪些？

4. 传染病区的护理工作常涉及哪些伦理问题？

第十章　临终关怀与尸体料理伦理

【学习目标】

　　识记：1. 能迅速说出临终关怀的概念。

　　　　　2. 能了解死亡观的伦理作用。

　　理解：1. 能正确阐述临终护理及尸体料理的伦理规范。

　　　　　2. 能正确阐述尸体料理的伦理意义。

　　　　　3. 能正确说明临终关怀的历史与发展现状。

　　运用：在实际工作中能灵活运用临终护理的伦理原则。

　　生老病死是人类生命发展的自然规律，死亡是生命过程的最后阶段。生与死是人生的两个极点，人的临终，如同出生一样，也需要得到精心照料。正确认识死亡，探讨临终关怀、临终护理、死亡标准等问题是当代医学伦理学和护理伦理学值得研究的重要问题。

第一节　临终关怀伦理

　　临终关怀包含临终护理，是贯穿生命全程的卫生服务项目，是人类社会文明进步的标志，体现了人道主义精神。作为护理人员要学习和掌握临终护理伦理，有必要对临终关怀及其伦理意义有所了解。

一、临终关怀及其伦理意义

　　临终关怀是对临终期的患者及家属提供全面的关怀和照料，作为护理人员要学习和掌握临终护理伦理，有必要对临终关怀及其伦理意义有所了解。

（一）临终关怀的概念

　　临终关怀（hospice care）是指由社会各层面（医生、护士、社会工作者、宗教人士、志愿者以及政府和慈善团体人士等）组成的机构向濒死患者及其家属所提供的一种全面的支持和照护，包括生理、心理、社会等方面，以缓解临终患者痛苦，维护和促进家属身心健康为主要目的，使其生命得到尊重，症状得到控制，生存质量得到提高，在临终时能无痛苦、安宁舒适地走完人生的最后旅程。

（二）临终关怀的特点

　　1. 关怀照护为主　以疾病为主的治疗转变为以关怀为主的照护，护士通过对患者全身心的照护，缓解其痛苦，消除其焦虑、恐惧心理，使其得到最后的安宁。

NOTE

2. 重视临终生命质量　以延长患者生存时间转变为提高临终患者的生命质量，让患者在有限的时间里，在可控的疼痛中，感受关爱和照护，安详舒适地度过人生最后的阶段。

3. 整体照护，综合服务　以临终患者为中心的整体照护，为其提供医疗、护理、心理咨询、死亡教育等全方位的综合性服务。

4. 24 小时全天候服务　临终关怀病房实行 24 小时的全天候服务，无论何时，出现何种情况，只要患者需要，医护人员都应为患者提供服务。

5. 提供支持，接受现实　为临终患者的家属提供心理、社会支持，使其能坦然面对亲人的死亡并接受现实。

（三）临终关怀的历史与发展现状

1. 临终关怀的历史　临终关怀的起源在西方可以追溯到中世纪西欧的修道院和济贫院，当时那里是为危重病濒死的朝圣者、旅游者提供照料的场所，旨在使其得到最后的安宁；在中国可以追溯到两千多年前的春秋战国时期成立的对老者和濒死者进行照顾的"庇护所"，以及后来出现的"养病房""安济房""救济院"等，都带有慈善和照顾病老者的性质，是我国早期临终关怀的雏形。

2. 临终关怀的发展现状　现代的临终关怀组织始建于 1967 年，由桑德斯（D.S. Saunders）博士在英国创办的圣克斯多福临终关怀医院，是世界上第一个现代化、专业化的临终关怀机构，被誉为"点燃了世界临终关怀运动的灯塔"。1974 年，美国也组织建立了类似的医院。现在临终关怀组织发展如雨后春笋，荷兰、丹麦、芬兰、冰岛、加拿大、日本等 60 多个国家和地区都相继建立了临终关怀组织。

我国的临终关怀的发展起步相对较晚。1988 年 7 月，在天津建立了我国第一所临终关怀研究机构——天津医学院临终关怀研究中心，标志着我国开始了临终关怀的研究与实践。同年 10 月，上海南汇创建了我国第一家临终关怀医院——南汇护理院。1993 年我国成立了"中国心理卫生协会临终关怀专业委员会"，并于 1996 年正式创办"临终关怀杂志"。2006 年 4 月 16 日，中国生命关怀协会正式成立，至 2011 年，我国已有 200 多家临终关怀机构和几千名从事临终关怀事业的护理人员，大多数医学院校的临床医学专业、护理专业及公共卫生专业也都开设了临终关怀课程。

（四）临终关怀的伦理意义

1. 符合人道主义精神　临终患者往往身受病痛的折磨，内心又怀着对死亡的无限恐惧，在度日如年的煎熬中走向死亡。临终关怀通过对临终患者的完善照顾，最大限度地提高患者的生命质量，使其减轻痛苦，感受温暖，获得精神上的满足，无憾地离开人世。这正是以生命价值和生命质量为服务宗旨的人道主义精神的集中体现。

2. 社会文明进步的标志　我国现代社会生活模式的一个重要特点就是"四二一"的家庭越来越多，即四位老人、父母双亲和一个孩子。由于社会竞争激烈，生活节奏加快，家庭职能缩小，临终患者的照顾单靠家庭有许多困难，无论是精力上，还是经济上，对于家庭都是难以承受的负担，而临终关怀服务则可为其排难解忧。所以，临终关怀符合我国国情，也是顺应社会发展的需要。同时一方面临终关怀把医务人员与红十字会、工会及民政部门等社会工作者联合起来共同为临终者及其家庭提供全方位的服务，这种立体化、社会化的服务正是社会进步的表现。另一方面，临终关怀不仅为临终患者提供医疗照顾，而且还给予临终患者及其家属心理支持，用各种切实有效的办法帮助患者正视现实、摆脱恐惧，坦然地接受死亡，使他们始终保持人的尊严，这是社会文明进步的标志。

3. 有利于医学道德水平的提高　临终关怀的特点决定着做好这项工作更多的是需要医务人员高度的同情心、责任感及对临终患者人格、权利及生命价值的尊重，以及对临终患者家属的同情和关怀。因此，这项工作必然会促成医务人员高尚道德素质的养成和提高。

4. 符合价值论和公益论的伦理学理论　临终关怀采取各种有效措施，为临终者提供生理和心理的照护，充分体现其珍惜生命，呵护生命，追求更高的生命质量和价值。临终关怀既维护临终者利益，又维护了社会利益。就临终者方面而言，临终关怀使其减轻了肉体及精神的痛苦，缓解了对死亡的恐惧，安详而有尊严地离去，同时也使其家属得到慰藉；就社会方面而言，对临终者不做毫无意义的抢救与治疗，节省的医药卫生资源，用于众多可救治患者，将更大限度地满足公众利益。同时，临终关怀在为临终者及其家属提供服务的过程中，倡导文明观念及行为，必将促进社会文明，形成更好的社会效益。

二、临终患者的行为和要求

临终期患者的各项生命体征都预示着生命不可逆的进行性衰退，其伴随着生理和心理各方面都会产生不同的行为反应，也会产生不同的生理心理需求。医护人员有必要了解这些行为特征和需求，才能更好地为患者提供照护。

（一）临终患者的生理行为和要求

1. 临终患者的生理行为反应

（1）肌肉张力丧失　患者后期可能出现大小便失禁、吞咽困难；虚弱或肌肉萎缩、无力；不能进行自主的身体活动。

（2）胃肠道蠕动逐渐减弱　表现为恶心、呕吐、食欲不振、腹胀、脱水、口干。

（3）循环功能减退　表现为皮肤苍白、湿冷；四肢发绀、斑点；脉搏弱而不规则，心律不齐等。

（4）呼吸功能减退　表现为呼吸频率不规则，呼吸深度变深或变浅，出现张口呼吸、潮式呼吸等。

（5）感觉、知觉改变　表现为视物模糊，听觉下降，皮肤感觉功能障碍，疼痛面容等。

（6）意识改变　出现意识模糊、昏睡、昏迷等，有的表现为谵妄与定向障碍等。

2. 临终患者的生理行为要求

（1）舒适　为患者提供舒适的居住环境，房间及时通风，保持空气清新；帮助患者勤翻身，保持床单干燥、整洁，预防压疮；进食前，停止一切治疗和操作，疼痛的患者遵医嘱应用止痛药，营养配餐，注意色泽搭配，不能由口进食的患者，做好口腔护理，保持口腔清洁；大小便失禁者，做好会阴部护理，及时通风换气。失眠者，可遵医嘱给予患者适量的镇静剂或安眠药等，促进睡眠。

（2）安全　在濒临死亡的时候，患者常见有呼吸困难，有的呼吸时可能会有杂音，这又称作临终喉鸣，垫高头部，使用雾化加湿器，给予吸氧，痰液黏稠无力咳出者，给予吸痰，支起防护栏，防摔伤坠床，做好安全保护措施。

（3）缓解疼痛　疼痛是癌症晚期患者最常见的症状之一，评估疼痛发作部位、时间、程

NOTE

度、性质；给药原则上采用"三阶梯"药物止痛疗法；以预防为主；还可通过有效的语言和非语言沟通，消除患者对疼痛的恐惧与紧张，提高疼痛的阈值，也可以通过听轻音乐等方式使其情绪放松，转移注意力，达到减轻疼痛的目的。

（二）临终患者的心理行为和要求

1. 临终患者的心理行为反应

美国心理学家库布勒·罗斯博士（Dr. Elisabeth Kubler-Ross）将临终患者的心理发展分为5个阶段：

（1）否认期　不承认自己得了绝症，认为是医生的诊断错误。出现逃避现实的心理反应。

（2）愤怒期　已知病情或预后不佳，责备命运不公，生气与愤怒。

（3）协议期　承认疾病，但对病情仍抱有一丝希望，期待医生妙手回春。

（4）忧郁期　已知疾病治疗无望，死亡将至，心情伤感、抑郁。

（5）接受期　已接受现实，面对现实，心情趋于平静，安宁，对后事有所安排。

并不是所有的临终患者的心理发展都表现为上述5个阶段，其表现顺序不一定是按照上述顺序进行，有些阶段可能有提前、退后、重合或颠倒顺序出现。因此护理患者时应考虑到其个体差异。

2. 临终患者的心理行为要求

（1）寻求安慰　患者意识到自己将不久于人世难免会感到压抑或者焦虑，甚至恐惧。希望得到医护者及家人的关心和鼓励性的话语。

（2）肢体接触　让患者希望感受到被关心和认可，握手、轻轻地抚触、眼神的交流等肢体语言和接触，可以很好地抚慰患者的情绪。

（3）精神需求　渴求找到自己生命的价值，解开心结，帮助患者意识到生命的意义以及鼓励其表达自己的遗愿并尽可能的帮助其实现，会让患者的心情变得平和。

（4）音乐疗法　患者可能喜欢追忆往事，柔和舒缓的音乐有助于使患者放松、减轻痛苦，将其带入美好的回忆中。

从人的社会属性来看，不同心理发展阶段每个人的心理表现不同，其要求也不同。因此要求医护工作者在护理患者时，考虑到个体差异性，灵活处理。

三、临终护理伦理

临终护理是临终关怀的重要组成部分，是护理人员对那些已失去治愈希望的患者在生命即将结束时所实施的一种积极的综合护理，既包括对临终患者及家属全程的照顾，也包括患者死亡后尸体的料理。临终护理是整体护理的体现，护理人员在进行临终护理时要遵循一定的伦理原则和规范。

（一）临终护理的伦理原则

1. 坚持"三论"相统一的原则　坚持"生命神圣论""生命质量论""生命价值论"相统一。生命神圣论是强调人的生命不可侵犯和至高无上的道德价值的一种伦理观念；生命质量论是强调人的生命存在价值的一种道德理论，它可以作为决定延长、维持、结束或缩短一个人生命的依据；生命价值论是把生命神圣论和生命质量论相统一的理论，是把生命的物质价值、精神价值和人性价值作为衡量生命的个体效益和社会效益的尺度的一种道德理论。对临终患者进行护理时，由于涉及医药经费问题，所以我们必须注重尊重患者生命的尊严，把提高临终患者的生存质量作为症状处理的根本宗旨。

2. 坚持知情同意原则　作为临终护理人员要尊重患者及家属的权利，坚持"知情同意"原则，各种症状的处理决定，均需有患者及其家属的参与。当患者与我们对症状处理的意见不一致时，应坚持患者权利第一的原则，即应该尊重患者的意愿，尽可能满足患者的要求。而对于患者的病情告知，要选择告知病情的最佳方式，通常情况下，医护人员可先把诊断结果告诉患者的家属和单位领导，让他们了解患者的情况，在思想上有所准备的前提下，配合医护人员共同做患者的工作。向患者说明病情时，医护人员首先要了解患者的性格特点，更重要的是了解患者的个性能否理智地接受现实，要根据患者心理发展的不同阶段，以及患者的年龄、文化层次、社会地位、经济状况和家庭背景，采取恰当的时机和方式将实情告知患者。

3. 善始善终原则　临终患者濒临死亡的时间长短不同，短的发病几小时，长的可能数月，因此护理人员就要承担起高尚的护理责任，不因患者临终期的长短而改变态度，始终如一，认真做好每一天的工作，直至患者死亡后的居丧服务。从患者到家属，从起始到终结，做到全程护理。

4. 无条件积极关怀原则　护理的对象是患者，无论临终患者的民族、文化、出身、身份、工作及经历如何，作为护理人员，都要保持中立的态度，不要妄自评判患者。当临终患者迫切希望向亲人、知己和医护人员倾诉自己对未完成的遗憾、痛苦、忧虑及对某些事情的"负罪感"时，医护人员应理解并尽可能帮他们创造更多的机会完成未完的凤愿，当临终患者因死亡恐惧或疼痛折磨而出现情绪反常、言辞过激时，医护人员应宽容谅解，并给予安抚劝慰。总之，对患者用各种形式表达的情感宣泄，医护人员都应表现出体谅理解、宽容大度的态度。对临终患者来说，在人生最后的阶段能满足他们的心愿是非常重要的。为了让临终患者"死而无憾"，医护人员还应协助家庭、单位和社会尽量满足他们的最后心愿，使他们能无牵无挂地离开人世。

5. 寻求公共关怀的原则　临终患者需要公共关怀，临终关怀中的社会支援，又称"临终关怀社会服务"，它既包括对临终患者的社会支持，又包括对临终患者家属的社会支持；既包括在临终患者接受照护过程中所提供的各种社会照护，也包括患者去世后对家属的居丧照护。临终关怀是需要全民参与的一项社会工程。除了需要专业的医护人员外，还需要有数量庞大的、经过专业培训的义工等志愿者组织，直接或间接地向接受服务的临终患者及其家属提供各种社会支援。作为护理人员，应该帮助和指导患者及家属寻求公共关怀，减轻患者及家属的经济和心理负担，使患者能安宁地辞世，使家属能更好地照顾患者并从痛苦中解脱出来，尽快重返社会。

（二）临终护理的伦理规范

1. 保护和尊重临终患者的权利　护士应懂得患者具有平等医疗权利、知情同意权利、获得医疗信息权利、要求保守秘密权利、医疗纠纷诉讼权利等，并在实际工作中维护患者的上述权利。临终患者在未进入昏迷状态之前，他的各种意识活动还是存在或正常的。因此，他有权对自己的生活方式、医疗、护理措施等提出自己的要求和主张，他有权得知病情，有权选择死亡的方式。医护人员除了尊重临终患者的这些权利外，还要保证患者的隐私权。对于临终患者需要获悉病情真相时，医护人员相互之间要保持一致，而且必须采用恰当的方式和语言，避免带

NOTE

给患者不必要的刺激；如果患者没有获悉病情的意愿，医护人员不可主动告之，更不能乱讲。

2. 理解临终患者的心理和行为　患者在临终期的心理活动非常复杂，有的表现出抑郁、沮丧，甚至悲观、绝望，有的感到命运不公，表现出愤怒、无理、不配合等。对此，护理人员首先要了解临终患者的心理特点，要理解、包容其行为，并向家属做好解释工作，满足其合理要求，更好地为患者提供照顾。

3. 解除临终患者的恐惧和痛苦　临终患者对死亡有着程度不一的恐惧心理，伴随着消极、痛苦、悲观、绝望等不良情绪和行为反应。对此，护理人员要主动与患者接触，鼓励患者表达其内心感受，选择恰当的时机向患者贯穿死亡教育，给患者以精神上的鼓励和支持，使患者面对现实，以平静、乐观的心态度过其生命的最后阶段；疼痛是临终患者特别是癌症晚期的患者最常见的症状，严重影响了他们的生活质量，护理人员应配合医生科学地控制痛苦，尽最大努力去帮助患者解除肉体上的痛苦，提高其临终生活质量。

4. 关心照护临终患者的家属　临终患者的家属往往承受着心理和经济的巨大压力，对临终患者家属的照顾也是临终护理的工作之一，家属的身心状况直接影响着临终患者的护理效果，因此护理人员对家属予以理解和同情，帮助和指导患者及家属寻求公共关怀，减轻患者及家属的经济和心理负担，使患者能安宁地辞世，使家属能更好地照顾患者并从痛苦中解脱出来，尽快重返社会。

第二节　死亡与尸体料理伦理

死亡是生命之旅的终点，也是生命的必然结果。生和死是相对的，二者构成了一个完整的生命周期。护理人员对人从生到死的整个生命过程负有神圣的职责。死亡质量也应是衡量生命质量的重要指标之一，如何确诊死亡和正确对待死亡以及进行尸体料理都是十分重要的护理学和伦理学问题。

一、死亡伦理

死亡观是人类对待死亡的一种基本态度，不同的文化背景及宗教信仰形成了各种各样的死亡观。不管哪一种死亡观，对人类生存及社会发展都有深刻的影响。

（一）死亡观的伦理作用

1. 缓解人类对死亡的恐惧　人类对死亡有着天然的恐惧，虽然不同地理区域、不同社会环境、不同宗教信仰的人们有着不同的死亡伦理观，但都试图通过各自的方式来缓解死亡所带来的恐惧。人们将后代的出生，视为本体生命的延续。生命得到延续的认知，相当程度上减轻了死亡恐惧所带来的冲击力，使死亡不再那么难以接受。"千棺从门出，其家好兴旺。子存父先死，孙在祖乃丧"。基督教提倡灵魂不朽观，认为灵魂永恒不死，人的生命便可以不断地轮回，永不死亡。西方人主要采取了灵魂不朽的思想，以缓解对肉体死亡的恐惧。佛教讲究"因果报应，轮回转世"。人在生时，灵魂在此人的肉体之中，肉体死亡后，则通过轮回，将灵魂移居到另一个肉体中去，使信徒在人生死问题上得到一种解脱和放松。儒家一方面主张"死生有命，富贵在天"，顺应自然规律，提倡"莫非命也，顺受其正"，对死亡淡然视之；另一方面强

NOTE

调"成仁取义",追求提高个人思想道德水准,主张"浩气长存",以人格的力量和思想的传承来对抗肉体的消亡,达到不畏惧死亡的境界。

2. 重视生命存在,反对自我伤害　儒家认为:"身体发肤,受之父母,不敢毁伤,孝之始也。"这表明了儒家在"仁"的基础上,主张人的生命贵重,神圣不可侵犯,反对人们自我伤害和彼此伤害。佛教主张"不杀生",其"救人一命,胜造七级浮屠",自杀者将堕入"地狱""饿鬼"和"畜生"三恶道,不得超生。天主教和基督教的教义中提出:"不论杀死自己还是谋杀,一律都是犯罪。只有上帝才能注定什么时候死,什么时候活。"伊斯兰教的《古兰经》警告说:"你们不要自杀,真主确实怜悯你们。"自杀有罪和放弃抢救有违孝道甚至近乎谋杀的观点,具有强大的影响力。反对自杀和放弃治疗的死亡伦理与安乐死伦理存在着巨大矛盾和冲突,直接制约安乐死的认同和发展。

3. 有助于推动社会道德进步　佛教提出人生是苦海,尘世没有真正的快乐,只有来世进入"天国",轮回再生,才有欢乐和幸福。如果"前世"行善,则有善报,生有荣华富贵,死能升上"天堂";"前世"行恶,则有恶报,生时卑贱,死入"地狱"。基督教告诉人们:灵魂究竟是上天堂还是下地狱,这主要取决于他们如何在人世间生活。"生以载义,生可贵;义以立生,生可舍"的儒家死亡观,主张尊重人的生命,不惧怕死亡,要舍生取义,坚持死节。这些死亡伦理,潜移默化地引导人们向善、行善。同时,强调人的社会属性,逐步体现了人格的力量,对人思想发展和社会进步起到了正面而积极的作用。

(二)死亡标准的演变

死亡(death)是生命活动和新陈代谢的终止。临床医学通常又把死亡分为濒死期、临床死亡期、生物学死亡期三个阶段。

1. 传统死亡标准　死亡在中国还有一个代称为"断气",即指呼吸停止,说明在古代检验和确定患者是否死亡,往往是通过测定患者的呼吸来判断,如果呼吸停止,即可宣布死亡,这是一种典型的心肺死亡标准。随着医学知识的普及,人们对自身认识的逐步提高,开始形成以心脏停止跳动作为死亡判断的标准,即心肺死亡标准。长期以来,心肺死亡标准一直是人们在实践中的操作标准。但心肺死亡标准并不是绝对可靠的。心跳停止又"死而复生"者并不少见,尤其是创伤和意外所致的心脏骤停,经抢救恢复心跳的可能性更大。所以,临床上对心脏刚刚停止跳动者还是尽力抢救,并不立即宣布死亡。由此可见传统的心肺死亡标准的相对性。同时,随着生命科学的飞速的发展,各种维持生命的技术、仪器、药物得以应用,使得心跳停止几个小时甚至十几个小时的患者能够复苏。心脏移植打破了心肺功能丧失即导致整体死亡标准的权威性。人们逐渐认识到,对传统的心肺死亡标准必须进行科学的再认识,寻找更能反映死亡本质的新的死亡标准。

2. 脑死亡的标准　脑死亡(brain death)是指全脑死亡,包括大脑、中脑、小脑和脑干的不可逆死亡,是生命活动结束的象征。

1968年,美国哈佛大学医学院死亡定义特别委员会提交了一份题为《不可逆性昏迷定义》脑死亡诊断标准的报告,即著名的哈佛标准。它提出了四条诊断标准:①不可逆的深度昏迷;②自主呼吸停止;③脑干反射消失;④脑电图平直或等电位。以上测试要求在24小时内反复进行且结果一致,并要排除患者体温过低(32℃以下)或大量服用中枢神经抑制药(如巴比妥类药物)这两种情况。

脑死亡标准的提出，是现代医学发展的结果，它使死亡标准更科学。但是，我们也应该认识到，无论是传统的死亡定义还是脑死亡定义，都是在一定科学技术水平状态下的产物。传统死亡标准实行了数千年，是由于器官移植技术在医学上的成功应用，使得传统死亡标准逐渐显露出其不科学性和欠准确性的弊端，丧失了其权威性。然而这种权威性的丧失并不意味着传统的死亡标准就此退出了历史舞台，它在一定条件下仍将起着很大作用。脑死亡标准的诞生是现代生物医学发展的产物，并在现代医学模式转化的背景下步步深入，已成为对传统死亡标准的补充，使死亡标准更科学、更准确。从发展的观点看，脑死亡也未必是最终的个体死亡标准。随着医学科学的迅速发展和相关科学技术的开发利用，更多的生命规律和机制可能被揭示。人们的死亡观可能也将再一次面临挑战和更新，死亡标准同样也将随之不断更新。

（三）脑死亡伦理

脑死亡标准是一种价值取向问题，脑死亡作为人体死亡是符合现代医学发展和现代医学伦理学的。脑死亡的社会学意义更大于它的生物学意义。但脑死亡和传统的死亡标准有很大的差别，无论从观念上还是脑死亡判断的复杂性上，都使脑死亡的接受需要一定过程，这也增加了脑死亡立法的难度。

1.脑死亡标准的伦理意义

（1）使死亡标准更趋科学　人与动物的根本区别在于人的社会性，脑是人体的中枢器官，主宰人的思想、意识。脑死亡后即使心跳、呼吸尚存，但由于意识的丧失，已不能行使一个社会人的权利和义务。其次，虽然现在器官移植技术取得了巨大发展，但大脑目前仍是不可置换的具有主宰意义的器官。再次，脑死亡标准的确立，使服毒、溺水、冻死，特别是服用中枢神经抑制剂自杀等造成的假死者能够得到及时的抢救和治疗，从而更好地维护人类生命的尊严。脑死亡的不可逆性决定了用脑死亡标准取代心肺死亡标准具有更准确的科学性。

（2）使卫生资源分配更趋合理　当今医学技术已经能使脑死亡的患者继续维持生命，但是它所维持的仅仅是处于无意识状态下的"植物性生命"，对外界和自身毫无感觉，没有意识，也没有自主行动。从生命质量和生命价值的观点来衡量，这种在医疗仪器和技术的辅助维持下的"生命"，其生命质量是很低的。如果无节制地延长这种生存方式，会增加家庭、医学和社会的沉重负担，在没有脑死亡标准的情况下，放弃治疗会在伦理上造成巨大的压力。我国医疗资源很有限，国民享有的预防、保健、治疗、护理环境还有待提高。维持一个脑死亡患者的心跳、呼吸，是有限资源的不合理、不公正的分配，是一种人力、物力和财力的浪费，这损害了更多、更需要医疗照顾的普通患者的利益。脑死亡标准的确立无疑会转变人们对死亡标准的传统认识，一旦被人们普遍接受，得到法律认可，那么将会有利于卫生资源的合理分配。

（3）使器官移植更具发展前景　器官移植是现代医学领域中最引人注目的高新医疗技术之一，它的临床应用使许多患者恢复了人的某种功能甚至生命。器官移植要求从死者身上摘取活体器官，摘取越早，新鲜度越高，移植后的成功率就越高，但传统的心肺死亡标准影响了移植器官的新鲜度，限制了此项技术在临床上的广泛应用，很多患者在等待移植器官的过程中死亡。比如心脏移植，我国医疗技术和相关设备与西方国家基本处于同一水平，但几十年过去了，我国成功的心脏移植大约只有 80 例左右，成功率不足 40%，远远低于发达国家。主要原因之一就是没有高质量的器官来源。确立脑死亡标准可使移植器官的来源有可靠的保障，更能保证移植器官的新鲜度。医生可以在脑死亡而心跳、呼吸尚能依靠仪器维持的宝贵时间中，从患者尸体上摘取活体器官，从而确保移植器官的质量，提高移植成功率，给更多的患者提供生存的机会。

2. 脑死亡立法伦理　脑死亡更具有科学性，可以节省医疗抢救资源，为移植医学开辟道路。目前，世界上许多发达国家采用了脑死亡标准，我国除台湾、香港外，还没有确立脑死亡标准，医疗实践仍以传统的心跳停止作为死亡的标志，在法律和临床上，人们一直以呼吸和血液循环功能的停止作为生命终止的标准，且这一观念已渗透影响到人的观念和社会的各项制度中。由于脑死亡可能会宣判一些心脏仍在跳动的患者已经死亡，因此将会在伦理上、法律上带来一定的风险，社会观念也很难加以接受。

目前，我国卫生部正在制定《脑死亡诊断标准》，这意味着我国已经开始讨论脑死亡立法，并为脑死亡立法做准备。脑死亡涉及一个国家的历史传统、民族心理，涉及国家的医疗政策、福利措施。死亡立法以及脑死亡相关法律的建立，需要一个逐渐完善的过程，它与医学科学关于死亡的认识变迁相依而存。这一过程从 20 世纪 70 年代开始一直绵延至今。人体死亡的多重属性和在判定上的复杂性又决定了为脑死亡立法和实施的困难。因此，脑死亡法属于科技含量较高、人权及伦理学问题混杂的法律。欲立其法必须具备坚实的医学基础、社会基础和法制环境。否则，即使有了法，也会造成执法上的混乱。

二、尸体料理伦理

尸体料理（postmortem care）是对临终患者实施整体护理的最后步骤，也是临终关怀的重要内容之一。此时，患者的生物学特性虽已消失，但其社会性尚在，他（她）仍然是家庭的一个成员，仍然具有一定的社会关系，仍然是一个曾经受过尊重的人。因此，尸体料理的医学或护理学的意义虽小，但它的社会意义是十分重要的。人的生物学属性可以随着心跳、呼吸的停止和脑死亡而立即消失，但它的社会学属性却不能很快消失，我们对待尸体料理的态度不应当有半点懈怠。

（一）尸体料理的伦理意义

1. 对死者人生的负责和尊重　尸体料理是人一生中接受的最后一项护理。人死后，其生物学特性已经消失，但其社会学特性犹在。人的一生通过自己的努力，不断地创造着社会价值，体现着自我存在，人死后并没有涅灭其存在的个体及社会的价值，尸体料理正是充分地肯定了这种价值。故护理人员对死者进行良好的尸体料理，实际上体现着对死者人生的负责、肯定和尊重。

2. 对死者家属的安慰和对社会的尊重　护理人员严肃认真、一丝不苟地对死者进行尸体料理，既是死者遗愿的满足，也是对刚刚失去亲人的家属的莫大安慰。尸体料理，展现了对人生命价值和人格的尊重，体现了人道主义精神，让家属感觉到社会的支持和力量，减轻家属的悲痛，对于那些曾经为社会做过重大贡献的人，其历史贡献绝不会因其辞世而失去，其精神将永存。故做好尸体料理是对亲属的极大安慰，也是对社会的尊重。

（二）尸体料理的伦理规范

1. 尊重死者，一丝不苟　患者死亡后，护理人员应始终保持着严肃认真、一丝不苟的态度，尊重死者，既不能畏缩不前，也不能在死者旁边谈笑风生，嬉笑逗闹；严格按尸体料理程序进行操作，不能违背处置规程或任意省略操作环节；及时进行尸体料理，防止尸体僵硬造成

NOTE

料理困难；护理人员不能认为尸体已无知觉而随意摆弄、暴露，不能有轻视、厌烦的态度；在进行尸体料理过程中，可以邀请死者家属参与，让他们亲手料理自己亲人的后事，这样会使他们在心理上得到安慰。

2. 劝慰解释，安慰家属　对家属的照护也是临终护理工作的一部分，患者死亡，对其亲属是个沉重的打击。护理人员要理解死者家属的悲痛心情，允许并鼓励其宣泄自己的悲痛情绪，提供机会让他们与死者道别；另外，对家属进行关于死亡的科学教育，要让他们尊重生命的过程，面对现实、承认现实，劝导其节哀保重，以健康的心理度过悲伤阶段，尽快地重返社会。

3. 尊重他人，减少恶性刺激　护理人员在尸体料理中，为了避免惊扰其他患者和恶性刺激，在条件允许的情况下，患者在临终前移至抢救室或单人房间，以便进行临终前相应的处理及尸体料理。如果床位紧张，应当设置屏风遮挡，一方面可以避免同房间的患者受到不良影响，另一方面也是对死者的尊重。但如果遇到有传染病患者的死亡，其尸体料理必须严格按照消毒隔离原则进行，病室及死者的用物应给予彻底的消毒，以防传染病的传播。

4. 妥善料理遗嘱和遗物　死者的遗嘱、遗物对其家属来说是十分重要的物品，护理人员要尽心尽责，做好死者遗物的清点、保管和处理工作，并将死者遗嘱和遗物及时转交给家属。如果亲属不在，应由两名护士共同清点、记录，并交有关人员代为保管，通知亲属前来认领。护理人员绝不可草率行事，对死者遗嘱、遗物不管不问，随意处理；更不能将死者贵重物品占为己有。死者遗嘱具有法律意义，护理人员担当见证人时一定要慎重行事，如有死者生前委托，一定要按照其意愿，将遗嘱交给其亲属或单位领导或他人。同时，要尊重死者的"隐私"，切不可到处乱传遗嘱内容。

5. 发展医学事业，支持遗体捐赠　一些有识之士及其亲属出于对医学事业的关心，出于对他人的帮助，提出捐献遗体、器官、组织的愿望，甚至留下相关遗嘱。对此，医务人员要以热情的态度给予支持，并积极提供有关指导，帮助办理有关手续，使其愿望尽早实现，同时对有关遗体捐献的遗嘱做必要的交代。

6. 进行死亡总结，弃浊扬清　患者死亡并非事情的终了，医务人员的道德责任是要总结完善医疗救治过程。因此，医务人员还应该对死亡的案例进行深入地、实事求是地思考，认真进行死亡总结，实现维护患者权利与发展医学科学相统一的目标。

现代社会，人类越来越关注死亡的质量，广大护理人员理应尊重患者的权利、价值和尊严，做好临终护理和尸体料理等工作，帮助临终患者安详、无痛苦、有尊严、平静地走完人生的最后旅程，这是护理人员应负的伦理责任。

【案例思考题】

刘飞，男，13岁，某初中学生，几个月前出现了左膝盖痛，父母生意忙，没有在意，以为是孩子生长高峰期的"膝盖痛"，就买了钙片给孩子补。但是吃了钙片症状并无好转，反而疼痛日渐加重，3个月后甚至不能走路，父母这才带孩子去医院。经检查医生看。诊断为"左膝盖小圆细胞骨肉瘤晚期，伴脊柱和肺部转移"。紧急收入院。以刘飞现在的病情状况预后情况不太乐观。刘飞入院后做了化疗、放疗，但是病情却在一天天恶化，日夜疼痛难忍，吃不下饭，夜里只能靠杜冷丁勉强入睡，且出现了呼吸困难，医院下了病危通知书，并告知其父母两个选择：①进重症监护室，但每天费用近2万，但大约多延续一周左右的生命；②回家。

请问：

1. 如果你是刘飞的父母，你会如何选择？

2. 躺在床上的刘飞虚弱地告诉父母，说"我很痛苦，让我舒服点走吧"。作为父母，会怎么做？

3. 如果有临终关怀机构，你认为刘飞适合哪一类型的临终关怀机构？

4. 遗憾的是，他们没有找到临终关怀机构，一个星期后，刘飞痛苦地离开了。如果你是临终关怀的社会工作者，此时你能做的是什么？

5. 如果你是责任护士，你如何告知刘飞的父母这个消息？

【复习思考题】

1. 临终关怀与安乐死的异同点是什么？

2. 脑死亡标准是什么？

3. 脑死亡标准的伦理意义是什么？

4. 当一个患者被诊断为癌症晚期，时日不多，而他不相信诊断结果时，作为护理人员，你应该如何处理？

第十一章   社区公共卫生与康复护理伦理

【学习目标】

识记：1. 能正确说出社区保健护理、家庭病床护理、预防接种护理、健康教育、突发公共
卫生事件应急护理、自我护理及康复护理的含义、特点及伦理规范。

2. 能正确复述突发公共卫生事件中护理人员的责任。

理解：能够正确说出自我护理的意义。

运用：1. 能按健康教育的伦理规范主动对患者、患者家属及社会人群进行健康教育。

2. 能利用护理伦理规范解决社区保健护理、家庭病床护理、预防接种护理、康复护
理及自我护理中的伦理问题。

随着社会的发展、科技的进步及人民生活水平的提高，社会公众对卫生保健的需求日益
增长，这为现代护理事业的发展提供了广阔的活动领域。护理人员走出医院，走向社会，向个
人、家庭及社会提供全方位的健康服务，因而在社区保健、家庭病床、预防接种、健康教育、
突发公共卫生事件应急、自我护理与康复等方面都对护理工作提出了更高的伦理要求。

第一节   社区保健与家庭病床护理伦理

随着人们健康观念的更新及社会老龄化进程的加快，纯粹的医院治疗已不能满足广大人民
群众的健康要求，尤其对于高血压、糖尿病、冠心病、关节炎等慢性病患者，社区保健和家庭
病床护理已成为广大社区居民的必然选择，也是我国卫生改革的重要内容。

一、社区保健护理伦理

世界卫生组织（WHO）指出，卫生服务必须实行"社区化"原则。社区保健护理是现代
护理服务社会化的重要标志。

（一）社区保健护理的含义

根据美国护理协会的定义，社区保健护理（community health nursing）是将公共卫生学及
护理学理论相结合，用以促进和维护社区人群健康，提供连续、动态和全科性服务的一门综合
学科。社区保健护理以健康为中心，以家庭为单位，以社区为基础，以需求为导向，以妇女、
儿童、老年人、慢性病患者、残障者等为重点服务对象，以促进和维护社区人群健康为目标，

提供"六位一体"的基本卫生服务，即集预防、保健、基本医疗服务、健康教育、康复及计划生育技术指导于一体的社区医疗卫生服务网络体系。

（二）社区保健护理的内容

社区保健护理承担着医院外的医疗、预防、保健、康复等工作，其工作的范围非常广泛，包括社区卫生、社区心理卫生、家庭病床、学校卫生、职业卫生、环境卫生、妇幼卫生、养老及临终关怀等保健护理服务。其内容可概括为：

1. 慢性身心疾病患者的护理及管理 向社区所有的慢性病、传染病及精神病患者提供他们所需要的护理及管理服务。

2. 急、危、重症患者的转诊服务 帮助那些在社区无法进行护理或管理的急、危、重症患者转入到合适的医疗机构，使之得到及时、必要的救治。

3. 预防性卫生服务 对社区、家庭、学校及职业人群提供相应的预防性卫生服务。

4. 保健服务 向社区各类人群提供不同年龄阶段的身心健康服务，其重点人群为妇女、儿童、老年人、慢性病患者及残障者。

5. 康复服务 向社区残障者提供康复护理服务，帮助其改善健康状况，恢复功能。

6. 健康教育 以促进和维护居民健康为目标，向社区各类人群提供有计划、有组织、有评价的健康教育活动，从而有利于居民提高健康知识水平，培养居民的健康意识，使其养成健康的生活方式，建立健康行为，最终提升健康水平。

7. 临终服务 向社区的临终患者及其家属提供他们所需要的各类身心服务，以帮助患者有尊严地走完人生的最后旅程，同时减少对家庭其他成员的影响。

（三）社区保健护理的特点

社区保健护理是针对社区内的个人、家庭和群体开展的健康保健服务工作。由此决定了社区保健护理具有以下特点。

1. 涉及领域广泛 社区保健护理的服务对象不仅包括患者、康复者、残障者，还包括健康人群及处于亚健康状态的人群，也就是说社区中的每一户、每个人都是服务对象，为他们提供健康教育、预防接种、妇幼保健、康复治疗、家庭病床、环境改善、意外事故防范、紧急救助等全方位护理服务，这就要求护理人员不仅要成为掌握和运用好相关知识和技能的"全科护士"，还要"因人施护、防护结合"，成为会调解和处理各种应急情况的"全能护士"。护理人员必须具备处理各类突发健康问题的能力，尽量减少突发事件对居民的危害，维护和提高社区人群的健康水平，这也是社区保健护理区别于医院护理的一个重要方面。

2. 强调群体健康 社区保健护理是以社区人群为服务对象，以社区人群的卫生服务需求为导向，以健康为中心，以社区多部门合作和人人参与为原则，对社区人群、家庭、社会群体进行全程性卫生服务，是维护居民健康的第一道防线。社区保健护理既关注患者群，更关注健康人群。社区保健护理的工作就是收集和分析社区人群的健康状况，反映社区的健康问题和健康需求，解决社区人群存在的主要健康问题。

3. 预防保健为主 《国际护理学会护士守则》中规定护士的基本职责为"增进健康，预防疾病，恢复健康和减轻痛苦"。社区保健护理重点在预防，通过开展健康教育、预防接种、妇幼卫生、改善环境等工作，贯彻预防方针，提高社区居民的健康保健意识，改变其不良生活方式和行为习惯，降低发病率，提高社区人群身心健康水平等。

NOTE

4.群众利益最大化　社区保健护理工作，要坚持群众利益最大化、兼顾社会效益最优化原则。在国家医疗卫生事业改革的方针和政策指导下，在注重节约医疗卫生资源的前提下，做好社区保健护理工作。一切社区保健护理工作都是为广大社区群众的健康利益服务的，要选用优质、高效、性价比高的方法和措施。在保证取得同样的护理保健效果的前提下，能在社区中解决的问题就不到大医院去，实现患者的合理分流转诊；能用物美价廉的药物或方法治疗的疾病，就不选用高标、高价的药物或方法，为患者节约医疗费用，从而形成社区群众就医方便、看得起病、吃得起药的良性保健保障机制，努力解决"看病难、看病贵"的社会医疗难题。

（四）社区保健护理的伦理规范

社区护士不仅要具有良好的护理道德，还需要有敏锐的观察力、良好的沟通技巧、扎实的护理技能基本功，使患者生理方面得到全面照护的同时，在心灵上得到良好的慰藉。

1.热情服务，礼貌待人　社区居民对社区保健服务的认识和需求是多种多样的，受其年龄、性别、职业、健康状况和文化与道德修养水平等因素的影响。从事社区保健的护理人员，直接面向社区居民，应具备较高的道德修养水平，对待服务对象，无论其职位高低、经济贫富、仪表美丑、关系疏近，都应一视同仁，热情服务，礼貌待人。社区保健服务中，护理人员要充分尊重"人人享有卫生保健"的权利，全心全意地为社区群众服务，只有以尊重、理解、宽容、支持、合作的方式，才能更好地为社区个人、家庭、群体提供优质的健康服务，帮助社区人群维护其人格尊严和健康利益，改善和提高生命质量与价值。

2.钻研业务，精益求精　社区保健护理工作是一项综合性服务。护理人员所面对的服务对象不像在医院临床工作那样分科明确，这就要求护理人员在成为具备多学科理论知识和技能的"全科护士"的同时，还应具有"终身学习"、刻苦钻研、精益求精的道德素养。

3.任劳任怨，真诚奉献　由于预防工作效益的滞后性，社区保健工作具有效益周期长、见效慢等特点，所以卫生保健工作很难被理解和得到支持，有时甚至会出现阻力。社区保健护理人员在工作中经常会遇到冷言冷语和不配合的情况，无论对方态度如何恶劣，都应热心服务，在做好解释和宣传工作的同时，任劳任怨、持之以恒、真诚奉献、注重细节，坚持"预防为主"的方针，"以人为本"的原则，不计名利，不图回报，爱岗敬业。开展社区保健护理工作还需要积极争取当地各部门的理解、支持与配合，积极倡导个人、家庭和社会人群的参与和合作，从而保证连续、优质的社区保健服务。

4.恪守规章，强调慎独　社区保健护理工作要求因地制宜、简洁高效，虽然每项护理工作都有具体而严格的操作规范，但因其工作管理层次少，监督作用弱，而社区护理许多工作从准备到操作，从实施到评价，都靠护理人员自己去把握，经常处于独当一面、单独执行任务的状况。护理人员应严格要求自己，以科学、严谨的态度对待每一件事情，恪守操作规程和规章制度，强调慎独素质，做到有无监督一个样，杜绝差错事故，落实优质安全护理。例如，疫苗注射要及时准确，不漏无错；护理实践中要严格遵守无菌技术操作原则；急危重症患者及时转诊；暴发疫情及时果断处理；卫生宣传教育要科学准确、生动活泼、注重实效；参与卫生监督、卫生执法任务要秉公执法，坚持原则，遵守纪律，不徇私情。

二、家庭病床护理伦理

家庭病床护理是医院、患者、家庭三位一体的医疗形式，是一种势在必行的便民利民、一举多得的新型医疗模式。家庭病床护理在全方位面向社会所有人群的服务过程中，减轻了许多慢性病患者的痛苦，取得了明显的社会效益和经济效益。

（一）家庭病床的概念

家庭病床（hospital bed at home）是顺应社会发展而出现的一种新的医疗护理形式，它是以家庭作为护理场所，选择适宜在家庭环境下进行医疗或康复的病种，让患者在熟悉的环境中接受医疗和护理，既有利于促进患者疾病的康复，又可以减轻患者、家属和社会的经济负担，节约资源。

（二）家庭病床护理的内容

1. 建立家庭病床病历，制订具体治疗和护理方案。

2. 细心观察患者的生命体征及病情进展情况，发现问题及时汇报，以便及时处理。

3. 定期访视，送医送药，提供各种必要的检查、治疗、护理服务。

4. 指导患者及家属掌握简易的护理技术，并参与日常生活护理，培养患者自我护理的意识和能力。

5. 倡导患者采取合理、健康的生活方式，建立健康行为，提高遵守医嘱行为。

6. 发现传染病及时登记，并做好疫情报告。指导患者家属参与消毒隔离工作。

7. 普及卫生保健知识，增强社会人群的健康意识及自我护理能力。

8. 做好心理护理等工作，减轻患者的心理负担，增强患者战胜疾病的信心。

（三）家庭病床护理的特点

1. 护理内容全面　家庭病床护理要根据患者的个别需求，提供综合、连续、专业的健康照护服务。家庭病床护理与医院护理相比，护理内容更为丰富，任务更为繁重。护理人员除做好必要的辅助治疗和基础性的技术护理工作外，还要善于根据病情与患者、家属谈心来深入了解患者，做好心理健康教育；协助患者家属改善环境，合理安排患者生活；向患者家属做护理技术示教及卫生保健和康复知识宣传，提高家庭互助保健能力和自我护理能力，促进患者康复。

2. 护患关系密切　建立家庭病床，变患者"登门求医"为医务人员全心全意地"送医上门"服务，为建立互信合作的良好护患关系奠定基础。由于是以患者家庭作为治疗护理的场所，使患者及其家属对医务人员倍感亲切，有利于发挥医务人员的主动性。又因患者病情较轻，适宜建立"指导合作型"或"共同参与型"的护患关系模式。因此，护患关系更加融洽、密切，有利于患者的早日康复。

3. 道德要求更高　家庭病床护理需要护士经常深入患者家庭开展综合性护理服务工作，一般情况下能够得到患者及家属的支持和配合。但是，服务对象因年龄、病情、文化程度、道德水平的不同而对护理工作的认识不同，因而可能会出现态度冷漠、语言生硬、缺乏礼貌，甚至不认真配合的情况。例如残障者对恢复健康丧失信心，冷漠、被动地接受护理；个别思想水平较低的人因瞧不起护士而缺乏礼貌，随意使唤；有的患者家庭关系复杂，家属不认真配合治疗等。家庭病床护理工作中的困难和特点，对护士提出了更高的道德要求。有强烈的事业心、责任感和不怕困难的坚强意志，这是做好家庭病床护理工作的重要思想基础和根本保证。

4. 利于心理护理　疾病和伤残不仅会引起家庭生活、经济、社会和人际关系的改变，还会引发患者的心理问题。家庭病床的开展有助于护士了解患者及其家属的心理活动和心理需要，患者的心理问题也易于向护士倾述，从而为做好心理护理提供条件。护士可以对患者进行有针

NOTE

对性的心理护理，使其在舒适的家庭环境中更加感受到亲人的温暖，以最佳的心理状态接受治疗和护理。

（四）家庭病床护理的伦理规范

1. 患者第一，及时准确　家庭病床患者因其社会地位、文化程度、职业、风俗习惯、宗教信仰、居住条件、距离远近、交通状况等差别，加上家庭病床的患者地处分散、管理不便，护士不能因为这些差别而进行服务程度取舍，而应尊重患者的人格和权利，一视同仁地热情服务。护士在工作中要始终贯彻"患者第一"原则，把患者的利益放在首位，及时、准确地为患者提供护理服务。护士在上门服务时，即使居住较远的患者也要风雨无阻、遵守时间、恪守诺言，不得以任何理由延误治疗和护理，给患者造成不应有的痛苦。

2. 严格自律，优质服务　家庭病床独特的护理方式，增加了护士独立处理问题的机会。在这种情况下，对护士的道德要求应更高。在任何时候、任何情况下都要忠于职守、纪律严明、秉公办事、热忱服务，尤其要加强自我约束。在护理工作中不仅要求技术过硬，而且要自觉遵守各项规章制度和操作规程，努力达到"慎独"境界。在进行医疗活动中，注意运用保护性语言，少说与医疗活动无关的话，不做与医疗活动无关的事，对自己的行为负责。同时，要认真回答患者及家属提出的问题，耐心做好解释沟通，注意语言修养，通俗易懂，真诚亲切。

3. 尊重信仰，慎言守密　护士深入到患者家中服务，凡遇到家庭或患者的宗教信仰都应主动尊重，不能说长道短、搬弄是非。解释和答复患者及家属提问，应简明扼要，通俗易懂，既不要因言语不慎造成不必要的误解和纠纷，也不因顾忌而缄口不言；涉及患者或家庭的隐私，如家庭成员关系、经济收入、个人隐私等，必须恪守秘密，切不可当作茶余饭后的谈资任意宣扬。

4. 互相尊重，团结协作　家庭病床涉及病种繁杂，病情复杂多变，为达到使患者尽快康复的目的，需要各科室医务人员密切配合、相互尊重，各环节的工作协调一致；家庭病床设在患者家中，护士应尊重患者的人格，热情服务，礼貌待人；还要加强与患者家属的密切配合、理解支持和积极协作，及时沟通、传递信息，努力协调关系，以便提供及时有效的护理服务，促进患者早日康复。

第二节　预防接种与健康教育的护理伦理

预防接种是预防、控制、消灭某些传染病最经济、有效、方便的方法，也是提高免疫力、抵抗疾病的有力措施。健康教育是有计划、有组织、有评价的健康知识的传播和教育活动。

一、预防接种的护理伦理

（一）预防接种的含义

预防接种（preventive vaccination）是指根据国家疾病预防与控制规划，按照规定的免疫程序利用疫苗，由合格的技术人员接种给适宜的接种对象，以提高人群免疫水平，达到预防和控制传染病发生和流行的目的。

NOTE

（二）预防接种护理的特点

1. 服务思想的自觉性　预防接种要求护士为了群众的健康，自觉主动送医上门。在群众不理解、不合作、不愿意接种的时候，护士要积极宣传，说明接种的意义及接种后可能出现的情况，争取群众合作，搞好接种工作；要心胸开阔，气量大，能受委屈；要主动走街串户，深入群众进行预防接种，预防疾病，有效防止传染病、流行病的发生。

2. 服务工作的长期性　预防接种工作中护理的许多工作从准备到操作，从实施到评价，都要靠护士自己去把握。这就要求预防接种护士要始终坚持较高的职业道德标准，选择、追求和践行高尚的道德情操；做到"慎独"，无论有无监督，一样一丝不苟；面对千差万别的服务对象，做到一视同仁；在繁琐、具体、紧张的工作中保持冷静和耐心。

3. 服务对象的全民性　预防接种是以全体人群为服务对象，这是开拓护理服务市场的先决条件。全体人群，就是世界卫生组织提出的"人人享有卫生保健"目标中的"人人"，是指所有的人，包括患者、残障者、健康人。

4. 服务效益的迟缓性　预防接种防患于未然，其服务效益乃至道德责任所带来的社会效益是长远的、间接的，不会在短时间内显现出来，因此，不易被人们认识，人们不易看到预防接种医护人员的成绩，而且，接种的对象往往是健康人，其中有些人对接种防病并没有迫切的要求。

（三）预防接种护理的伦理规范

1. 满腔热忱，极端负责　每个从事预防保健的护理人员，必须清醒地认识自己在工作中所做出的社会群体"诊断"，开出的社会大型"处方"，其社会效益是巨大而深远的，道德责任是严谨而重大的。正确的预防接种是根治传染病的重要措施之一。护士必须有强烈的道德责任感，依法履行免疫接种人员职责，在接种中做到不漏无错，并做好预防接种知识的普及宣传教育。

2. 尊重科学，实事求是　预防接种护士必须具有实事求是的工作作风。一方面，要根据疾病谱、人口谱及历年的预防接种经验，主动配合医师精细地制定和推行人工免疫计划和免疫接种程序。另一方面，要做到：①根据传染病学特点正确地确定接种对象；②认真检查接种对象的身体，严格掌握禁忌证（如过敏、发热及急性传染病、活动性肺结核、糖尿病等）；③对接种反应要正确对待、迅速处理。与此同时，护士要终身学习、钻研技术、不断进取，熟练掌握各种疫苗的作用、机制、注射途径、方法、副作用及禁忌证等，还要认真观察接种后的反应，为科研提供反馈信息，以利于新疫苗的研制。

3. 团结一致，通力合作　预防接种工作中，从制定免疫计划、生物制品的储藏到运转工作都必须严格照章办事，既要对社会负责，也要对被接种对象个人负责。预防接种护士应一切从大局出发，具有任劳任怨、不图名利、兢兢业业、献身事业的品质。预防接种工作需要医务人员、有关社保人员等各方积极参与、全面配合、团结一致、通力合作才能取得良好的效益。

二、健康教育的护理伦理

随着社会科技的发展进步及人民生活水平的提高，健康越来越受到人们的普遍关注。健康教育就是解决人们提高健康水平的无限愿望与有限资源的矛盾的产物。开展健康教育是护士的法定义务，健康教育是护士教育者角色的充分体现，护士已成为健康教育的主力军。

NOTE

（一）健康及健康教育的概念

1. 健康　健康（health）是人生最宝贵的财富之一，健康是生活质量的基础，健康是人类自我觉醒的重要方面，健康是生命存在的最佳状态，健康是一切价值的源泉。

世界卫生组织（WHO）在 1989 年更新了健康的概念，认为健康包括躯体健康、心理健康、社会适应良好和道德健康。健康新的定义是"健康不仅是没有疾病或者不虚弱，而且包括躯体健康、心理健康、社会适应良好和道德健康"。因而健康应该是一个四维立体的动态平衡状态。

道德健康是为了促进和维护人类的身心健康，促使人、社会及自然得到和谐发展，调整个人、集体和国家之间关系的行为规范的总和。道德健康主要指能够按照社会道德行为规范约束自己，并支配自己的思想和行为，有辨别真伪、善恶、美丑、荣辱的是非观和能力。道德健康的基本原则就是"健康为人人，人人为健康"。健康既是每个社会成员的一项基本权利，也是社会各元素的基本义务。在很多情况下健康是个人根据自己的价值判断所做的价值选择，而这种选择可能会对他人及社会产生一定的影响，所以人们必须对自己的选择负责任。个人健康并非只是个人的私事，其道德义务性的重要根据之一就在于个人健康直接关系到公共的健康。

"四维健康观"的提出，使人们不仅从生理意义上认识健康，重视健康，更要从心理、社会、道德层面认识健康；认识到每个人不仅对个人健康负有责任，同时也对社会健康承担着义务；实现健康的手段不仅在于治疗，更在于预防和卫生保健；为了达到健康的目的，不仅需要个人的努力，更需要国家和全社会的关心和帮助。

2. 健康教育　健康教育（health education）是指通过信息传播和行为干预，帮助人们掌握卫生保健知识，树立健康观念，自愿采纳有利于健康的行为和生活方式的教育活动与过程。健康教育的实质是一种有计划、有组织、有评价的社会和教育活动，其核心是积极教育人们树立健康意识，养成良好的行为习惯和生活方式，消除或降低影响健康的危险因素，达到预防疾病，维护健康、促进健康和提高生活质量的明确目标。

（二）健康教育的任务

健康教育是以健康为中心内容的全民教育。健康教育与每个人的健康息息相关，是人人都需要的全民性素质教育，又是贯穿于人类生命全过程的终生教育。健康教育不仅是教育活动，而且是社会活动。健康教育的任务概括起来主要有以下内容：

1. 帮助人们树立正确的健康观念　通过健康教育活动，让人们了解健康不仅仅是没有疾病或不虚弱，而是生理、心理、社会和道德等多维度的完好状态，转变"自我感觉的无病状态就是健康"的观念，帮助人们树立正确的健康观，认识到个体健康不仅对自己非常重要，而且是关系家庭幸福、社会和谐的重要因素。所以，促进健康是每个人的社会责任，人们应该履行自己的健康职责。

2. 帮助人们掌握影响健康的相关因素　通过健康教育活动，促使人们了解社会生活中的各个环节与健康有关的影响因素，并在生活、工作、学习、休闲以及突发性事件中尽可能减少受到各种致病因素的侵害，降低急性传染性疾病、慢性非传染性疾病和各种伤害的发生率，提高社会群体健康水平。

3. 帮助人们合理利用医疗卫生资源　通过健康教育活动，让人们了解医学科学技术的基本原理及其局限性，了解相关疾病产生的原因、治疗、护理、康复等方面的知识，以便能积极配合治疗，合理利用医疗资源，理解疾病发展与转归。

4. 帮助人们建立健康的生活方式 通过健康教育活动，提高人们预防保健知识和道德健康水平，促使人们正确认识现代社会因素迅速变化对自身的影响，帮助人们建立健康的生活方式，改变不利于健康的个人行为习惯，自觉采纳有利于健康的行为习惯，促进家庭、社会和谐，提高健康水平和生活质量。

5. 帮助人们树立健康投资意识 通过健康教育活动，让人们了解健康每时每刻都受到各种各样因素的影响，人们不能仅在生病的时候关心健康，而是要经常关心健康。为了维护和增进健康，人们需要在人生的各个阶段对健康给予时间、精力、资金等各种资源的投入。

6. 帮助人们提高自我保健能力 通过健康教育活动，使人们能够更好地控制自己的健康和环境，不断地从生活中学习健康知识，并掌握一定程度的自我预防、自我诊断和自我治疗能力，有准备地应付人生各个阶段可能出现的健康问题。

7. 达成"健康为人人，人人为健康"的共识 通过健康教育活动，让全社会都认识到健康是每个人都需要的，同时每个人都要为健康付出努力。社会经济发展的最终目的是为了人类的全面健康，医疗卫生部门在为人们健康服务的过程中，需要相关部门和服务对象的配合。

（三）健康教育的内容

健康教育是运用教育学的理论，帮助人们提高健康知识水平，激发人们健康关注意识，确立健康观念，提高我们全民族的自我保健能力。

1. 宣教疾病相关知识 宣教疾病的病因、治疗及康复方法和预后，有助于患者和家属树立疾病治疗的信心。

2. 宣传诊查护理措施 向患者宣传应做的诊查、医疗处理及其护理措施的目的、意义、内容、方法及注意事项，以解除患者的恐惧与疑虑，争取患者及家属的理解和配合。

3. 普及疾病防治知识 向患者、家属及社区人群积极传播预防传染性疾病的相关知识：如传播途径、隔离措施、消毒方法及预防策略等，强化社区人群的传染病防治意识。

4. 倡导健康生活方式 对不卫生的生活习惯、个人行为、社会环境与疾病关系的宣教，提高自我保健意识，自觉建立良好的卫生习惯，改变不健康的行为，改善社会环境。提倡"人人受教育，人人享健康""人人为健康，健康为人人"的健康价值观。

5. 心理健康教育 心理健康是整体健康不可分割的组成部分，其重要性日益凸显。健康心理涉及年龄、人格、社会适应、人际关系、生物环境和生活环境等多方面的心理健康问题。要根据不同群体的心理问题，开展相应的心理健康教育内容和方法，提出有针对性的促进心理健康的措施。如青少年心理健康教育，重点是要学会控制自己的情绪，建立良好的人际关系，培养健康的竞争心理和承受挫折的能力，塑造健康人格。

6. 重点人群健康教育 重点人群是指妇女、儿童、老年人等，根据这些人不同的生理状况和社会角色，进行相应的健康指导。

7. 职业人群健康教育 职业危害因素可引起职业病和职业性多发病。虽然我国已经建立了一套适合国情又行之有效的规章制度和法规，对保护劳动者的利益发挥了积极作用，但不少企业劳动条件差，职业病危害仍然比较严重。近年来因粉尘、放射污染、有毒有害作业导致劳动者患职业病死亡、致残、丧失劳动能力的人数不断增加，其危害程度远远高于生产安全事故和交通事故。职业人群要树立"预防为主"的观念，确信职业危害是可以控制的，职业病是可以

NOTE

预防的。积极开展安全卫生宣传教育，提高职业人群防事故、防尘、防毒、防噪声、防射线、防高温中暑等的知识水平和自我保健意识。

8. 公共场所的健康教育　包括公共卫生道德和卫生习惯的宣传教育，公共卫生环境和公共卫生秩序教育，行为生活方式教育，食品卫生教育。

（四）健康教育的特点

健康教育的对象是社会各类人群，其核心是教育人们树立健康意识，确立健康信念，建立健康行为和形成良好的生活方式，维护健康、促进健康，以提高个体和群体的健康水平。

1. 教育内容科学准确　健康教育活动倡导的是有关"人的健康"的信息：如疾病相关知识、各种检查治疗的目的、意义、注意事项、情志调护和康复锻炼指导等。护士在制定健康教育计划时，要注意提高健康教育内容的科学性、准确性、针对性和指导性，切忌传授似是而非，甚至是违背科学的知识，以免误导人们。

2. 教育目标清晰明确　健康教育的目标一方面是通过传播健康信息，让人们知晓健康信息，认同并理解信息中所倡导的健康信念，促进人们态度向有利于健康的方向转变，最终采纳有利于健康的行为和生活方式，提高生活质量。另一方面，更深层次的意义在于促进和培养个体和社会预防疾病、维护健康的责任感，从而真正树立全面的、以社会为中心的健康道德观念。个体的不健康行为，不仅不利于自己的健康，对他人和社会也会带来危害。如对于公认为有害健康的吸烟行为，除通过强硬的行政干预、经济杠杆策略、法制建设外，更需要通过大规模的宣传教育活动，使人们认识到吸烟是一种有害身体健康的不健康行为，在公共场合吸烟是一种不文明的行为。

3. 内容形式有针对性　由于涉及健康的知识很多，护理人员进行健康教育时要首先对受教育人群进行评估，找出哪些是最需要优先解决的健康问题，了解受教育者最迫切想了解和掌握的有关知识，在此基础上制定有针对性的健康教育计划，分轻重缓急、深浅不同地进行健康教育。另外，健康教育的信息传播形式也要具有针对性，如对儿童来讲，采用卡通视图与儿歌等视听电子媒介就比文字印刷媒介效果好；对农村妇女进行营养教育，利用简单的图解、模型、实物示教就比采用函授和电视讲座更具有针对性。

4. 教育对象全民性质　健康，一个永恒的话题。因为健康问题涉及所有的人群，健康教育倡导全民参与。维护健康、促进健康，提高群体健康水平是从事健康教育的护理人员的职责和愿望。因此，健康教育的对象是广泛的，带有全民性质的，即生活中的每一个体都是健康教育的对象。

（五）健康教育护理的伦理规范

健康教育是护理工作的重要内容，是护士责无旁贷、义不容辞的职责，可以充分体现护理职业价值，提升护士自我效能感。在健康教育中，护理人员应具有强烈的保护人类健康的道德意识，主动做好工作，圆满履行这一道德责任。

1. 科学严谨，实事求是　健康教育是一项科学性很强的工作，健康教育的内容必须要科学严谨，实事求是，遵照科学观点解释客观现象。要将专业知识和保健知识变为人们易于接受和理解的知识，强调内容的有效性、专业性、安全性，并正确进行传授。不能向群众宣传一些不具备科学性的杜撰或道听途说材料，坚决同迷信、巫医和一切不科学的宣传做斗争。切忌为了追求经济收入而夸大某些药物、疗法、仪器的实际效用，以免使健康教育走上歧途。

2. 耐心细致，积极热情　健康教育是一项长期的、不间断的、需要反复进行的教育活动。人们卫生行为的养成，受其生活环境、生活观念、生活质量等诸多因素的影响，特别是某些陋习的形成更是根深蒂固，要纠正不良的卫生习惯和观念，采用短期行为或追求短期效应的做法是没有意义的。而且服务对象包括各行各业的个体与群体，他们的健康状况与社会经济发展水平、卫生保健知识掌握水平、对健康的重视程度等密切相关。因此，在健康教育过程中，要尊重人们的人格和权利，必须以高度的责任感和事业心来从事健康教育；在进行耐心的、细致的、反复的、积极热情的教育活动时要讲求策略性和艺术性，避免简单粗暴地干预。

3. 努力学习，优质服务　健康教育的内容广泛、庞杂、新颖，涉及多学科的知识。医学科学的发展，涌现出一系列新理论、新技术、新手段，使医学为人类服务的领域更加广阔。这就要求作为健康教育者的护士要与时俱进，努力学习新知识、掌握健康教育的理论和方法，不断扩大知识领域，有广博的知识、精湛的技术，才能达到优质服务，取得最佳效果。

4. 言传身教，以身作则　健康教育通过宣传、教育、具体示范等手段来启发教育人们怎么样的行为对健康有益。因此，教育者自身榜样的力量是非常巨大的。倡导健康文明行为，护士应带头落实科学文明的生活方式，养成良好的行为习惯。不吸烟，不酗酒，平衡膳食，加强锻炼，注意公共卫生保护，不乱倒垃圾污水，洁身自爱，重视个人卫生和环境卫生，积极创造条件增进他人健康，培养健康性格和思维方式，正确对待挫折、疾病和意外伤害，正确对待人生、名利、人际关系，增强机体的生理、心理素质和社会适应能力。护士用自己的实际行动做出表率作用，要求别人做到的自己首先模范地做到了，这样的教育才有说服力，才能达到健康教育的目标。

5. 尊重群众，发动群众　健康教育的目的是帮助人们理智地选择健康的生活方式。要尊重群众，发动群众，让每个人都充分地认识到健康的钥匙掌握在自己手中，健康的第一责任人是自己。讲究卫生，获得健康是人民群众自身的事业。应充分调动和发挥群众的积极性，只有全社会人人都有相应的健康意识，以"人人为健康，健康为人人"的积极态度投入到维护人类健康的行动中，才能提高人类的健康水平。

第三节　突发公共卫生事件应急护理伦理

公共卫生事件常常突然发生，而且具有破坏性强、损害范围大及缺乏准确预警性等特点，这就要求作为医疗机构成员之一的护理人员必须有强烈的职业责任感和良好的职业道德，积极承担起救死扶伤及保护公众身心健康的职责，依法及时采取力所能及的应对措施，维护国家和人民生命、财产安全，尽可能将损失降低到最低程度。

一、突发公共卫生事件及护理人员的责任

（一）突发公共卫生事件的含义

突发公共卫生事件（emergent events of public health）属于突发公共事件中的特殊类型，指已经发生或者可能发生的、对公众健康造成或者可能造成重大损失的传染病疫情和不明原因的群体性疫病，还有重大食物中毒和职业中毒，以及其他危害公共健康的突发公共事件。

1. 重大传染病疫情　重大传染病疫情是指某种传染病在短时间内发生，波及范围广泛，出现大量的患者或死亡病例，其发病率远远超过常年的发病水平。如 1988 年在上海发生的甲型肝炎暴发，2003 年春夏之交发生的急性非典型肺炎（简称"非典"），2004 年青海鼠疫疫情等。

2. 群体性不明原因的疾病　群体性不明原因的疾病是指在一定的时间内，某个相对集中区域内同时或相继出现多个临床症状相似、又无法明确诊断的患者。这种疾病可能是传染病、癔病或者是某种中毒。

3. 重大食物和职业中毒　重大食物和职业中毒，是指由于食物和职业因素引起的人数众多或伤亡较重的中毒事件。

4. 其他严重影响公众健康事件　主要包括医源性暴发感染、药品引起的群体性伤亡事件、地震、洪水、交通事故、非人为因素爆炸、塌陷等生产性事故，或发生生物、化学、核辐射和恐怖袭击事件等。

（二）突发公共卫生事件的分类

按照《国家突发公共事件总体应急预案》规定，突发公共卫生事件按照其性质、严重程度、可控性和影响范围等因素，一般分为四级：Ⅰ级（特别重大）、Ⅱ级（重大）、Ⅲ级（较大）、Ⅳ级（一般）。

（三）突发公共卫生事件的特点

1. 突发性　公共卫生事件常常突然发生，很难准确预警及时识别。主要原因是人类自身知识不足，对自然界疾病仍存在认识盲区，在已有的知识范围内，控制自然的技术手段不完备，对部分传染病仍无法根治、对自然界的地震、各种恐怖事件也无法预测，所以对事件发生的时间、地点、暴发方式和程度难以准确把握。

2. 破坏性　公共卫生事件发生后，不仅造成人们身心伤害、财产损失，还会涉及社会不同的利益群体，对社会和人心理形成破坏性冲击，进而影响经济发展和社会稳定。

3. 复杂性　公共卫生事件造成的影响表现多个方面，不容易解决。处理不当，其发展方向不明确，会导致损害范围扩大，甚至转为社会问题。如"非典"危机，是突如其来的公共卫生危机，不仅严重威胁民众的生命健康，而且波及经济、政治、外交等多个领域。

4. 持续性　公共卫生事件在历史记载中未见杜绝，就某个具体的事件而言，一旦发生，一定存在一个持续的过程，就其发生发展过程而言，常常分为潜伏期、暴发期、高潮期、缓解期和消退期几个阶段。

5. 紧迫性　突发公共卫生事件急骤，往往在人们毫无防范的情况下发生；往往是短时间内发生，患者数量多，而且病情、伤情、疫情普遍严重，急需护理人员快速做出决策。

6. 可控性　人类基于已有的知识、技术和经验，通过努力可以在一定限度内降低突发公共卫生事件的频率和次数，减轻其危害程度，控制其损害范围。这是人类在认识与改造自然方面进步的必然结果与重要标志。

7. 机遇性　突发公共卫生事件也是人类认识和改造自然、不断提升人类健康水平的机遇。当事件发生后，应通过努力，扩展知识和技术，为避免相同或类似事件的再发生创造条件。

（四）突发公共卫生事件中护理人员的责任

1. 职业责任　据 2008 年 5 月 12 日起施行的《护士条例》第十九条规定：护士有义务参与

公共卫生和疾病预防控制工作。发生自然灾害、公共卫生事件等严重威胁公众生命健康的突发事件，护士应当服从县级以上人民政府卫生主管部门或者所在医疗卫生机构的安排，参加医疗救护。护士作为医疗机构成员之一，应承担起保护公众身心健康的职责，承担起治病救人的职业责任。护士通过熟练掌握应对处理突发公共卫生事件的基本知识、基本技能，如：传染病的一般预防、治疗、隔离、消毒、护理，常见食物中毒的紧急处理原则，以及对可疑事件的及时报告和预警处理；对已发生事件的过程管理和善后处理，采取力所能及的应对措施，尽可能控制事件影响的程度与范围，将损失降低到最低程度。

2. 法律责任　国务院制定的《突发公共卫生事件应急条例》第五十条规定：医疗卫生机构有下列行为之一的，由卫生行政主管部门责令改正、通报批评、给予警告；情节严重的，吊销《医疗机构执业许可证》；对主要负责人、负有责任的主管人员和其他直接责任人员依法给予降级或者撤职的纪律处分；造成传染病传播、流行或者对社会公众健康造成其他严重危害后果，构成犯罪的，依法追究刑事责任：①未依照本条例的规定履行报告职责，隐瞒、缓报或者谎报的；②未依照本条例的规定及时采取控制措施的；③未依照本条例的规定履行突发事件监测职责的；④拒绝接诊患者的；⑤拒不服从公共生命健康突发事件应急处理指挥部调度的。

二、突发公共卫生事件应急护理伦理规范

1. 敬业奉献　在突发公共卫生事件的应对处理中，护理工作是在残酷、危险和艰苦环境里进行的，工作条件和生活条件异常艰苦，有时甚至会有生命危险。这就要求广大护理人员不能忘记自己肩负的救死扶伤的神圣使命，要始终把病、伤员和广大人民群众的生命安危放在首位。只要伤情、疫情出现，就必须将生死置之度外，奋不顾身地紧急救护。同时要求护理人员在抢救现场要勇于克服困难，充分发挥自己的专业技能和聪明才智，最大限度地挽救和护理患者。任何背离医护人员的崇高职责，贪生怕死，害怕自己受感染，遗弃伤病员或人为延误救治行为都是不道德的。

2. 团结协作支持　公共卫生突发事件的应对处理是一项复杂的社会工程，需要各部门的相互支持、协调和共同处理。应对策略的制定不单是疾控部门的任务，还要其他各有关部门一起共同参与和完成。各级护理人员要有高度的责任心和科学态度，整个救治和护理过程的每一个环节，都不能有任何的松懈、怠慢和不负责的现象发生，要本着对患者负责、对公众健康负责、对社会负责的态度，团结互助、协同作战，尽最大可能将患者可能发生的情况在最初阶段予以处理和科学预测。相互推诿、敷衍塞责的做法是不道德的行为。

3. 贯彻法制原则　在突发公共卫生事件的紧急状态下，全社会的任务首先是考虑如何采取有效的措施来控制和消除紧急状态，尽快恢复生产、生活和法律秩序，优先保护公共利益和人民群众的生命安全，这就需要政府利用法律手段来调整紧急状态下的各种社会关系，稳定国家和社会秩序，保障公民的权利不可侵犯。护理人员应认识到突发公共卫生事件的紧急状态下贯彻法制原则的重要性，个人服从集体，遵守和支持政府执行《突发公共卫生事件应急条例》等紧急状态法，将突发公共卫生事件造成的损害降到最低限度。

NOTE

第四节　自我护理与康复护理伦理

自我护理是护理学的基础理论之一，为护理实践活动提供了总的方向和方法指导，也是护理道德深化和完善的重要内容。康复护理是康复医学重要的组成部分，康复护理的对象主要是残疾者、老年患者、慢性病患者，康复护理的目标是使残疾者的残存功能和能力得到最大限度的改善，最大限度地恢复其生活自理能力，提高生活质量，重建身心平衡，回归家庭和社会。

一、自我护理伦理

（一）自我护理的概念

自我护理（self-care）又称自理或自护，是由美国护理理论学家奥瑞姆（Orem）于1971年首先提出的，即"人类个体为维持生命、健康和幸福，确保自身功能健全和发展而需要自己采取的行动"，这些行动是具有一定形式的、连续的、有意识的行动。她提出健康人为"自我护理者"，患者则是"自我护理能力有缺陷的人"；而专业护理的最终目标就是促进、维持、恢复个体的自我护理能力或照顾他人的能力。

（二）自我护理的意义

自我护理的提出与实践，使护士既要在人们患病时帮助其减轻痛苦，恢复健康，还要在人们没有疾病时帮助其增强体质、预防疾病；不仅为患者补偿自理能力的缺陷，还要为提高患者的自理能力做出贡献。自我护理强调恢复、维护和促进健康的第一责任人是人们自己，突出健康首先应该是人们自己努力的结果，从而满足了人最高层次的自我实现的需要，自我创造一个良好的心境和功能恢复的最佳状态。随着自我护理实践的发展，护理专家把自我护理运用到个体、家庭、社区及社会群体。护士不仅面向个体而且面向群体，从整体上提高人群的自我护理能力和自我护理意识，从而提高人们的健康水平和生命质量，更体现了护理工作的社会价值和意义。

（三）自我护理的特点

1. 教育性　自我护理的最终目标就是促进、维持和恢复个体的自理能力。因此，自我护理不仅要求护士为患者做好补偿服务，还要向患者或健康人进行护理的知识教育，反复宣传自我护理的意义，指导自我护理的要领，并进行示教、验证，直到人们能理解、接受和掌握，逐步实现自我护理的目标。

2. 主体性　自我护理是人们在护士指导、帮助下的主体性护理活动，其目的是使人们从护理的被动接受者逐步转变为主动的自我护理者。要想充分调动人们的主观能动性，使人们从被动地护理接受者转变为主动地自我护理者，从而达到自我护理目的，护士必须遵循科学规律并以主动服务的态度、克服困难的意志和无私奉献的精神，赢得自我护理对象的理解、支持、参与和合作。

3. 渐进性　自我护理是一个循序渐进的过程，要求护士的教育与辅导讲求科学、讲究实效。如随着患者疾病的康复，原来的自我护理缺陷经过学习、锻炼或治疗已日益修复，而自我护理替代干预也要相应递减，否则会形成依赖性而妨碍自我护理能力的递进。相反，操之过急而过早或过快增加自我护理责任对患者的康复也会带来不良影响。因此，护士要有科学严谨的态度，坚持由浅入深、由简到繁的渐进性原则，因人而异，区别对待，逐步让患者学会自我护理，帮助其实现由替代护理向自我护理的转化。

（四）自我护理的伦理规范

在以患者为主体，护理人员为主导的自我护理的护患关系中，对护理人员提出了新的护理责任和护理伦理要求。

1. 尊重患者，高度负责　在自我护理的过程中，护理人员要以高度负责的态度，认真履行职责。想方设法将自我护理的要领教会服务对象，不断示教，反复验证，直到其真正掌握；善于抓住良好时机，避免盲目锻炼、操之过急；谨防差错事故，护理人员必须一丝不苟、认真负责地处理好每一个环节和步骤。即使对那些病情危重不能配合的患者，也应该向患者或家属介绍疾病的发展和转归，介绍疾病治疗和自我护理的方法、目的、意义及注意事项，并认真听取他们的意见和建议。这是对患者及家属权利和人格的尊重，同时也能发现护理中考虑不周全之处，能及时纠正，更好地维护患者的利益。

2. 一视同仁，耐心指导　自我护理中，护理人员对其服务对象应该一视同仁，不分贫富贵贱、长幼尊卑等，都要给予关怀和悉心指导，倾听他们的意见和要求，使他们都有表达意见、获得信息的机会，如自我护理的内容、计划安排、配合方法等，以充分调动他们的主动性、增加他们的自信心，使之乐于接受护理指导，积极参与自我护理。另外，护士应理解、谅解有些患者的冲动、敏感及情绪波动，并给予耐心指导，切勿做出任何不尊重患者权利和人格的举动，只有这样才能促使自我护理良性发展。

3. 因人而异，切合实际　护士要遵循个体化的原则，认真细致地收集并分析服务对象的各种个性资料，以便全面掌握服务对象的生理、心理和社会情况并做出正确评估。在自我护理的诊断、计划、执行等方面做到因人而异，区别对待。以科学严谨的态度，对收集的资料进行反复的核实，做出综合具体地分析，使护理计划切合实际。

4. 密切协作，提高质量　自我护理工作最终目标的实现，既需要护理人员之间的密切配合，又需要取得医生、营养师、防疫人员、社区卫生保健人员及服务对象所在单位领导的支持与协作。自我护理是一项非常复杂的系统性工程，护理人员必须树立"大卫生观"，争取多方面支持、多部门配合、团结协作，才能最终做好社区居民的自我护理工作，并不断提高自我护理质量。

二、康复护理伦理

（一）康复护理的含义

康复护理（rehabilitation nursing）是指在各种康复医疗条件下根据对伤残者总的医疗计划，围绕全面康复（身体的、智力的、心理的、社会适应的）的目标，在护理人员与康复医生及有关的专业人员密切配合下，对伤病者与伤残者进行的专门护理工作，以帮助残疾者达到功能障碍恢复或减轻伤残、预防继发伤残为目的的护理活动。

（二）康复护理的内容

1. 评估患者的残疾情况　观察患者残疾情况，获得患者身心功能障碍及日常生活活动能力、心理、社会等方面的资料，收集病史资料是为了更好地了解患者的心理需求；进行综合分析，对患者的身心功能障碍特点和日常生活活动能力给予初期评定，确定护理目标，制定康复护理计划。

2. 预防继发性残疾和并发症的发生　协助和指导长期卧床或瘫痪患者的康复，如适当的体位变化，良肢位的摆放，体位转移技术，呼吸功能、排泄功能、关节活动能力、肌力训练等技术，以预防压疮及消化、呼吸、泌尿系感染，关节畸形及肌肉萎缩等并发症的发生。

3. 日常生活活动能力训练　患者进行就餐、洗漱、更衣、排泄、移动、使用家庭用具等，训练患者的日常生活自理能力。

4. 功能训练的护理　学习和掌握综合治疗计划的各种有关的功能训练技术与方法，有利于评价康复效果，配合康复医师和其他康复技术人员对患者进行康复评定和残存功能的强化训练，协调康复治疗计划的安排，并使病房的康复工作成为康复治疗的重要内容之一。

5. 假肢、矫形器、自助器、步行器的使用指导及训练　康复护士必须熟悉和掌握其性能、使用方法和注意事项。指导不同功能障碍者选用适合自己的器具，并利用器具进行功能训练，指导患者在日常生活中的使用。

6. 康复患者的营养护理　根据患者疾病、体质和伤残过程中营养状况的变化情况，判断造成营养不良的原因；再结合康复功能训练中基本的营养需要，制定出适合的营养护理计划。协助患者进食，指导、训练进食动作；辅助餐具的使用指导。

7. 加强心理护理　护士在与患者密切接触过程中注意观察患者的行为，留心他们的言语及情绪的变化，了解其心理困惑、忧虑、矛盾，随时分析和掌握患者的精神、心理动态。对已经发生和可能发生的各种心理障碍和异常行为，进行耐心细致的心理护理。通过良好的语言、态度、行为去影响患者，帮助他们改变异常的心理和行为，正视疾病和残疾。要深入了解和尽力满足患者的各种心理需要，鼓励患者参加各种治疗和活动，使其情绪放松，减轻焦虑，讲明康复训练的重要性，鼓励患者积极参加训练，使其从被动接受他人的照料过渡到自我护理。

（三）康复护理的特点

1. 综合性　康复护理服务不分科，病种繁杂，工作内容多而具有广泛性。例如运动功能康复，语言功能康复，自助器、矫形器的运用及各种康复操和医疗体操、体位训练等，这就要求康复护士除具有临床护理人员应掌握的基本理论和技能外，还需要掌握康复护理的特殊技能，并学习相关疾病的康复医学知识。护理人员不仅要做必要的辅助治疗和全面的护理业务服务，还要对患者进行生活安排指导、身体照料、心理和精神等方面的综合性康复护理服务。

2. 协调性　功能障碍患者的康复需要多种康复治疗，康复护士既是护理者，又是患者完成多学科、多专业康复治疗任务的协调者，需要多方面沟通、积极协调，才能发挥桥梁纽带作用。

3. 长期性　康复护理的对象其功能障碍的存在一般时间较长，有的甚至是终生存在，因此，康复护理具有长期性的特点。护理人员不但要重视早期康复，防范继发性残疾和其他并发症的发生，还要关心患者对其进行回归家庭和社会的指导。

4. 侧重自我护理　由于患者存在不同程度的功能障碍，有的甚至非常严重，影响到日常生活，他们的日常生活及其他活动都要依赖他人，这种心理和行动上的依赖性，妨碍了患者的功能独立性的康复，既影响了生活质量又增加了经济负担。在实施康复护理的过程中，护理人员应根据患者的病情给予适当的辅助，而不是盲目地过分替代。要指导、训练和教会他们自我照顾日常生活的技能，使其由被动接受他人照料过渡到自我护理，充分发挥潜能，以适应新的生活，重返家庭和社会。

（四）康复护理的伦理规范

1. 理解尊重，心理护理　病伤残者作为一个特殊的群体，在康复过程中，心理障碍比一般患者严重。患者在受到创伤而造成残疾后，心理上会有一系列的变化。当伤残发生后，许多人不敢正视或不愿意承认残疾的事实，随着治疗和康复的进行，患者逐渐领悟到自己所受的创伤将造成长期或终生残疾，如偏瘫、截瘫、截肢等，可能要在轮椅上度过一生。有的人甚至大小便不能控制，语言和听力障碍。这种突然发生的变故，改变了患者的人生道路。不幸的事实动摇着生存的信念，社会地位和家庭角色的改变，经济状况的恶化，身心痛苦折磨下患者感到自己成为家庭和社会的包袱而心灰意冷，对未来失去信心，因而出现失落、悲伤、抑郁和焦虑等复杂的情绪。康复护理人员要密切观察患者的言行，善解患者的心意，及时发现患者的心理问题和心理需求，有针对性地进行劝慰和疏导，态度要诚恳、热情，给予患者真诚的关心和照料。视患者如亲人，爱护、理解和尊重患者，使患者感受到安慰，增加安全感，从而身心放松，减轻焦虑，改善机体状况。与病伤残者联系比较密切的人员的态度，特别是家属、同事等，对于其心理状态的调节十分重要。因此，不仅要重视患者本人的心理及其变化，还要注重这些人员的心理辅导工作，为患者心理康复创造舒适、宽松的康复氛围，使患者逐渐摆脱消极心理的影响，以良好的心理状态重返社会，建立起积极的人生目标。

2. 不辞辛劳，任劳任怨　康复护理的对象处于部分或全部丧失活动力的状态，生活难以自理，对护理的依赖性强，客观要求多。护理人员既要做生活护理，又要引导和训练患者尽可能地能够自理生活，护理难度大，工作辛苦繁重。护理人员要从专业的角度宽容和谅解患者情感和意志方面的变化，他们由于长期忍受疾病的折磨及疾病对个人生活、就业等多方面的影响，容易有消极、被动、多疑、暴躁等表现。护理人员在受到误解或不恰当的责难时应黯然处之；遇事要耐心解释，不厌其烦；训斥、讽刺、挖苦或对患者要求置之不理的态度是不道德的。如老年康复对象往往感觉迟钝、行动缓慢、骨质疏松，应随时注意安全，防止跌倒，引起骨折。老年人的康复特别要注意防止废用综合征的发生，如不注意早期康复，会产生肌肉的废用性萎缩、骨质疏松、关节挛缩、固定等并发症。护理人员要体贴关心患者，不怕脏累，不计较个人得失，任劳任怨，满腔热情地做好各项康复护理工作。

3. 细致耐心，审慎周密　康复护理的对象很多是老年人，老年人疼痛阈值高，对疼痛不敏感，容易掩盖一些疾病的体征；有的老年人患有多种疾病，听力障碍、语言残疾、智力衰退、甚至意识不清；急性脑血管病是我国的常见病之一，脑外伤近年来呈明显增加趋势，其中三分之一的患者可产生语言障碍，不能很好地配合治疗和护理。这就要求护理人员在护理过程中养成细致耐心、审慎周密的工作作风。不嫌弃患者语无伦次或语言障碍，不厌烦患者健忘或迟钝，对患者心理、个性和需要了如指掌，有针对性地细心观察、精心护理，对患者病情变化和心理变化及时知晓，做到认真负责、细致周密的护理。

4. 明确目标，协同一致　康复护理的患者，病种繁杂，需要多专科医护人员的共同配合，医护之间、医护人员与患者及患者家属之间都需要沟通、协作、配合。康复护理的目标，是以人为本，实施整体护理和全面康复。许多治疗和护理是同步和协同进行的，病伤残者既是被服务的对象，又是护理活动的参与者。患者的主动参与和配合，以及对康复知识的了解，都对患者的康复有重要的影响。总之，应团结协作，共同努力，使患者达到全面康复。

【案例与思考】

　　某社区护士小张误将患者甲的丁胺卡那霉素注射给了患者乙，而将患者乙的青霉素注射给了患者甲。当她发现后，内心充满害怕、紧张、矛盾和自责，并对患者甲实施了严密观察，没有发现青霉素过敏反应。护士小张原想把此事隐瞒过去，但考虑再三决定还是报告护士长，并做了深刻的自我检查。

　　思考：

　　1.对该社区护士小张的行为进行伦理分析。

　　2.说明是否应该将真相告诉患者。

　　3.为避免给药错误，社区护士应遵守哪些护理伦理规范？

【复习思考题】

1.解释社区"六位一体"卫生服务网络体系。

2.社区卫生保健护理工作有哪些特点？在社区卫生保健护理工作中护士应该遵守哪些伦理规范？

3.社区护士在深入患者家庭开展家庭病床护理之前，应该做好哪些方面的准备？

4.护士为什么要激发患者的自我护理意识？在以患者为主体，护士为主导的自我护理的护患关系中，对护士提出了哪些自我护理的伦理规范？

5.做好健康教育工作的重要意义体现在哪些方面？

6.什么是突发公共卫生事件？突发公共卫生事件有哪些特点？简述突发公共卫生事件应急护理的伦理规范有哪些？

第十二章　护理科研与护理管理伦理

护理科研和护理管理是护理工作中的重要组成部分，承载着维护人类生命健康和尊严、保护人类生命利益的责任。一方面，护理科研在实施中不仅面临着科研中的难题和未知，而且还面临着伦理和良知的挑战，护理科研伦理不仅为护理科研把握着方向，并为护理科学研究提供了强有力的伦理支持。另一方面，护理管理作为现代医院管理的重要组成部分，贯穿整个护理过程。护理管理人员必须以高尚的护理道德、精湛的护理技术，主动处理并协调护际关系；提供护理服务，自觉遵守护理过程及各个基本道德环节要求。护理管理伦理则是指以护理管理中的道德现象为研究对象，探讨护理管理及其道德要求，以及护理管理活动中如何应用伦理理论与规范，能动地、创造性地去开展护理管理实践，提高护理管理者的整体素质、护理质量和医院管理水平。

第一节　护理科研伦理

护理科研是提高护理质量，推动护理学科发展的重要手段，对于完善护理学科的理论体系具有重要的作用。追求真理、造福人类是护理科研伦理首要的伦理规范。

一、护理科研与护理科研伦理

每一门学科的发展都离不开科学研究，护理学也不例外。随着社会的进步与发展，人们越来越需要科学的护理，护理科研是提高护理质量，推动护理学科发展的重要手段，对于完善护理学科的理论体系具有重要的作用。

NOTE

（一）护理科研概述

1.护理科研的概念　护理科研（nursing research）是运用科学的方法，对护理学领域未知的事物进行反复探索、系统观察、有目的地收集资料和严谨地科学分析的一种认知活动。简单地说，护理科研是用科学的方法反复探索、回答和解决护理领域的未知问题，直接或间接地指导护理实践的过程。

2.护理科研的意义　护理科研的意义有以下三点：①完善和扩展本学科的知识体系，促进本学科的建设与发展；②培养护理人员的科研意识及其发现和处理问题的能力，提高护理质量；③为护理实践提供理论实践指导。

3.护理科研的目的　护理科研的目的是：①回答护理实践中发现的问题；②探索护理领域中客观事物的本质及内在规律；③在原有的护理理论基础上进行创新，完善人类对护理学的认识水平，推动护理学的发展。

4.护理科研的特点　护理的服务对象是人，所以护理科研有别于一般科学研究。护理科研的特点主要包括三个方面。

（1）研究对象的特殊性　护理科研的对象最终是人，研究的成果最终服务于人，而人是最复杂的生命体，既具有生物特性，又具有社会属性；既有生理活动，又有复杂的心理活动；还受到各种自然环境因素的影响。因此，在护理科学研究中，从一开始就应该充分考虑到研究对象的特殊性，把握好研究对象的每一个环节。

（2）研究结果的社会公益性　研究对象的特殊性决定了护理科研必须从人的需要出发，以服务于人类健康为目的。比如，预防护理学研究如何防止健康向疾病转化；临床护理学研究如何促进疾病向健康转化；急救护理学研究如何实施对急危重症患者的生命保护等，护理学各领域的科学研究均具有促进健康、减少痛苦、保护生命等社会公益性。

（3）临床观察对护理科研实践的重要性　临床科学研究不能脱离临床实践，这是众所周知的事实。临床护理研究是开展最广泛、最具优势的一种护理科研项目。临床护理科研中，所需研究的对象、研究的问题就在研究者身边，患者就在研究者工作的区域内，研究者通过严密观察和对患者实施全面周到的护理，在实践中进行调查研究，收集资料并加以分析、归纳、总结，从感性认识上升到理性认识，从而进一步指导临床实践。

5.护理科研的类别

（1）基础护理研究　是对护理学的基本理论、基本知识和基本技能进行的研究。基础护理研究的内容十分广泛，如基础护理新技术的研究、家庭基础护理技术的研究、营养护理的研究、发热或疼痛护理的研究等。

（2）专科护理研究　是研究护理专业自身发展的有关问题，包括对各专科的护理技术、特护措施、护患关系、应用新技术、新仪器等方面的研究。

（3）护理管理研究　是对有关护理行政管理、领导方式、护理人才流动和人力安排、工作考核和护理质量控制等方面问题所开展的研究。

（4）护理教育研究　是对护理教学的课程设置、师资培养、教学内容、教学方法、教学评估、护士在职教育及继续教育等开展的研究。

（5）人文社会护理学研究　是对护理心理学、护理美学、护理伦理学、护理社会学、系统论与整体护理临床思维科学等开展的研究。

（6）社区护理研究　主要是对社区护理模式和工作中存在的问题进行研究。

（二）护理科研伦理及其意义

1. 护理科研伦理的概念　护理科研伦理（nursing research ethics）指护士在护理科研的实践活动中调节与他人、集体和社会之间各种关系的行为规范或准则。它贯穿于护理科研的全过程，是护理伦理的重要组成部分。

2. 护理科研伦理的意义

（1）护理科研伦理是激励护士奋发进取的强大精神动力　医学科学研究的对象是人，因此医学科学研究的问题是世界上最复杂的问题之一。尽管医学科学的发展使人们对人体的本质、疾病的病因和病理、保健与预防等有了较为深刻的认识，但医学中的许多难题尚未攻克，因此涵盖着护理科研的科学研究是一项精细的、复杂的、探索性的工作。只有那些怀着坚定的信念、精勤不倦、坚持不懈、百折不挠、勇于攀登科学高峰的人，才有希望达到光辉的顶点。科学家巴里·马歇尔和他的合作者很早就发现了幽门螺杆菌，以及导致胃炎、胃溃疡与十二指肠溃疡等疾病的机理，因与当时医学界的主流观点不符，他们的研究成果没有得到重视。面对这种困境，他们没有放弃和退缩，抱着对真理执着的追求，把幽门螺杆菌移植到自己的胃内反复试验，虽然由此而患上胃病，但却用事实证明了自己的发现，为此他们获得了 2005 年的诺贝尔医学奖。这不仅是对他们的医学成就的嘉奖，也是对他们坚忍不拔和崇高的奉献精神的嘉奖。所以，在他们身上表现出为医学科学竭尽忠诚、披肝沥胆、鞠躬尽瘁的道德光辉。只有在高尚的护理科研伦理的引领之下，护理科研人员才能不断探索、不断发现，为人类创造一个又一个科学奇迹。

（2）护理科研伦理能保证护理科研工作的正确方向　高尚的护理科研伦理是护理科研的基础，使护理科研人员能够端正科研动机，把握科研方向，保证科研过程和成果的严谨性、科学性和实用性，避免不必要的护理差错，并使科研真正为人类健康服务，推动护理事业的发展。在医学科学发展史上，无数医学专家以他们锲而不舍的钻研精神、坚忍不拔的顽强毅力、认真严谨的科学态度献身于医学科学研究工作中，确保医学科研沿着造福人类、服务社会的方向发展。但也存在损害研究对象利益的问题，如第二次世界大战中法西斯把人当作豚鼠进行惨无人道的人体实验，不仅没有促进医学科学的发展，反而玷污了神圣的医学殿堂。因此，护理科研人员应具备纯洁的动机、高尚的目标和强烈的社会责任感，才能确保护理科研工作方向的正确性并为促进护理事业的发展奋斗终生。

（3）护理科研伦理能促进护理科研工作者之间相互协作　护理科研是集体创造性劳动的产物，是众人智慧的结晶，离不开前人的成果。尤其是在当今科学飞速发展的年代，学科之间的交叉融合和相互渗透的趋势日益突出，医学科研越来越需要多学科、多专业人员的协作配合，充分发挥群体优势，协同攻关。因此，护理科研伦理的作用就显得更加突出和重要。如果护理科研人员之间不能做到相互尊重，凡事以自我为中心，各自为政，无视大局，科研合力就无法形成，科研工作就难以顺利完成。因此，高尚的护理科研伦理是维系护理科研人员之间的纽带，是创造良好的护理科研环境的重要条件，是建立有序、高效、富于生机活力的护理科研人群环境的根本保证。

（4）护理科研伦理能保证护理科研成果真实有效　科学研究的过程是艰难曲折的，护理科研人员必须具备高尚的道德品格、坚强的意志、无私的奉献精神，才能在科学研究中真正坚持

NOTE

实事求是、忠于客观事实的原则，而不会轻易地被困难和挫折所击败，不会被权利、金钱和荣誉所迷惑。如美国医生拉齐尔为了研究黄热病的传染源，让蚊子叮咬自己做实验，感染了黄热病，从而证实蚊子是黄热病的传播媒介，为此拉齐尔献出了年轻的生命。而韩国科学家黄禹锡干细胞造假事件则是以追名逐利为目的。由此可见，作为护理科研人员应时刻以高尚的职业素质要求自己，以严格的护理科研伦理约束自己，以科学的态度认真严谨地完成护理研究的每一个环节，为科研成果的真实性、科学性奠定坚实的基础。

（三）护理伦理在护理科研中的应用

护理伦理在护理科研中的应用主要体现在人体实验中。在日益注重以人为本的今天，如何辨析和选择人体实验中隐含的伦理价值问题，如何正确依据伦理学原则实施临床科学实践，是一个已经摆在科研工作者和社会公众面前不可回避的、具有不同认识的尖锐问题。

1. 人体实验的概念和伦理意义

（1）人体实验的概念　人体实验（human experimentation）是直接以人体作为受试对象，用科学的实验手段，有控制地对受试者进行观察和研究的科学实践。人体实验是探索人类生命活动的本质和规律，认识疾病的发生和发展，研究如何有效防治疾病、促进人类健康的方法、手段和技术的科学实践活动。

（2）人体实验的伦理意义　现代医学的飞速发展，人类虽然攻克了一个又一个医学难题，但当面临新的疾病谱或为提高诊断技能、提高生命质量而采取新药物、新技术、新方法时，仍要经过人体实验来确定其是否有效，是否安全无害，以及能否在临床中应用和推广。因此，人体实验在医学科学研究及护理科研中有着极其重要和特殊的地位，其伦理意义体现在两个方面：①人体实验是医学发展的核心和关键。无论是基础医学研究，还是临床诊断、治疗和预防，都离不开人体实验。事实上，从医学的发展历史看，没有人体实验就没有医学。②人体实验是医学发展的必经环节。医学新技术和新药物的研究、开发、应用及推广，必须经过人体实验阶段。

2. 人体实验的伦理矛盾　虽然依靠人体实验得出的结果控制了危害人类健康的诸多病症，符合造福人类的目的，但人体实验是带有风险的一种行为，这种风险既存在于躯体上，也存在于心理、社会适应性或经济受损上。因此，人体实验得失的判断使伦理价值的矛盾凸显无疑。

（1）社会利益与个人利益的矛盾　每一种新药物、新技术、新方法的广泛应用或淘汰都是建立在人体实验的基础上。但人体实验在实施过程中，因为科学的不确定性，所以不可避免地存在着得失二重性。失败的人体实验则会损害受试者的利益，从而产生社会利益与个人利益的矛盾。因此，在实验得失不明的情况下，实验者应以受试者的利益为出发点，在不会造成受试者严重伤害或不可逆损害的条件下，认真、谨慎地进行人体实验，力求获得最佳效果。

（2）自愿与强迫的矛盾　人体实验应该完全是受试者的自由选择，以自愿为前提，避免任何形式的诱导、欺骗和强迫。然而，也存在着一些并非真正意义上的自愿，如未成年人、智障患者等弱势群体由于缺乏自主选择的能力，由其监护人替代做出参与决定，有存在强迫的可能成分。因此，以未成年人、智障患者等弱势群体作为受试者的人体实验必须取得其监护人的同意，而且，事先必须经过动物和成年人实验证明其有益无害，这是开展人体实验的必要前提。

（3）主动与被动的矛盾　在人体实验中，实验者是整个实验的主持者和决策者，对实验的目的、方法、技术和途径应计划周密，对实验中可能出现的偏差和问题也应有所预测并能够及时干预，实验者处于主动地位。相比而言，受试者大多医学知识匮乏，对实验过程陌生，所以处于被动地位。因此，实验者应充分尊重受试者的人格和权利，耐心地向受试者解释说明实验的目的、意义、内容和方法，甚至是危险性，在取得受试者的知情同意和自由选择后，才能进行人体实验。

（4）受试者权利与义务的矛盾　受试者是否同意参加人体实验，是否在任何研究阶段随时退出，都取决于个人，这是受试者的权利。但每个公民都有支持医学发展的义务，当权利和义务发生冲突时，必须将受试者的义务让位于权利。因此，实验者必须增强权利意识，一旦发生此类矛盾，应全方位尊重受试者的权利。

（5）继续实验与终止实验的矛盾　即使受试者同意参加实验，也有权在实验的任何阶段终止实验，无论实验是否存在危险。但是，如果实验中出现了意外或危险，不论受试者本身是否意识或感受到其存在，实验者必须立即无条件结束实验。如果受试者的退出对研究结果造成严重影响，实验者也无权拒绝和干涉，必须尊重受试者的权利，并对其健康和生命负责。

3. 人体实验的伦理原则　为了保证人体实验中受试者的最大利益，同时又能够促进医学的发展，实验者必须恪守《纽伦堡法典》和《赫尔辛基宣言》的精神理念，严格遵循以下伦理原则。

（1）知情同意原则　知情同意是受试者在参加人体实验之前，对实验的目的、方法、过程、预期的效果和损伤，以及可能出现的情况与潜在的风险等都有充分了解，实验者不得有丝毫的隐瞒，并应告知受试者有权拒绝参加实验和在实验过程中有随时退出实验的自由，使他们在知情的基础上自主、自愿地表达同意接受或拒绝接受人体实验的意愿。

知情同意是进行人体实验的前提，实验者要向受试者提供准确、完整、充足的信息，不允许存在任何压力、诱惑、欺骗、恐吓等行为，若受试者拒绝或退出实验，实验者必须保证其医疗待遇与权益不受影响。有自主选择能力的受试者应在完全自愿的情况下，知情地同意参与实验；无能力同意的受试者应由其法定代理人做出决定，并认真签署书面知情同意书。

（2）受试者利益原则　人体实验要以维护受试者的利益为中心，将受试者的利益作为最高准则。《赫尔辛基宣言》指出："在涉及人的医学研究中，对受试者利益的保护应该高于所有的科学和社会利益。不能只顾及医学研究或社会利益而牺牲受试者的根本利益。"因此，在选择受试者时，实验者应慎重，以保护受试者的健康和利益为前提。

（3）医学目的原则　人体实验的目的必须正确而明晰，只能是为了研究人体的生理机制，探索疾病的病因和发病机制，寻找更有效的维护健康、防治疾病的措施与方法，从而促进医学的发展和人类的健康。在《赫尔辛基宣言》中提出："包括以人作为受试者的生物医学研究的目的，必须是旨在用以增进诊断、治疗和预防等方面的措施，以及为了针对疾病病因学与发病机制的了解。"在进行人体研究时，任何背离这一目的的人体实验都是不道德的。

（4）实验方法科学原则　在人体实验的全过程中，都必须严格遵循医学科学研究原理。这就要求实验者从实验的设计到研究过程及结果分析等都应形成严密的计划和方案，并保持严谨、科学、合理的工作态度，以保证人体实验的科学性。为保证实验结果的客观性，实验者需要正确运用实验对照和双盲法，以及合理使用安慰剂。最后，实验获得的所有资料与数据，必须在进行真实分析的基础上系统地、集中地、规范地以研究报告的形式反映出来；同时，以不同形式进行传播，进而影响社会实践，真正发挥医学科学研究对改善人类健康的巨大作用。

NOTE

（四）护理科研人员的伦理素质要求

在护理科研实施过程中，护理科研人员的伦理素质起到非常重要的作用，通常对其的要求主要体现在以下几点：

1. 选题的伦理要求　首先是科研动机必须明确，要符合人类健康需要；其次，要尊重客观事实，一切从实际出发；最后，选题要具有创新性，要赶超世界先进水平。

2. 科研实施过程中的伦理要求　科研实施过程中要做到通过科学合理的设计和规范统一的实验流程，从而获得真实准确的数据。

3. 科研成果发表的伦理要求　必须坚决杜绝为了职称晋升等个人利益而抄袭、窃取他人科研成果或花钱发表论文、出版著作的教育腐败和学术腐败行为。

4. 科研成果应用中的伦理要求　在科研成果的应用中，护理科研人员应不谋私利，把造福人类的道德选择放在第一位。

二、护理科研中常见的伦理问题

在研究过程中，有几个地方最容易遇到伦理问题：选择研究问题时、选择研究设计方案时、收集资料时、分析资料及撰写研究论文时。

1. 选择研究问题时的伦理问题　选择研究问题是整个研究的开始，也是研究的关键。有众多的因素决定一个研究问题是否可行，其中一个需要护理科研人员重点考虑的因素就是该研究问题是否以患者为研究对象，以及进行该研究时是否有违伦理道德问题。如果涉及违背伦理道德问题，即使是再好的研究课题也要放弃或改用动物进行研究。

2. 选择研究设计方案时的伦理问题　设计方案时，如有实验组和对照组，最好能做到随机分组，使每个受试者享受到的利益机会平等，特别注意不要使研究的危害不公平地过分集中在某些研究对象身上。在进行某些改进的护理干预手段的有效性研究时，不能为了得到阳性结果而对实验组的研究对象倍加呵护，而对对照组的研究对象则不理睬，人为造成实验误差。

3. 资料收集时的伦理问题　资料收集时，护理科研人员应以诚恳的态度、和蔼的语气，取得患者的信任。当患者有思想顾虑，不愿公开那些涉及个人隐私却对研究结果有用的资料时，护理科研人员首先必须向患者坦诚地说出该研究的目的，解释这些资料对研究的重要性，帮助患者消除思想顾虑。当患者仍拒绝回答时，应尊重研究对象的隐私权，不能逼迫、要挟；对与研究无关的问题不主动询问。

4. 分析整理资料的伦理问题　分析整理资料应完全、诚实、坦白，不可弄虚作假。任意拔高实验数据，这是十分有害的。撰写论文时，删除能直接表明患者身份的内容，未经患者同意不可随意公开其自然身份特征的资料，以免给患者造成不好影响和引起纠纷，科研主管部门评审部门应建立相应的制度，杜绝此类现象发生。

三、护理科研中的伦理规范

1. 目的明确，动机端正　护理科研的根本目的是认识生命的本质，寻求增进健康、预防疾病、恢复健康、减轻痛苦的途径和方法，提高人类健康水平和生活质量。护理科研是为人服务的，应该把人的价值和利益放在首位。马克思曾经指出："科学绝不是一种自私自利的享受。有幸能够致力于科学研究的人，首先应拿自己的知识为人类服务。"德国著名哲学家费尔巴哈也认为，科学家的工作不应只是为了获得荣誉和尊重，而应造福人类。所以，崇高的动机和目的是护理科研伦理的灵魂，更是护理科研伦理的首要要求，它渗透于护理科研工作的各个环节，并支配着护理科研人员的言行，为正确把握护理科研方向保驾护航。

护理科研人员的一切思想行为都应该以着眼于维护和促进人类健康，推动社会文明进步为出发点，当个人利益与患者利益、社会利益发生冲突时，要自觉约束个人行为。因此，护理科研人员只有确立了明确的科研动机和崇高的目标，才能产生巨大的科研动力，发挥出巨大的潜能，孜孜以求，最终获得成功。任何无视自己对社会的责任和义务，无视国家和人民的利益，从事有害社会、有害人类的研究行为都是违背护理科研伦理原则的。

2. 不断求索，献身事业　任何科研工作都是一项艰苦而曲折的探索活动，会遇到各种难以想象的困难和险阻，甚至是社会舆论和各种人为因素的干扰，需要科研人员付出巨大的精力和毅力，甚至鲜血乃至生命，护理科研工作也是如此。马克思曾说过："科学上没有平坦的大道，只有不畏劳苦沿着陡峭山路攀登的人，才有希望达到光辉的顶点。"我国明代杰出的中医药学家李时珍，跋山涉水，风餐露宿，徒步行程几万里采集各种中草药，并冒着中毒的危险，品尝各种野生草药；遍访名医宿儒，搜求民间药方，参阅古书 852 种，历时 27 年，终于编撰出约 200 万字的药物学巨著《本草纲目》，李时珍一生不求名、不求利，献身医学，死而后已。

古今中外许多优秀的科研人员，由于他们对人类的健康怀有强烈的社会责任感，对真理和科学有着不懈的追求，使得他们在面对困难和挫折时，坚定自己的信念，创造了一项项科学奇迹。比如，20 世纪 60 年代，疟原虫对当时的喹啉类药物已产生抗药性，使得全世界 100 多个国家和地区 2 亿多疟疾患者面临无药可救的局面，死亡率急剧上升。因此，疟疾的防治重新成为世界各国医药界的研究课题。中国中医科学研究院研究员屠呦呦领导的研究小组通过从历代医籍文献记载的 2000 余种植物、动物、矿物药中整理、筛选，面对百次的失败与挫折，她表现出百折不挠、刻苦钻研、勇于探索的科研精神，终于在 1971 年发现了青蒿素。屠呦呦和她的研究小组成员勇敢地充当了首批试药者，为了取得第一手临床资料，她亲赴海南疟区，实地考察，奔走在高温酷暑之下，亲自喂患者服药。青蒿素的发明，挽救了全球数百万人的生命，同时，获得了 2015 年生理医学诺贝尔奖。可见，这些优秀的科学家们留给后人的不仅仅是科学的创造和发明，更重要的是献身医学的崇高精神，这种大无畏的科学献身精神鼓舞激励着一代代护理科研人员为人类的健康事业不懈地追求和探索。

3. 实事求是，严谨治学　德国伟大诗人歌德曾经说过："在研究自然时，我们探索的是无限永恒的真理，一个人如果在观察和处理题材时，不抱客观认真的态度，他就会被真理抛弃掉。"实事求是是科学的生命。在护理科研中，任何有意无意地歪曲事实，都可能严重损害人的健康，甚至危及人的生命。没有严谨求实的作风，永远也探求不到科学的真谛。护理科研工作的对象和性质决定了护理科研人员要有严肃的科学态度、严谨的科学作风、严格的科学方法、严密的科学思维，在科研活动中始终坚持实事求是的科学精神。因此，护理科研人员应做到：①实验设计必须合理，并全部完成各项实验步骤和程序。②在实验中必须进行客观的观察和如实的记录，不能暗示患者去反映护理科研人员所希望的情况。③对实验结果的分析和评价要客观，在与假说相对照时应尊重实验结果，如发现实验失败或不符合要求时，必须重新实验，而不能把失败或不规范的实验结果任意加工后作为依据，报告成果时严禁捏造、篡改和剽窃。④排除不利于护理科研的各种干扰，无论是行政的还是政治的或是权威的干预都必须排除，使护理科研服从实验事实。⑤坚持真理，修正错误。错误一经发现，就应立即改正，不要怕影响声誉，应敢于正视自己的错误。

护理科研人员应遵循护理科研工作本身的客观规律，正确运用各种观察手段、思维方式和实验方法，要以严肃认真的态度、严格合理的设计、严密细致的操作、严谨求实的学风，规范地开展护理科学研究。

4. 相互尊重，团结合作 医学科学研究领域的不断拓展带动了相关科学，以及边缘学科的发展，协作攻关已成为现代医学科研的突出特征。特别是对于某些重大研究项目和高新技术的研究，已出现了跨学科、跨专业、跨地区、全球性的协作趋势。如世界级的医学科研项目"人类基因组计划"，是由美国、中国、英国和日本等许多国家跨国、跨洋合作的一个大课题，没有多民族、多国家的参与，没有不同地域的研究成果，就无法完成这一重大科研项目。所以，尊重他人的科学劳动成果、加强协作、互通信息和资料、正确评价个人的科学贡献是处理好科研工作中人际关系，以及团结、协作搞好科研的基础。又如德国一位 25 岁的助理外科医生福斯曼于 1929 年间通过在自己身上的静脉反复实验，证明了将导管沿静脉插入心脏是可行的。但这项全新的、有助于心脏诊治的心导管术在当时却因各种原因未被社会认可。直到十多年后，美国的库南德和里查兹继续研究并改进了福斯曼的方法，才真正奠基了右心导管检查在心血管疾病诊断中的地位，促进了心血管技术的普及和应用。当库南德和里查兹决定申报诺贝尔奖时，他们把这项成果的先驱实验人福斯曼写在了第一位。他们认为没有福斯曼的开创性研究和贡献，就没有今天的成功。为此，他们三人共同分享了 1956 年诺贝尔生理学奖及医学奖的特殊荣誉。

在护理科研的协作中，护理科研人员应处理好个人与集体、自身与他人、主角与配角、奉献与名利、权威与新人等众多关系，要从科学的真实性原则出发，遵循平等尊重原则、互相支持原则和公正合理原则，充分尊重他人或前人的研究成果；相互支持、信守诺言；在确定成果归属时，应以实际做工作的性质、贡献的大小而确定。不能把集体的科研成果据为己有，不沽名钓誉，利益分配应公平合理。面对国际化的多学科融合、中西医结合的大趋势，作为当代护理科研人员，更应以这些优秀的科学家为榜样，遵循平等、协作、公正的伦理原则，为护理科学的发展做出贡献。

5. 资源共享，合理保密 科学研究是一项开放性的事业，科研人员的协作作用是十分巨大的。公开实验相关的数据和材料，不仅方便其他人进行重复实验，而且可以促成相关领域的研究，减少不必要的浪费。

在护理科研协作单位之间，从事同一领域研究工作的系统和个人之间要做到互通信息、资源共享，要提倡学术情报和学术信息资料的交流；在仪器设备、图书资料、情报信息等方面要给协作单位或同行提供方便，要尽量杜绝那些对有价值的资料、资源进行完全封锁垄断、据为己有的自私自利行为。但也存在一些例外的情况，如从事国防军事研究的科研人员要保守国家秘密；与企业有合作的科研人员要保守商业秘密等。由于各单位和个人之间仍然存在着维护集体和个人经济权益的问题，所以，有些护理科研工作和成果不仅需要在一定时间和一定范围内加以保密，还要依靠国家制定的专利保护法保护国家、集体和个人的合法权益。因此，合理的保密是符合道德规范的。

第二节　护理管理伦理

护理管理作为现代医院管理的重要组成部分，贯穿于整个护理过程。护理管理人员必须以高尚的护理道德、精湛的护理技术，主动处理并协调护际关系；提供护理服务，自觉遵守护理过程及各个基本道德环节要求。护理管理伦理则是以护理管理中的道德现象为研究对象，探讨护理管理及其道德要求，以及护理管理活动中如何应用伦理理论与规范，能动地、创造性地去开展护理管理实践，提高护理管理者的整体素质、护理质量和医院管理水平。

一、护理管理与伦理

（一）护理管理概述

作为管理学的一个分支，护理管理把提高护理管理质量水平和护理管理工作效率作为重心。世界卫生组织（WHO）曾指出："护理管理是为了提高人们的健康水平，系统地利用护士的潜在能力和有关其他人员、设备和社会活动的过程"。护理管理的本质就是"以患者为对象，把医学科学技术和医学伦理学紧密结合，为患者提供优质的医疗服务"。它具有下列基本特征：

1. 社会系统性　医院管理是一个完整的综合系统，护理管理是其中的一个分支，医院的社会服务性，使护理管理也成为社会服务系统中一个重要成分。

2. 学科独立性　护理管理作为一个学科，独成体系，护理管理体现于整个护理过程之中。

3. 操作严格性　护理管理有别于其他行业的管理，要求护理管理者在管理实践中要严格执行各项规章制度，严守操作规程。

4. 服务人本性　患者是医院的服务客体，因而护理管理者应该树立"以患者为中心"的人本理念。

5. 管理预见性　鉴于护理管理的整体性、综合性，所以，护理管理者必须能够科学研判，从宏观上把握、分析、预见护理管理的全过程。

6. 服务主动性　在护理管理实践中，服务积极、主动是护理管理者的职责。护理管理工作的特殊性，要求护理人员时刻为患者提供主动、系统、全方位服务。

7. 管理规范性　规范性反映了护理管理者的执业水平。护理管理者有责任规范病房管理制度。

8. 工作协调性　医院工作的完成，依靠的是各科室、部门、各类人员的各司其职，紧密的配合才能使医院的管理系统保持优质的平衡。

（二）护理伦理在护理管理中的作用

护理管理的中心是对人的管理，它的关键是协调人们的关系，使组织团结一致，为提高护理质量而努力，因此，护理伦理对护理管理有极为重要的作用，主要表现在以下几个方面：

1. 护理伦理在护理管理中的导向作用　护理伦理的本质在于：珍视人的生命，尊重人的尊严和权利，为个人、家庭、公众提供高质量的健康服务。这是护理工作质量标准、护理技术及护理职责等内容的具体体现，是所有护理人员内心衡量行为的标准。如果护士在工作过程中违背了这些规范，就会受到舆论的谴责，被群起而攻之；反之，则会受到大家的共同赞誉。这种

NOTE

通过善恶评价所造成的舆论和良心意识，具有较大的行业导向作用，能使每个护士都受到无形的约束力，自觉地使自己的行为向共同的道德准则靠拢。同时，这种道德的力量能引导整个组织向高质量护理迈进。

2. 护理伦理在护理管理中的凝聚作用　一个组织必须具有凝聚力才能生存和发展，凝聚力的形成：一是靠法律、纪律的强制作用来调节组织成员的行为；二是靠道德伦理的自律作用，使组织成员自觉地调节自己的行为。这种由道德所形成的心理情感可以通过人与人之间的传播和感染，在潜移默化中建立起和谐友好的人际关系。所以，护理伦理能够积极地改善护士之间、护士和医生之间、护士和患者之间、护士和医院之间的相互关系。共同的护理道德可以使护士的思想情感和行为相互协调一致，形成强大的向心力，把人们凝聚在一起。

3. 护理伦理在护理管理中的激励作用　通过护理伦理的教育建设能够使所有护理人员形成明确的善恶评价标准，产生扬善抑恶，慕正厌邪的情感，形成对护理工作正确的思想和观念，以及为实现这种目标的强大道德责任感和克服困难的顽强意识，从而激发出极大的工作热情和开拓进取的积极性、创造性。使广大护理人员牢固树立社会主义的人道主义观念，把护理事业看作对社会、对人民应尽的职责，自觉尊重和爱护患者，严格遵守护理制度，刻苦钻研护理技能，提高护理质量。

护理伦理对护理管理的作用体现了医德在管理中的价值，它的实质就是关心人、尊重人、促进人的全面发展。目前，护理人员约占医院职工总数的三分之一，由护理人员参加的工作部门占医院工作部门的四分之三，护理队伍的素质水平直接关系到医院的服务质量，护理管理必须走科学管理的道路，在实施各项管理措施的同时，护理管理建设应提到护理工作的重要日程。通过医德的纯化，使护理人员认识到自己在社会中的地位和责任，强烈感受到自己工作的社会意义，以真正主人翁的态度埋头苦干，奉公守法，团结互助，奋发创新。

（三）护理管理者的伦理素质要求

护理管理者在护理工作中扮演着十分重要的角色，在临床实践中也发挥着关键性作用。护理伦理首先作为一种道德规范，它是人类高尚的情操体现，也是从道德底线角度对护理工作的相关行为提出的要求。对护理管理者的伦理要求主要有以下几点：

1. 明确护理伦理对护理工作的重要性　护理伦理的掌握是决定护理质量的重要因素，是实施心理护理的重要基础，也是护理学科的基础和发展动力。学习护理伦理学就是学习历代医德的优良传统及近现代中外护理先驱者的宝贵经验，是树立科学的世界观、人生观和道德观，树立热爱护理事业、忠于护理事业、献身护理事业的信念的重要举措，进而更好地为护理事业做贡献。

2. 提高护理伦理认知力　护理伦理认知力即护理管理者对护理伦理相关理论知识的认识、理解、掌握的程度。护理管理者必须充分了解护理伦理基本原则、护士的权利与义务、患者的权利与义务等方面知识，以确保自身护理伦理认知力保持在一个较高的水平。

3. 掌握护理伦理决策力　护理伦理决策指在护理工作中的伦理决策，即从护理伦理的角度来思考问题，做出恰当的、符合护理伦理的决定，是护理伦理理论、原则和规范等在护理工作中的运用和贯彻。作为护理管理者，担负着各层级的护理计划、决策、组织、协调和控制职能，掌握不同程度人、财、物的管理权，其决策水平的高低对护理事业的建设和发展有着举足轻重的作用。同时，随着护理实践和社会文明的发展，护理工作中的伦理决策和护士的伦理决策能力越来越被重视，要求也越来越高。

二、护理管理中常见的伦理问题及其原因

（一）护理管理中的伦理问题

随着我国医疗卫生事业改革的深入，医院护理管理领域也面临着改革的问题，目前在我国护理管理实践中主要存在以下问题：重诊疗、轻护理；重工作、轻素质；重结果、轻细节；重规定、轻人文关怀；重形式、轻实效；护理质量检查过于形式。

（二）产生护理管理伦理问题的主要原因

1. 护理管理者的伦理缺失　护理管理者，尤其是护士长，是一个科室的核心。如果护士长自身素质差，欠缺伦理修养，将直接影响整个科室护士的工作质量，自己的管理工作也不会顺畅。当下，护理管理人员的伦理修养缺失主要表现在以下几方面：

（1）不能以身作则、做出表率　要求下属做到的，自己应首先做到，定下的纪律，制定的制度自己应带头遵守，这样才能潜移默化，使护理管理者的行为榜样成为一种无形且巨大的道德力量，成为一种最可靠的管理影响力。而有些护理管理者在该方面德行失范，有的要求护士做到的自己做不到、搞特殊化等，必然引起不能服众、科室一盘散沙的恶劣后果，使集体松散，没有凝聚力。

（2）心胸狭窄、赏罚不明　有的管理者心胸气度狭小、不能用人之长、不能容人之过、不能容人之短，不能宽容对待反对过自己的人、不遵从制度进行赏罚，最后只会众叛亲离，成为孤家寡人，甚至造成无法继续进行科室管理的结果。

（3）缺乏务实的精神　有的护理管理者不能实干，只说空话、不办实事，工作中错漏百出，甚至弄虚作假、搞形式主义，不能在自己的集体中营造求真务实的氛围，从而使自己的威信扫地。

（4）诚信缺失　有的护理管理者不能信守承诺，例如，上下班没有时间观念，使下属对管理者失去信任，失去威信，失去影响力。有的护理管理者虽有很多豪言壮语，但在实际工作中并不注重兑现自己对下属的每一句承诺，因而失去了护士的信任和认同。

（5）对人冷漠　作为一个护理管理者，每天要面对病痛缠身的患者和劳累交加的护理人员，因此，要对他们有同情心，倍加关爱。但是有的护理管理人员对护士和患者大呼小叫、缺少关爱和同情心。作为工作在医护一线的护理管理者，只有懂得关爱患者，体贴护士，才能激发护理人员工作的积极性和主动性，从而使其发挥内在潜力，为患者提供更优质的服务。

2. 医院对护理管理者的伦理修养教育重视不够

首先，有些医院不能真正做到"用人唯贤"，使得护理管理队伍良莠不齐，素质好坏不一，道德水准参差不齐。有些护理管理人员，尽管走上了管理岗位，但依旧是做护士时的工作作风，如此行事自然会影响本职岗位的工作。而院长在任命护理管理者时，只是简单的一纸调令，而且任命后便很少变动，基本是终身制。

其次，护理管理人员缺少护理管理伦理修养的培训。几乎没有外派去参加提高伦理修养的培训、学习，即使外派，也以科室专业的素质培训为主，这更使护理管理者忽视对自身素质的修养。而且，医院对护理管理人员的考核制度和方法流于形式。对修养缺失、执业水准低下的护理管理人员做出离岗、外派参加修养培训的，鲜有见者，这使得为数众多的护理管理人员自

身修养缺乏，知识结构老化，护理管理水平低下，自身素质不能与其所在岗位相匹配。在护理管理中，思想修养的内容更是微乎其微，基本都是科室的专业内容，行政处罚居多，这使得护理管理者更加注重本科室的专业，而忽视管理中的伦理道德的作用。久之，便会只注重业绩，而不问及修养，造成医护、护患等之间的关系冷漠。

最后，各个医院在涉及护理伦理管理方式、方法领域的科学研究都很匮乏。据了解，很多大型医院在护理管理方面的科研也是空白，有甚者，护士根本不知科研为何物，更谈不上为做科研而搜集和总结相关资料，更加不会重视护理管理伦理理念的加强。这对于护理专业的发展，科室的建设极其不利。长此以往，科室护理科研管理便会流于形式得不到真正的落实。

三、护理管理中的伦理规范

1. 护理质量管理的伦理规范　护理质量管理是护理管理的核心和永恒主题，提高护理质量是护理管理的根本任务。

（1）科学制定，严格规范　根据实际情况，建立严格、科学的护理规划和各项护理质量标准，是进行有效护理质量管理的前提。护理质量目标本身既包含着技术指标，又蕴含着道德责任。坚持质量标准，提高护理质量是护理管理伦理的核心，也是护士共同奋斗的目标。

（2）明确职责，实施评价　护理管理者有组织、有计划、有步骤地实施各项护理任务，必须维护护理管理制度的严肃性和权威性，明确岗位职责，准确无误地贯彻护理程序，任何一个环节的失误都会影响到护理质量和医疗效果。要体现以患者为中心的管理伦理思想，使护理道德原则、规范贯穿在整个护理的始终，及时发现、解决存在的问题。定期、不定期或专题进行评价，既严格掌握原则，又实事求是，具体问题具体对待，强化安全意识，防范差错事故，充分应用信息反馈对规划做相应动态调整，逐步实施护理目标管理科学化，最大限度地提高护理质量。

（3）质量第一，共同协作　医疗质量是医院赖以生存的基础，也是医院努力追求的永恒主题。无论临床治疗、预防保健，还是康复指导，都离不开护理工作。这样，护理质量管理必然会与其他部门之间发生这样或那样的联系。加强护理组织系统与行政、医疗、医技、后勤等部门间的协调，可以使护理工作顺利运作。护理管理需要全体护士的共同参与，只有当所有人的积极性都被调动起来的时候，护理质量管理的水平才能全方位地得到提高。

2. 护理人力资源管理的伦理规范　护理人力资源管理是充分发挥护理人才作用的管理活动，是护理人力资源有效开发、合理配置、充分利用和科学管理的制度、程序和方法的总和。只有拥有了一流的护理人才，才能拥有一流的护理水平。

（1）更新观念，尊重人才　为了充分调动护理人员的积极性，要更新人才观念，尊重人才，一视同仁，任人唯贤，用人所长，人尽其才。反对论资排辈、学历为先，敢于把德才兼备、有能力、有培养前途的人才大胆提拔到护理领导岗位，打造一支适应形势、技术过硬、梯队合理、事业心强的护理团队。

（2）以人为本，良性竞争　在护理人力资源的管理上强化竞争意识，适当的岗位和必要的责任能够极大地激发人的积极性和创造力，引进竞争机制，"能者上，平者让，庸者下"，建立多方位、多层次、多渠道的护理人才合理使用机制，使护士综合素质在实际工作中得到进一步提高。护理工作不分昼夜，任务繁重紧张。护士大多是女性，实际困难多，管理也要强调人本思想。护理管理中要重视护士的主观、客观因素，注意人的不同需求，关心、帮助、团结、调动每个人的积极性，充分挖掘护理人力资源。

（3）团结协作，精益求精　护理管理中要正确处理好护患关系、医护关系、护际关系及护士与社会公共关系。这些关系是否协调直接影响到患者的安危和护理质量的高低，也影响到医院秩序和社会的精神文明。护理管理者要襟怀坦荡、言行一致、诚实正直、公平无私、以身作则、乐于奉献、精通业务、团结协作，通过自身的模范带头作用，持之以恒地培养护士自尊自强、精益求精的精神，树立敬业、精业、爱业的观念，提高整个护理队伍的凝聚力和向心力，从而使护士综合素质不断得到提高。

3. 经济管理的伦理规范

（1）患者利益第一　孙思邈曾说："人命至重，有贵千金。"南丁格尔指出："护理要从人道主义出发，着眼于患者。"这都说明了患者的利益高于一切。护理管理者要加强管理道德修养，对护士进行护理道德原则、规范教育，同时也要考虑提高医疗仪器设备的使用率和床位周转率，扩大服务范围和服务项目，提高治愈好转率，当患者的利益和护士的利益出现冲突时，要坚定不移地将患者的利益置于首位。

（2）社会效益优先　提供更多的优质服务，满足人们日益增长的对医疗、护理、预防、保健的需求是医疗卫生事业的出发点和最终目标。无论在什么情况下都必须将社会效益置于首位。社会效益是经济效益的前提，而经济效益是社会效益的物质基础。社会效益的提高有助于赢得医院的信誉，可促进经济效益的提高；而经济效益的提高又是医疗质量提高的物质基础，从而进一步促进社会效益的提高。

4. 护理纠纷处理的伦理规范

（1）明确责任，秉公处理　护理纠纷的发生在现代社会生活中屡见不鲜。护理纠纷很少是单一因素造成的，有可能是多个责任因素的总和或相互作用的结果，如，因专业技术水平和经验不足、不负责任违反规章制度和诊疗护理制度或规章制度不完善等。在处理护理纠纷时，必须以事实为依据，明确责任，及时、正确、公正、合法地解决，对维护正常的医疗秩序，保护患者、医疗单位和护士的合法权益十分重要，切不可为了单位或个人私利文过饰非，隐匿包庇，弄虚作假。

（2）实事求是，宽容谅解　在处理护理纠纷中要坚持实事求是，站在公正的立场，对护理纠纷做出正确的判断和处理。如属于差错、并发症、意外缺陷或护理技术事故原因造成的护理纠纷，医院、科室领导及护士要实事求是、克制讲理，向患者、家属及所在单位讲清事件的性质、原因和补救办法，使对方了解事实真相，能通情达理、妥善地解决纠纷。对过激言行应当宽容、谅解，对痛苦不幸，应深感同情，并竭力挽救，尽力弥补，做好善后工作。

（3）加强教育，严格要求　当护理纠纷发生后，首先要尽一切努力救治患者，争取把事故或差错造成的损失减少到最低限度，努力使患者转危为安。其次，要认真总结教训，分析造成差错事故的原因，从思想认识、道德修养、技术水平和组织管理等方面去分析问题，找出差距，采取对策，堵塞漏洞，严格要求，防止再次发生类似事件。

【案例与思考】

医学史上第一例心脏导管术由德国医生沃纳·福斯曼完成。而当时他的医学实验遭到了同行们幸灾乐祸地嘲讽和非议，他在自己身上做过历史上最为著名的医学实验。后来他的上司把他所有的尝试称为愚蠢的"小丑表演"，并认为这完全配不上高尚的医学事业。好心的同事则警告他：由于他所进行的实验，他可能会在牢中度过一生。究竟发生了什么？

1929 年，这个年仅 25 岁、刚刚成为助理医师的青年实现了一个梦想。他刺破自己左臂肘部的静脉，将一根由无菌橄榄油润滑过的细管插到静脉里。管子越插越深，最终到了心脏。在这期间，他没有感到任何的疼痛，相反却"感受到了一丝暖意"。实验并没有停止，他带着自己的"实验品"，跑到楼下一个配有伦琴射线仪（X 光机）的房间。在那里他给自己拍了一张片子，一张足以震惊世界的片子——福斯曼完成了医学史上第一例心脏导管术。

对于这个倔强的年轻医生，整个医学界选择了置之不理的态度。然而，福斯曼却在之后的实验中取得了进展，并且还有了一个明确的目标：优化、改善心脏的诊断方式。他曾在闻名遐迩的柏林夏洛蒂医学院短暂工作过，可没有取得任何成果，后来他回到了原来的乡村医院。而谁又能想到，在进行自我人体实验 27 年之后，早已被人们遗忘的福斯曼收到了一封来自瑞典斯德哥尔摩的邮件——他获得了当年的诺贝尔医学奖（摘自《青年参考》2010-12-28）。

思考：

1. 案例中所述的医学实验涉及哪些伦理问题？

2. 为什么遭遇到同行幸灾乐祸地嘲讽和非议的实验却获得了诺贝尔医学奖？该如何评价这一实验？

【复习思考题】

1. 在进行人体实验时，护理科研人员应遵循哪些伦理原则？

2. 护理科研中常见的伦理问题包括哪些？

3. 从伦理的角度看，作为护理管理者如何做到规范管理？

4. 论述人体实验中存在的伦理学争议及你的看法。

第十三章　护理伦理评价

【学习目标】

识记：护理伦理评价的概念、内容、标准及依据。

理解：护理伦理评价的特点和作用。

运用：护理伦理评价的方式和方法。

护理伦理评价（nursing ethics assessment）是护理伦理实践活动的基本形式之一，引导护理人员认识什么是护理伦理评价，帮助他们明确护理伦理评价的意义，掌握护理伦理评价的标准、依据与方式，是护理伦理学的一项重要内容。护理伦理评价有利于促进护理人员良好人格的培养、护理质量的提高及医疗卫生机构良好护德护风的形成。

第一节　护理伦理评价的特点和作用

护理伦理评价是对护理行为进行价值判断，其内容包括社会评价和自我评价两方面。对护理人员的职业行为活动进行正确伦理评价，有利于调节护理行为，增强道德责任感，提高护理人员的整体素质。

一、护理伦理评价概述

（一）护理伦理评价的含义

评价，指依据一定的标准对人或事物的价值做出判断。伦理评价指人们在社会生活中，根据一定的伦理标准和准则对社会中实际存在的现象所做的善恶褒贬及价值的判定。护理伦理评价指在护理实践活动中，人们依据护理伦理的原则和规范，对护理人员的职业行为活动进行的伦理价值判断。它虽不像法律那样具有强制性，但却是法律的必要补充，从而发挥更加广泛的作用，以一种无形的力量制约着护理人员的行为。

（二）护理伦理评价的内容

护理伦理评价包括社会评价和自我评价两个方面的内容：

1. 社会评价　社会评价（social assessment）是指护理人员之外的组织或个人对护理人员的护理实践行为的评价，主要通过社会舆论、传统习俗等形式，对护理人员的职业行为活动进行善恶判断及表明倾向性态度。

2. 自我评价　自我评价（self assessment）是指护理人员对自身的职业行为所进行的伦理评价，以此判断哪些行为是善的、道德的，哪些行为是恶的、不道德的，以达到弃恶扬善的目的。这种评价依赖于护理人员自身的职业操守和职业良知。

在现实的护理实践过程中，护理人员的自我评价比社会评价更具有自觉性，其在行为主体的心灵深处所产生的震撼作用也是社会评价所不能及的。自我评价是护理人员自我伦理修养的内在动力，能够促进护理伦理原则和规范有效地转化为护理人员的实际行动，进一步提高护理伦理修养。

二、护理伦理评价的特点

（一）评价的主体具有社会性

护理伦理评价的主体是社会各界人士和组织，包括患者及其家属、医护人员及其他社会人士或团体组织，这些主体都可以对护理实践中的行为进行评价。如具有独立性、专业性、民间性的护理伦理专家可望成为护理伦理学评价队伍的重要组成部分。

（二）评价的客体具有确定性

护理伦理评价的客体，是护理人员的职业行为活动，伦理价值判断都是针对这个客体进行的，因此其评价客体具有确定性。

（三）评价的结果具有判断性

护理伦理评价要对护理人员的职业行为活动做出善与恶的明确判断，这样才能达到扬善抑恶的目的。

（四）评价的作用具有深刻性

护理伦理评价是通过社会舆论的力量和良好的信念起作用。虽然不具有法律的强制力，但却是法律的必要补充，特别是护理人员内心的自我评价，更能起到法律无法起到的作用，因此更具有深刻性。

（五）评价手段具有多样性

护理伦理评价的手段多种多样。比较常见的有：社会舆论、传统习惯和内心信念。

（六）评价标准具有历史性和社会性

护理伦理评价标准是根据人们的善恶价值判断标准做出的，不同时代或社会的人们对善恶的价值判断存在一定的差异。

（七）护理伦理评价具有非强制性

护理伦理评价不像法律那样具有强制的作用，而是通过社会舆论的力量和良心的信念、知耻的意向起作用。它不具有法律的强制力，但它对人的行为具有软约束性，是法律的必要补充。特别是护理人员内心的自我评价，较之其他的社会评价更能起到法律无法起到的作用。

三、护理伦理评价的作用

（一）裁决与调节作用

护理伦理评价是维护护理伦理原则和规范的权威，是护理人员心中的"道德法庭"。护理人员的职业活动和与护理相关的社会活动是否遵循护理伦理原则和规范，需要通过评价来裁决，从而促进护理人员自觉地遵守护理伦理原则和规范，避免不道德的行为发生。通过评价和裁决，分清善恶，明辨是非，可以促使护理人员再次熟悉护理伦理原则和规范，唤起护理人员的职业道德，强化内心信念，自觉地调节其护理行为。

（二）教化与促进作用

通过对护理人员的职业行为活动进行伦理评价，正面的评价结果会受到社会各界的肯定和赞扬，护理人员也会以此为榜样进行学习；反之，就会受到人们的谴责和批评，而护理人员则会以此为戒，避免此类事件的再次发生。另外，接受了社会舆论的公开评判，护理人员就会注意自身形象，重视自身行为带来的社会影响，从而促进其增强道德责任感，推动自身整体素质的提高。

第二节　护理伦理评价的标准和依据

护理伦理行为由动机和效果、目的和手段等要素构成，它们都有善恶之分。科学合理的评价标准、依据及其构成因素是进行正确护理伦理评价的重要前提和基础。

一、护理伦理评价的标准

要正确地进行评价就需要有科学合理的评价标准。护理伦理评价的标准是进行伦理评价时必须依据的尺度和准则，既要求护理行为的动机必须符合社会伦理需要，又强调其行为后果体现无害、有利、尊重、公正，满足社会公众对健康的基本需要。

（一）疗效标准

疗效标准是评价护理伦理的重要标准，也是护理工作的最终目的。护理行为是否有利于患者疾病的缓解、治愈和康复，是评价和衡量护理行为善恶的最根本的标准。因为护理工作的最终目的是维护和促进人类健康，所以对于每一位护理人员来说，护理伦理最基本的要求就是尽自己最大的努力，使自己的护理行为有利于促进患者的身心健康。

（二）社会标准

人的健康与其所处的自然环境和社会环境密切相关，因此护理行为是否有利于社会的可持续发展，是否有利于人类生存环境的保护和改善，也是护理伦理评价的标准之一。作为现代护理人员，不能只关注疾病的护理，还要担负起预防疾病、提高生命质量的重要任务。要把人的医疗护理利益和健康利益、眼前利益和长远利益、个体人利益和社会利益相结合，促进一切有利于人类健康利益的自然和社会因素的统一。

（三）科学标准

随着时代发展，护理水平不断提高，护理功能不断扩大，护理科研也需要不断发展。护理人员应树立科研意识，积极地开展护理科学研究，摒弃那些陈旧的护理观念和方法，用实际行动推动护理学科的发展。通过揭示生命运动的本质和规律，探索战胜疾病、增进健康的途径和方法来维护和促进人类健康，促进护理科学的发展与社会的进步。因此，护理行为是否有利于促进护理科学的发展与护理事业的进步也是护理伦理评价的标准之一。

此外，随着医学技术的不断发展，高新技术和手段的应用与传统的伦理道德时常发生矛盾，如器官移植、安乐死、人体试验等，护理工作也随之不断面临新的挑战。如何判断这些技术的伦理价值，护理领域还有不少空白，这就需要护理人员积极研究探讨，用实际行动推动护理学科的发展和进步。

NOTE

二、护理伦理评价的依据

（一）动机与效果

护理行为动机是指护理人员进行道德行为选择时的主观愿望或意向，包括欲望、动机、意图、情感、信念、理想的综合，是伦理行为的主观动机。任何护理伦理行为都有主观动机。护理人员主观动机总要受到护理人员价值观念、个人爱好、情感、信念等因素的影响。护理行为效果是护理人员的行为所产生的客观后果，是为患者或社会带来有益或有害的客观事实。在伦理评价的依据上，动机与效果应该是辩证统一的，护理伦理评价要联系动机分析效果，只有从动机和效果辩证统一的角度去分析，才能对护理人员的职业行为做出客观公正的伦理评价。

1. 动机与效果的一致性　在一般情况下，动机与效果是统一的，良好的动机产生良好的结果，不良的动机则产生不良的结果。这种情况下，我们无论是根据动机，还是根据结果来进行伦理评价，结论都是一致的。护理人员怀着善良的愿望去进行护理行为通常会产生理想的护理效果；反之，不道德的护理动机往往产生不好的护理效果，甚至构成违法犯罪。因此，护理人员要真正做到为人类健康服务，达到理想的护理效果，必须加强护理伦理修养，不断提高业务能力，培养高尚的护理动机，警惕和戒除不良的护理动机，从而得到好的评价与社会的认可。

2. 动机和效果的不一致性　由于护理行为在实施过程中会受到多种因素的影响和制约，在某些情况下，动机和效果会不一致，甚至出现矛盾。护理人员在进行护理工作时，并不能保证有了好的愿望就一定都能够取得好的护理效果，好的动机可能会带来不良的效果，不良动机也可能导致不坏甚至是好的结果。这时，就需要我们将两者联系起来分析，切不可简单片面地做出评价。一般来说，只要护理人员的动机是好的，是全心全意为患者谋福利，那么他必定能在护理实践中总结失败经验，不断改进护理技术，最终实现动机与效果的一致性。就护理人员每个具体护理行为而言，只要是为了患者的利益，竭尽全力，最后由于客观条件、技术、经验、药物或者患者身体素质等无法抗拒的原因，导致护理动机与护理效果相违背时，护理效果并不影响对护理行为做出善的评价。护理过程是评价护理行为是否具有崇高的伦理价值的重要依据。如护理危重患者的护理人员，在护理过程中虽竭尽全力，但往往不能挽救患者的生命，我们不能因此就对护理人员进行负面评价。相反，如果某个护理人员声称自己有多么崇高的职业道德，多么善良的动机，但是在护理实践过程中没有尽到自己最大的努力去为患者谋福利，那么他的行为也不会受到社会的认可。此外，以恶的动机为指导而做出的护理行为，偶尔也会产生好的结果，但即使这样也不能评价为道德行为。因此要从辩证统一的角度去分析，才能对护士做出公正、周密的伦理评价。

总之，在依据动机和效果进行护理伦理评价时，要用辩证统一的思想结合实践进行分析，因为实践是检验真理的唯一标准。动机与效果的不一致，多是在一时或一事上的表现，具有暂时性和隐蔽性。真正具有伦理修养的护理人员，在反复的护理实践中，动机和效果终会呈现出一致性。

（二）目的和手段

护理行为目的指护理人员在经过自己的努力后所期望达到的目标，而手段指为达到目标而采取的各种措施、途径和方法。目的决定手段，手段服从目的，没有目的的手段是毫无意义的，而没有一定手段的帮助，目的也是无法实现的。在护理实践过程中，护理手段的采取最能体现护理目的，因此，护理手段的选择应遵循以下原则。

1. 一致原则　选用的护理手段必须与目的相一致。在护理实践中，护理人员必须配合治疗的需要，尽力为患者创造合适的环境和条件，并根据需要采取不同的、行之有效的护理手段和措施，达到帮助患者减轻痛苦、治愈疾病、恢复健康的目的。

2. 最佳原则　针对同一种疾病，有多种护理手段备选时，应选择当时当地护理设备和技术条件允许的最佳手段，即疗效最佳、毒副作用和生理功能损伤最小、痛苦最小、耗费最少、安全度最高的护理手段。

3. 实事求是原则　护理人员应根据患者病情发展变化的实际情况，着眼于当时当地护理设备和护理技术条件的客观现实，从患者的身心健康出发，选择恰当的护理手段，不可小题大做、大题小做，采取不切实际的护理手段。

4. 社会效益原则　选择护理手段时必须考虑社会效果。凡是可能给社会带来不良后果的护理手段，即使符合患者的利益，也要从公益论的角度出发，遵照集体主义原则，耐心对患者做解释工作，使患者利益服从社会利益。既不可随意迁就患者，又要使患者的损失降到最低限度。坚持社会效益第一，又对患者负责的护理手段。

第三节　护理伦理评价的方式和方法

对护理行为的伦理评价，既可以是医护人员的自我评价，又可以是服务对象乃至整个社会的非自我评价。评价的方式有社会舆论、传统习俗和内心信念等多种，评价的方法有定性和定量之分。

一、护理伦理评价的方式

社会舆论、传统习俗和内心信念是进行护理伦理评价的几种主要方式，其中前两者是来自社会的客观评价，后者是对自我的主观评价。在进行护理伦理评价时，要将三者有机地结合起来，相互补充、相辅相成，才能更好地发挥护理伦理评价的作用。

（一）社会舆论

所谓社会舆论，从一般意义来说，就是指一定社会或社会集团中，相当数量有组织或无组织的人们，从某种传统、经验、信仰或愿望出发，自觉地或自发地在或大或小的社会范围内，表达、传播、交流关于某一现象、事件、关系、行为或人物的评价性看法和倾向性态度。

在护理伦理评价中，社会舆论指公众对护理行为和事件的看法或倾向性态度，通过公众言论对护理行为给予评价并施加精神影响，可促使行为当事人深刻反思行为的社会后果，迫使其接受来自社会的善恶裁决和准则性指导，从而达到调控护理行为的目的。

社会舆论可分为社会评价和同行评价。社会评价是指社会各界（包含国家机关、社会团体组织、患者及其家属等）通过电视、广播、报纸等媒体对护理人员的行为进行评价，发表议论，通过表扬或批评、肯定或否定，形成一种扬善抑恶的精神力量，从而增强护理人员对其行为的道德责任感。这种评价影响范围较大，一般用于对社会或患者影响较大的事件的评价，评价结果公开化。同行评价，即来自医学护理领域自身的评价。这种评价在医疗卫生单位最常见，可以对护理人员进行日常的直接监督，可及时评价，也可定期评价；可以只对当事人评价，也可对全科或全院护理人员进行评价；评价结果可不对外公开，也可公开。这种评价有利于进行深层次的职业道德论证，解决一些新的技术操作是否符合护理伦理规范等问题。

社会舆论作为一种无形的精神力量，在护理伦理评价中起着特殊作用，其特点是：

1. 群众性　社会舆论评价需要群众基础，评价结果有无反响或有无意义需要大家共鸣，极少数人的护理伦理评价对护理行为的影响不大。

2. 一致性　只有公众普遍认同的、传播速度快、范围广的评价才有导向意义。

3. 约束性　社会舆论因其影响大、范围广，对人们的行为具有约束性。护理人员因社会舆论而约束其不良行为，也因社会舆论而学习榜样人物，从而达到间接约束护理行为的目的。

值得注意的是，社会舆论并非都正确，有先进与落后、正确与错误、积极与消极之分，因此要在具体实践中具体分析。一方面要根据正当的社会舆论培养和提高护理人员的职业素质和涵养，将伦理原则和规范转化为护理人员的护理伦理行为；另一方面，要懂得区分正确舆论与错误舆论，对于正确的舆论要接受批评，积极改正，对于错误的舆论要坚决抵制。护理事业的发展离不开舆论的正确引导和监督，作为护理人员，应该随时从舆论中反馈信息，及时调整自己的行为，提升整体护理人员的职业道德素养水平。

（二）传统习俗

传统习俗是人们在社会生活中逐渐形成的，从历史沿袭而巩固下来的，具有稳定的社会风俗和行为习俗，并且已同民族情绪和社会心理密切结合，成为人们自觉或不自觉的行为准则。护理道德传统是护理人员在长期的医学实践中形成的稳定的、习以为常的行为方式，是不成文的护理道德要求，又是自发重复的护理活动行为。传统习俗有以下特点：

1. 悠久性　传统习俗是经过时间积累逐渐形成的，与历史文化有关。

2. 普遍性　传统习俗是一定地域内的人们普遍接受的、认可的、自觉遵守的。

3. 稳定性　传统习俗一旦形成，改变难度大，如果强行改变易引起人们反感。

传统习俗有两重性，存在着新与旧，进步与落后，积极与消极。护理伦理传统也是社会传统习俗的一个组成部分，反映着护理职业特定的伦理价值观。进步的护理伦理传统有利于护理伦理学的建设和发展，落后的护理伦理传统则会阻碍护理伦理学的顺利发展。因此，对于护理工作而言，传统习俗要具体分析，支持和遵循先进的传统习俗，批判和改进落后的传统习俗，促进新的符合护理伦理的风俗习惯的形成，使良好的护理伦理传统在护理伦理评价中发挥积极的作用。

（三）内心信念

内心信念就是人们发自内心地对某种道德义务的真诚信仰和强烈的责任感，是对自己行为进行评价的内在精神力量，它是通过良心来发挥作用的。护理人员的内心信念是护理人员发自内心地对护理伦理原则、规范和理想的正确性和崇高性的笃信，以及由此而产生的强烈的道德责任感。在护理伦理评价中，内心信念是通过职业良心来发挥作用的，它有以下特点：

1. 稳定性　人的内心信念一旦形成，难以轻易改变，并且会以此支配自己的行为。所以护理伦理教育要注重对护理道德品质的培养，以便形成良好的护理道德信念。

2. 自尊性　内心信念是积聚在人们内心深处的坚定的信仰，不需强迫而自觉遵守或行动。所以要培养道德高尚的护理人员，就要使他们树立正确的护理道德信仰，从而指导护理行动。

3. 约束性　作为护理人员发自内心的对道德义务的真诚信仰和强烈的责任感，它指导护理人员进行善恶评价和行为选择，能约束和评价护理人员的行为。

内心信念是护理伦理评价中最重要、最基本的一种评价方式，对护理人员的伦理行为有着重大影响。当护理人员竭尽全力护理患者，达到了预期的效果，就会对自己的行为予以肯定，引起情感上的满足，形成一种信念和力量，并能鼓励其在今后继续坚持这样的行为。当在护理工作实践过程中由于过错而导致患者的损失和痛苦，即使未受到社会舆论的谴责，也会因自身信念而产生不安和恐慌，这种体验甚至比外界的批评和指责更加强烈和长久。总之，作为一种道德的精神支柱，内心信念是通过自我控制和自我监督来发挥作用的，是护理人员进行自我调节的关键精神力量，也是个人走向更高道德境界的内在推动力。

总之，社会舆论是现实的力量，具有广泛性的特点；传统习俗是历史的力量，具有持久性；内心信念是自我内在的约束力量，具有深刻性。三种护理伦理的评价方式各具特点，在护理伦理评价中发挥着各自的作用，他们也是护理伦理实施的三条途径。只有将三者有机结合在一起，才能更好地发挥护理伦理评价的作用，才能更好地培育和形成护理人员优良的护理道德品质。

二、护理伦理评价的方法

选择和运用恰当的评价方式是护理伦理评价取得预期成效的前提和基础。护理伦理评价的方法可大体分为定性评价和定量评价两种类型。定性，是对善与恶的质的评价，而定量，则是对其程度进行判定。两者相结合才能做出科学、规范的护理伦理评价结果，并在护理实践中更好地显示出伦理评价的力量。

（一）定性评价

定性评价是通过社会舆论、传统习俗和内心信念等方式对护理人员的职业行为给予定性的评价。定性评价可从两个方面进行，一种是通过"是否满意"来进行评价，可按照"很满意、满意、比较满意、不满意"来表示；另一种是通过"是否高尚"来进行评价，可按照"高尚、良好、一般、不良"来表示。

（二）定量评价

定量评价指将护理伦理评价所包含的内容加以量化，经过系统分析得出较为客观的结论。定量评价克服了定性评价的模糊性、主观性和表面性，能够对具体问题进行具体分析。在实践中，定量评价通常是结合实际情况，运用护理伦理评价的三种主要方式，根据不同层次、不同岗位，从护理作风、护理技术、团结协作等方面进行评价。下面介绍几种临床常用的定量评价方法。

1. "四要素"评价法　"四要素"评价法是指从"德、能、勤、绩"四个要素的不同方面进行评价，通过对四要素确定适当的分值和权重，最后计算综合得分而得出量化结果的一种评价方法。"德"是指品德，即护理人员的政治思想品德、遵守职业伦理和社会公德的情况；"能"是指能力、才能，即护理人员的专业知识和技术水平方面的情况；"勤"是指勤奋，即护理人员恪尽职守，兢兢业业，努力奋斗；"绩"是指工作实绩，即护理人员的工作成果、工作质量。通过对四要素的评价和量化得分，用文字表述和结论性判断概括护理伦理的评价结果。

2. 百分制评分法　百分制评分法即采用百分制对护理执业行为进行伦理评价的考核方法。

首先，拟定与护理伦理评价相关的考评内容，如护理作风、护理技术、团结协作、敬业精神等；然后，根据护理伦理评价的标准，对每一项都设置详细的评价标准和分值；最后，根据考核的分值确定评价结果。

3. 模糊综合评价法　模糊综合评价法是根据模糊数学的隶属度理论，把定性评价转化为定量评价的一种方法。

除了上述几种定性、定量评价的方法，临床不同的医疗单位或部门，还可以根据自身特点，积极探索更科学、更实用、更易行的护理伦理量化评价方法。护理伦理评价对于护理人员自我认识的提高和护理伦理修养的养成，都具有十分重要的意义。

【案例与思考】

　　某医院急诊科收治一名脑出血患者，行开颅手术后连夜送至重症监护室。重症监护室护理人员刘某认真仔细护理患者，随时监测生命体征，应对病情一切变化，以提高抢救成功率为目标。次日凌晨 4 时，护士发现患者突然出现呼吸急促达 32 次 / 分，脉搏快而弱，血压低至 60/40mmHg，双侧瞳孔不等大，她预感到颅内出血，一边迅速向值班医生报告，一边打开呼吸机，做好二次手术的一切准备工作。二次开颅手术进展及时顺利，证实了患者脑部又有一动脉破裂出血，由于发现早，医护配合密切，手术成功，患者得救。

　　请根据护理伦理评价的依据对护士刘某行为做出评价。

【复习思考题】

1. 何谓护理伦理评价主体和客体？
2. 护理伦理评价的标准有哪些？
3. 护理伦理评价的依据有哪些？
4. 护理伦理评价的方式和方法有哪些？

第十四章　护理道德教育与修养

【学习目标】

　　识记：护理道德教育和护理道德修养的概念、内容和原则。

　　理解：护理道德教育和护理道德修养的特点和意义，知晓道德教育的过程和方法，知晓道德修养的方法和境界。

　　运用：结合本章的内容进行现实问题的分析，能运用道德教育和道德修养的方法实施道德教育和道德修养。

　　良好的护理职业品德是践行正确的护理职业行为的重要保证，也是护理伦理学所追求的最终目的之一。为了形成良好的护理职业品德，一方面需要加强对于护理人员的职业道德教育，另一方面也需要护理人员不断加强自身的职业道德修养，这些是形成护理职业品德的重要步骤。

第一节　护理道德教育

　　护理职业道德的形成需要外在力量的促进，一个重要的方式是对护理人员开展针对性的职业道德教育活动。这种教育活动有助于将职业道德知识、规范等系统化地教授给护理人员，并且通过对其职业道德情感、意志、信念和行为的影响，使他们最终形成良好的职业道德品质。

一、护理道德教育概述

（一）护理道德教育的概念

　　护理道德教育是指医学院校对护理学专业的学生或医疗机构对从事护理工作的专业人员，依据医学道德理论和规范所进行的有目的、有计划和有步骤的职业道德教育活动，目的是使护理专业学生或护理专业人员了解医学道德知识，形成职业道德意识，规范职业道德行为，进而形成良好的医学道德品质。

　　根据教育对象的不同，护理道德教育分为在校教育、临床实习教育、在岗教育和继续教育等不同的类型。其中，前二者主要应用于护理专业学生的职业道德教育，后二者主要应用于在职护理人员的职业道德教育。为了表达上的方便，在下面的内容中将护理专业学生和在职护理人员统一称之为护理人员。

（二）护理道德教育的内容

　　护理道德教育的内容丰富多样，主要包括如下几个方面：

NOTE

1. 价值观教育   价值观是贯穿在人的认知、理解、判断及选择过程中的一种内在的衡量和评价尺度，依此认定事物和判断行为的是非善恶。对于护理职业而言，正确的价值观，包括对人生和职业的理想、信念、幸福、荣誉、意义等的理解，是践行正确的护理道德行为的基础。一旦失去了正确价值观的指导，护理人员将会很容易走向错误的人生道路。因此，价值观教育是护理道德教育的基石。

2. 护理职业精神教育   护理职业精神是从事护理职业的人员应当具有的核心的医学职业价值信念，包括仁爱、敬业、求真、奉献、责任、自律等。良好的职业精神可以使护理人员树立正确的职业责任观念，克服外在困难，有效实现职业目标。

3. 护理道德规范教育   护理道德规范是护理职业实践所应当遵守的各种职业行为规则的总和，既包括一些基础性的医学道德原则，如有利、不伤害、尊重自主权、公正等，也包括一些具体的医学道德准则，如知情同意、保守秘密、团结合作等。要求护理人员了解并践行这些职业行为规则，这是护理道德教育的重要工作内容。

4. 护理职业纪律教育   如果说护理职业精神教育和护理道德规范教育的内容主要规定的是护理人员应当做什么，是倡导性的道德要求，而职业纪律则规定了护理人员不能做什么，是禁止性的道德要求。有一些行为护理职业纪律所禁止的，如医疗过程中疏忽、懈怠，违反医疗操作规程，收受患者或有关机构贿赂，谎报数据等。护理职业纪律教育的目的是使护理人员了解到这些禁止性规定，以规范护理人员的行为。

（三）护理道德教育的特点

护理道德教育作为一种特殊的职业道德教育，即具有一般道德教育的普遍特征，也与护理职业的特点密切相关。具体而言，主要包括如下四个特点：

1. 实践性   道德教育的最终目的是规范人的行动，因此不能离开对于具体行为的规制和要求，亦即道德教育必须具有实践性特征。在护理道德教育中，也要突出这种实践性。护理道德教育的目的不仅是使护理人员了解和掌握护理道德知识，更是要直接指向他们的职业行动。因此，应当摆脱道德教育的抽象化倾向，面向护理人员的具体职业行为。

2. 长期性   道德品质的养成和道德行为的规范不是一朝一夕就可以实现的，而是一个不断内化、不断自我提升和自我规制的长期过程，甚至在很多时候会出现不同程度地反复。对于护理道德教育而言，也要认识到护理道德品质和护理道德行为形成的长期性特征，要根据具体情况的变化和护理人员的职业成长特点进行持续不懈的教育和引导，如此才能取得实效。

3. 多样性   道德教育的手段不能仅仅限于理论的阐述，而应当通过各种方式来实现教育目的，这样会使受教育者更容易接受。对于护理道德教育而言，除了采取理论宣讲的手段之外，还应注意采用多样性的手段，如通过文艺作品、文娱活动、环境陈设等来提升护理人员职业道德认知，使他们在潜移默化中不断反省和规范自己的行为。

4. 针对性   道德主体都是单独的个体，不同的道德主体在道德观念、道德行动方式和接受道德教育的程度上有所不同，因此良好的道德教育还应当具有针对性特征。对于护理道德教育而言，也要充分认识到护理人员的个体性特征，要研究不同个体的特点，针对不同的个体设定不同的道德教育手段，这样将会取得更好的教育效果。

（四）护理道德教育的意义

护理道德教育是通过提升护理人员的职业道德意识、规范职业行为，最终养成良好的职业道德素质。这一过程具有重要的意义，可以概括为如下几个方面：

1. 有利于优秀人才的培养 德才兼备是衡量人才的重要标准，德与才之间虽然不是一种必然的联系，但是良好的品德可以促进一个人的才智发挥却是确定无疑的。对于护理职业而言，德才兼备显得尤为重要。如果没有正确的道德观念和良好的品德，护理人员所掌握的医学技能都可能成为恶行的工具。反之，良好的护理道德则意味着一个人拥有责任、刻苦、友善等良好品质，这是成为优秀护理人才的必要保证。所以，护理道德教育是培养优秀护理人才的一条必由之路。

2. 有利于职业道德的提升 职业道德的形成是多因素共同作用的结果，即依靠自我的修养，也与社会舆论、传统习俗的制约密切相关。但是，仅仅依靠这些手段是不够的，会使职业道德缺少了系统性和明确性，因此需要专门性的职业道德教育。护理道德教育的意义正在于此，通过有组织、有计划的护理道德教育活动，使护理人员形成系统的道德认识，养成优良的职业道德行为，从而有助于护理人员职业道德水平的全面提升。

3. 有利于护患关系的和谐 护患关系是医疗中的重要人际关系，护患关系和谐与否与护理人员的道德素质有着密切的联系。如果护理人员不能遵守职业道德规范，缺乏职业精神，不尊重患者的人格和需求，甚至为了自己的私利而损害患者的利益，那么必然导致护患关系的紧张。与之相反，良好的道德品质和道德行为会使得护理人员品行端正，待人和气，富有同情心并乐于奉献，从而有助于与患者之间建立起良好的人际关系，共同努力来抗击疾病、维护健康。

4. 有利于医学事业的发展 对护理人员进行职业道德教育，使他们系统掌握与现代护理技术和护理模式相适应的行为规范要求，指导和约束他们的职业行为，培养护理人员爱岗敬业、严谨客观的精神，其结果将有助于维护医院日常工作的良好运转，进一步促进医学事业的发展。

二、护理道德教育的原则

护理道德教育的原则是进行护理道德教育的过程中应当遵守的基本方法和路径，是开展护理道德教育的行动指南。主要包括如下四项原则：

（一）积极引导原则

护理道德教育既然是一种教育，就意味着一定要采取外在的手段进行积极的引导。积极的引导一方面意味着要向护理人员灌输职业道德观念和行为规范，使他们认识到什么是正确的和错误的行为，另一方面还应采取激励和惩罚措施，通过外部力量使护理人员检束自己并趋向正确的道德价值。只有通过积极的引导手段，护理道德教育才能发挥应有的作用，才能使护理人员从内心深处信服职业道德的要求，才能获得确定的教育效果。

（二）全面整体原则

实施护理道德教育，还要遵守全面整体原则。所谓全面整体原则，是指我们在进行护理道德教育的过程中，要充分考虑到护理道德的多层次性和多内涵性，要注意对护理人员实施全方位的职业道德训练和培养。具体而言，包括道德知识的掌握、道德情感的培育、道德意志的锤炼，道德信念的坚定、道德行为的规范，以及职业品德的养成等。在护理道德教育中坚持全面整体原则，意味着不能只单纯注重其中一个方面而忽略其他方面，要认识到护理职业道德的所有方面都具有重要价值，从而实现教育目标、教育内容和教育方法的完整和完善。

（三）层次渐进原则

护理道德具有层次性，即有"不伤害"式的底线道德，也有"无私利他"式的崇高道德。在进行道德教育的过程中，一定要注意护理道德的形成是一个从低层次道德向高层次道德的不断发展的过程。要教育护理人员在所有情况下都不能打破底线道德，同时也注意引导护理人员向着更高的道德层次努力。与此同时，进行护理道德教育还应当遵守渐进性原则。良好的道德行为和道德品质的形成不是朝夕可成之事，而是一个缓慢的循序渐进的过程。这要求我们在护理道德教育过程中不能急于求成，而是要持续不懈的努力。

（四）知行合一原则

道德即表现为内在的认知、情感、意志等因素，也表现为外在的行为。也就是说，道德是知与行的统一体。在进行护理职业道德教育的过程中，也要充分了解道德的这一重要特征，目的不仅要使得护理人员获得正确的道德知识和道德观念，而且还要使他们践行正确的道德行为。因此，护理道德教育不能仅仅停留在观念的层面，还要深入到具体的实践工作中去。特别注意与医院管理工作相结合，通过制度的力量来规范护理人员的道德行为，从而实现护理道德的知行合一。

三、护理道德教育的过程

护理道德教育是一个对护理人员进行职业道德的认识、情感、意志、信念、行为、品德等多方面的整体教育的过程。

（一）提高护理道德认识

道德认识是道德行动的前提，一个人只有了解了道德的要求是什么，才能践行正确的行为。护理道德作为一种具有特殊内涵的职业道德，需要经过系统和专门的学习过程之后才能为护理人员所理解和掌握。因此，护理道德教育的首要目标是提高护理人员对于职业道德的认识，让他们了解和熟悉医学职业道德的理论、规范和纪律，这是进行护理道德教育的基础性工作。

（二）激发护理道德情感

护理道德情感是指护理人员在职业活动中所产生的道德义务感，以及对患者的同情、爱护等情感体验。对于护理职业而言，情感体验具有非常重要的价值。如果护理人员拥有丰富的道德情感，就会激发起他们对于护理事业的热爱，对患者抱有同情和怜悯之心，从而富有责任心，愿意为患者、为医学事业做出奉献和牺牲。因此，情感教育也应是护理道德教育的一个重要的环节，需要用各种鲜活的教育手段来激发护理人员的道德情感体验，这对于实现道德教育的目的也是至关重要的。

（三）坚定护理道德意志

道德意志是人们在进行道德选择时的决断能力，以及在履行道德义务过程中克服各种阻碍时的内心力量。坚定的道德意志可以使一个人在纷繁的道德选择中做出正确的决定，也可以使一个人有勇气战胜困难，实现道德的要求。在护理道德教育过程中，强化护理人员的道德意志也是一个重要的内容。应当采取各种方法来锤炼护理人员的道德意志，使他们在复杂的医疗实践中有能力、有勇气做出正确的选择。道德意志教育不仅需要内在的理性力量，也需要外在环境的支持，是一个需要不断重复的内外合力的过程。

（四）确立护理道德信念

道德信念是一个人对于道德要求的正确性、正当性的内心信服，并愿意依据这种道德要求来行动的意愿。道德信念是深刻的道德认识、丰富的道德情感和坚定的道德意志的统一体，是实现道德行动和形成道德品质的核心力量。在护理道德教育过程中，道德信念教育也是一个重要的议题。同道德意志一样，道德信念不仅需要内在道德理性的证明，更需要外在环境，如管理制度、工作纪律等的支持。公正合理的管理制度将会不断增强护理人员的道德信念，为他们的道德行动提供强有力的信心和力量，从而使他们坚忍不拔地履行自己的义务与责任。

（五）规范护理道德行为

道德行为是在道德认识、情感、意志和信念的支配性下形成的最终的道德表现形式。良好的道德行为是道德教育的根本目标之一，如果没有实现良好的道德行为，那么一切道德动机、情感等也就失去了其现实性的价值。因此，在护理道德教育的过程中应当特别注意规范和引导护理人员的行为，要以道德正确性作为护理职业行为的最终评价标准。护理道德行为首先体现为对于职业道德规范的遵守，其次是不逾越职业纪律的禁止性规定，久而久之就会形成一种道德行为习惯，从而为良好道德品质的形成奠定基础。

（六）养成护理道德品质

护理道德教育过程的最后步骤，是使护理人员养成优良的职业道德品质。职业道德品质是一种恒常性的倾向和气质，是护理人员各种情况下都能做出正确的判断，实践正确的行为的稳定的人格特征。对于护理职业而言，良好的道德品质意味着仁爱、严谨、诚实、公正和奉献等美德。良好的职业道德品质是护理道德教育的最终目的，也是最难实现的，需要在前述过程的基础上，不断提升、进步，甚至是往复才能得以形成。

四、护理道德教育的方法

护理伦理教育是一个长期、复杂的系统工程，需要遵循一定的教育方法，主要包括如下几个方面。

（一）理论讲授

理论讲授是指采用言传的方式将护理道德的基本理论、原则和规范等系统宣讲给护理人员的教育方法，主要目的是让护理人员形成系统的道德知识。这是护理道德教育的基本方法，具有直接性、系统性等优点，主要适用于护理专业学生的课堂讲授或组织在职人员进行的继续教育培训等。在进行理论讲授的过程中，要充分注意到教育对象的特点，不能采取简单的道德训导的方式，而是应当通过基础理论讲授、事实案例分析和道德逻辑论证等方法，用理论的力量来说服人，这样才能起到好的教育效果。

（二）树立榜样

道德榜样往往拥有良好的品德并且行为正确，具有人格上的感染力，因此人们在道德教育中经常利用榜样的力量来启发、激励和引导人们去实践道德要求。护理道德教育也是如此，道德榜样可以使护理人员直接感受到什么样的道德品行是应当肯定的，什么样的道德品行是应当反对的。经过学习榜样的鲜活事例，激发起护理人员浓厚的道德情感，从内心深处获得道德义务感和正确的道德价值取向。需要注意的是，在护理道德教育中不仅要注意学习榜样，还应当

NOTE

注意不断发现和树立榜样，从而使护理道德教育更加丰富和生动。

（三）行为激励

一个人道德品质的提升除了内在的自我努力之外，还需要借助外在的激励措施。如果医院管理活动做到了赏罚分明、惩恶扬善，护理人员就会自觉地认同各项职业道德要求，积极追求道德进步。因此，行为激励也是一种道德教育的重要方法。在护理道德教育中，应当结合日常的管理工作，通过授予荣誉、物质奖励和给予机会等手段，让那些践行正确道德行为的护理人员获得应有的回报，从而使更多的人坚定道德信念。需要注意的是，应区分护理人员不同的个性特征和自我实现需求，针对不同的个体实施具体的激励措施，避免简单机械的激励方法。

（四）环境促进

通过外部环境的改善来促进护理人员的道德水平，也是护理道德教育的一种手段。这里所谓的外部的环境包括两个方面：一是医院（或学校）的各种文化活动，包括各种纪念、庆祝和表彰仪式、文化体育活动等；二是医院（或学校）文化的物质文化形态，如内部的建筑格局和展览陈列等。这些外部的文化活动和物质形态，也会对护理人员的职业道德起着潜移默化的作用。好的外在环境会使得护理人员产生一种职业的向心力和职业自豪感，久而久之就会转化为护理人员的道德责任感等。因此，注意外在环境手段的应用，也是护理道德教育的一项重要措施。

第二节　护理道德修养

良好的护理职业道德品德不能仅仅依靠道德教育来实现，还需要护理人员由内至外的努力，也即进行道德修养。对于护理人员而言，不断地自我修炼以提升道德境界，是其职业生涯的永恒主题。

一、护理道德修养概述

（一）护理道德修养的概念

修养是一个内涵广泛的概念，是"修身养性"的简略表达。"修"意味着修整、修治、提高，"养"是指养成、涵养、培育。二者合在一起，在动词意义上是指一个人品行上的内在反省、修炼和提高的过程，在名词意义上是指一个人具有良好的文化教养、道德品质和行为方式。道德修养是修养的重要组成部分，即指一个人在品德上的自我砥砺，不断提高的过程，也蕴含着一个人具有良好的道德品质和行为习惯。

护理道德修养是一种特殊的职业道德修养，指护理人员在职业过程中不断提高自身道德素质，实现良好职业品德的过程以及由此获得的良好职业品行。

（二）护理道德修养的内容

护理道德修养的内容也就是护理道德修养所指向的目标，包括内在和外在两个方面。

1. 内在方面　护理道德修养的内在方面是指护理人员在职业道德的观念、情感、意志和信念方面的修养，是护理人员职业道德修养的基础。这种内在的修养可以用中国古代的道德理论概括为"诚意""正心"。所谓"诚意"，是指内心真诚而不自欺。《礼记·大学》篇中说："欲修其身者，先正其心；欲正其心者，先诚其意。"也就是说只有内心的意念端正了，才有实现道德修养的可能。诚意是护理职业道德修养的入口，护理人员在提升自身道德修养的过程中要首先自觉做到心诚意坚、严守规范，不虚不妄。所谓"正心"是指内心端正不存邪念，也即以端正的心智来驾驭感情，使自己保持中正平和的心态。一个人只有在克制了愤懑、恐惧、忧患和贪欲等不良情绪的时候，才能达到心正的境界。心正意味着一个人内心光明，拥有浩然之气，蔑视虚伪和诱惑，拥有正确的观念和坚定的是非标准，会在各种选择中做出正确的行动。护理人员通过诚意、正心的途径来实现自己在道德认知、情感、意志和信念上的提升，并进一步获得良好的道德修养境界，这是护理道德修养的内在方面。

2.外在方面 护理道德修养的外在方面是指护理人员在职业行为方面的修养。道德修养不仅体现为内在的观念，还会体现为外在的行为。主要体现在两个方面：一是积极践行良善的道德行为，如行为端庄、态度优雅、彬彬有礼、行动敏捷并富有仁爱精神等；二是努力摒除不善的行为，如骄傲自大、巧言令色、文过饰非、妄语嬉笑等。护理人员道德修养一定要在行为方面有所体现。良好的护理道德修养意味着护理人员会主动地检束自己的言行，会通过良好的技术手段和充满温情的操作方式为患者服务，在一举一动中体现出博学于医、约之以礼、择善而从的精神。

（三）护理道德修养的特点

护理道德修养作为一种特殊的职业道德修养，具有艰巨性、长期性和层次性的特点。

1.艰巨性 道德修养是一个不断克服自身缺点，不断奋力向上的自身修为的过程。现实中，由于人的道德观念和行为会受到诸多外在条件的限制和干扰，常常阻碍到一个人的道德意志和信念，扰乱其道德认识和心智，从而使人中断甚至放弃道德修养进程。对于护理职业而言，道德修养过程中除了会遇到一般性的困难外，还会受到职业活动所特有的诸多困难，如患者及其家属的误解、医学技术的压力以及职业倦怠等的干扰。因此，护理道德修养的过程具有困难艰巨性。

2.长期性 道德品德的形成是个漫长的过程，不可能一蹴而就。道德修养的提高不仅与自身的主观上的自我磨砺、自我反省和努力践行有关，还与一个人的人生经历、岁月积淀以及自我反思有关。护理人员要认识到职业修养的提高是一个长期的过程，不可急于求成。要坚信通过自身的不断努力，最终会获得更高的道德修养境界。

3.层次性 由于人的道德认知、道德意志和道德品质具有层次性，因此道德修养也必然是一个从低到高的不断实现提升的过程。处于不同修养层次的人在看待和解决问题，以及自我规范方面都不尽相同。作为一名护理人员，要了解修养的层次性，认识到道德修养无止境，从而获得不断前进的意愿和勇气，使自己不断向着更高层次的道德境界努力。

（四）护理道德修养的意义

护理道德修养对于规范护理人员的职业道德行为、和谐护患之间的关系以及提升护理人员的职业发展等都具有重要的意义。

1.有利于提升职业道德 良好的职业道德修养意味着护理人员拥有正确的职业价值观念，坚定的职业道德信念，会以最佳的状态践行各种职业道德要求，从而有助于实现医学治疗疾病、延长生命和照料患者的目的。也就是说，护理道德修养是护理职业道德的应有之义，是护理职业道德的一个重要组成部分，是保障护理人员职业行为道德性的内在基础。

NOTE

2. 有利于和谐护患关系 良好的道德修养对于构建和谐的护患关系也具有重要的价值。如果医护人员缺乏职业道德修养，就会表现出语言粗陋、态度冷漠、举止生硬等行为，容易引发护患之间的不信任和矛盾。而良好的道德修养会使护理人员言语亲和、行为端庄、态度热情，从而有助于建立和谐的护患关系。也就是说，良好的职业道德修养意味着护理人员内惠于心，外秀于行，从而会促进护患关系的和谐。

3. 有利于促进自身发展 道德修养会对一个人的职业发展产生重要的影响。例如，一个人如果能够克己奉公、兢兢业业、友善同事，将终会赢得他人的信任和钦佩，从而获得更好的职业发展空间。反之，如果自私自利、马虎懈怠、冷漠无情，则会失去人们的信赖和尊重，给职业发展带来阻碍。对于护理人员而言尤其如此，良好职业道德修养会使护理人员在日常工作中表现出巨大的热情，正确处理好与患者、同事等的关系，久而久之，自然会为自身的职业发展带来更多的机遇。

二、护理道德修养的原则

实现护理道德修养，需要遵守一系列原则，这些原则是提升护理道德修养的路径指南。

（一）主体性原则

护理道德修养首先要坚持主体性原则，也就是主要依靠护理人员的主动努力来提升职业修养。从道德修养的形成过程来看，护理道德修养是护理人员通过内心的力量来不断地引导道德判断和道德行为，坚定意志和道德信念，提升道德品质的过程，是一个基于内而行于外的过程。因此，在道德修养的过程中，应当充分发挥护理人员的主体性力量，从心灵深处不断地反思和激励自我，这样才能使自我修养得到不断提升。也就是说，主体性是实现护理道德修养的基础。

（二）实践性原则

在护理人员进行职业道德修养的过程中，还需要坚持实践性原则。所谓实践性原则，是指护理人员的职业道德修养过程不能仅仅停留在观念的层面，还需要在具体的工作中不断实践各种道德要求。从理论的角度来看，知与行在道德修养的过程中是不可分割的，知是行的开始和指南，行是知的深化和体现。护理人员只有在实践中不断克服各种内在和外在困难，躬行道德要求，才能最终提升职业道德修养。

（三）统一性原则

护理道德修养的统一性原则是指护理人员的道德修养不是体现在某一方面或几个方面，而是体现在护理人员的道德观念、道德情感、道德意志、道德信念和道德行为的所有方面；不是体现在某一特定的时间或领域，而是贯彻在护理工作的全部过程和护理人员的整个职业生涯；不是通过单一的方式来获得道德修养，而是通过所有可以使用的方式来提升自我。也就是说，统一性原则要求护理人员在自我道德修养的过程中要注意从各个方面、各个岗位和各个时段都不断提醒和鞭策自己，采取一切可以采取的方式，使自己的道德修养日臻完善。

三、护理道德修养的方法

护理道德修养的方法是丰富多样的，根据护理道德的特点，如下几种方法最为常见和最具实效性。

（一）内省克己

道德修养主要依靠一个人内在的力量，首先表现为内省克己的功夫。所谓内省，是指一种在内心中进行自我审视、自我反省的道德修养方法。如孔子所言："吾日三省吾身，为人谋而不忠乎？与朋友交而不信乎？传不习乎？"也即时刻反思自己的行为是否符合道德的要求。对于护理人员而言，时刻反省自己、警醒自己是非常重要的，只有不断地用护理道德要求来审视自己的职业言行，持续保持道德自觉，才能实现道德修养的真正提高。与自省相联系的方法是克己。所谓克己，是指在面对人性中的恶的一方面的时候能够自我克服，不使恶的倾向得以放纵。其中，最重要的是要做到"慎独"。慎独是一种严格的道德自律。《中庸》中说："道也者，不可须臾离也，可离，非道也。是故君子戒慎乎其所不睹，恐惧乎其所不闻。莫见乎隐，莫显乎微。故君子慎其独也。"意思是说一个人在任何时刻都不可放纵自己，即使在只有自己的情况下，也要时刻警秫自我，不做任何不道德的事情。护理人员通过自省克己的方式，可以有效地提高道德修养。

（二）见贤思齐

在道德修养的方法上，还应当做到见贤思齐。《论语·里仁》中说："见贤思齐焉，见不贤而内自省也。"所谓"贤"是指德才兼备的人，所谓"齐"是相等之意。也就是说，见到德才兼备的人就向他学习，希望能和他一样，看到不贤的人要从内心反省自己有没有跟他相似的毛病。如果用通俗的语言表达，见贤思齐就是要向优秀的榜样学习。在进行职业道德修养的过程中，护理人员也可以采取见贤思齐的方法，注意向优秀的榜样学习，学习他们在职业生涯中所体现的优良行为和优秀品德。时刻注意与他们的相对照，发觉自身的缺点和不足，不断地勉励自己进步，久而久之就会使自身的道德修养不断提高。

（三）学以致用

提高道德修养，还要注意处理好学与行的关系。首先，要注意学习各种知识。一个人道德修养的提高与学习知识是密不可分的。如古希腊哲学家苏格拉底所主张的"知识即美德"，这在一定层面上揭示出了知识对于道德的重要价值。对于护理人员而言，知识，无论是专业知识、文化知识还是道德知识，都对提升自我的职业道德修养具有重要价值。知是行的开端，无知则无法判断行为的对错，因此学习知识是道德修养的第一步。其中，要特别注意学习职业道德知识，如学习医学伦理学理论和规范，学习医学家的科学方法和科学精神等。其次，还要注意将学到的知识践行出来。道德修养不仅表现为知识，更要表现为在日常的生活和工作中践行各种道德要求。对于护理人员而言，在道德修养的过程中尤其要注意做到学以致用，注意将各种知识，尤其是道德知识转变为道德的行动。只有做到知行合一，学以致用，才能使自己的道德修养不断提高。

（四）持之以恒

持之以恒，意思是有恒心，持续不间断地坚持以实现目的。《礼记·中庸》中说："君子遵道而行，半途而废，吾弗难已矣。"在道德修养的问题上，持之以恒是指一个人需要在道德上不断努力，不能一曝十寒，更不能见到困难就退缩不前。如前所述，护理伦理修养具有艰巨性、长期性的特征，不可能是一蹴而就的，也不可能一劳永逸，而是一个长时间的磨炼自我、向着更高层次提升的过程。因此，这需要护理人员在进行道德修养的过程中做到不为外界的困难所动摇，意志顽强，坚定不移。

NOTE

四、护理道德修养的境界

道德境界是一个人在道德觉悟和精神修为方面所达到的水平，是道德修养效果的一个集中体现，可以根据个人所达到的修养层次不同，划分为不同的道德境界。护理人员的职业道德修养也会表现为不同的道德境界，根据如何处理自我与他人利益的关系来划分，可以大致分为如下三个层次：

（一）偏重利己的境界

利己是一种普遍存在的道德现象，对于利己问题我们应当有正确的认识。从事实与价值二分的角度来看，利己可以分为事实的利己和价值的利己。所谓"事实的利己"，是指一个人作为个体的存在，总是不可避免地从自身的角度出发来考虑和处理问题，从而给人造成一种利己的印象，这种利己也可以称为心理意义上的利己。心理意义上的利己只是一种事实的描述，并不具有道德的意味。"价值的利己"与之不同，是指在进行道德判断的时候将自我利益的获得作为道德应当的评价标准，也即这种价值的利己认为一个人专注自己的利益是道德上正确的。价值的利己包括不同的表现形式，一种认为所有人都应当为自己的利益服务，一种认为只有在他人的利益符合自己利益的时候才值得关注。从道德逻辑的角度来分析，"价值的利己"是虚妄的，因为如果人人秉持这样一种观念，将会毁灭人类的社会秩序，使人类社会的存在成为不可能。在现实生活中，由于一些护理人员秉持不正确的价值观，认为利己不仅是事实，也是道德上可以接受的事，从而一切行为以是否有利于自己为主要的判断标准，花费大量的精力来追逐名利，并在遇到问题的时候极力逃避责任。一个拥有偏重利己境界的护理人员是无法有效实现医学职业目标的，是道德修养不足的表现。

（二）己他两利的境界

己他两利的境界是指一个人能够分清自身利益、他人利益以及社会利益的界限，对于自己的合理利益能够有节制地维护，同时照顾到他人的利益。在护理工作中，如何处理好各种利益关系是一个非常棘手的问题。护理人员的个人利益与患者的利益、同事的利益、医院的利益乃至社会的利益都交织在一起，如果处理不当，就会带来各种不利的后果。在处理这些利益关系的过程中，一些护理人员能够理性地对待自己的利益，维护自己的必要利益，不故意地伤害他人、单位和社会的利益，并通过适当的手段促进他人、单位和社会的利益，这就是所谓的"己他两利的境界"。在工作实践中，自我利益也是促成一个人职业发展的重要方面。如果在促进自我利益的过程中同时注意照顾到他人和社会的利益，将会使利益总量最大化，有益于各方。但需要注意的是，维护自我的正当利益应当采取正当的手段，不能通过不正当的方式来攫取利益，更不能借机攫取不正当的利益，否则就将滑向不道德的境地。

（三）无私利他的境界

道德修养的一个至高境界是无私利他的境界。所谓无私利他，是指一个人在处理利益问题的时候能够不考虑自身的利益，以促进他人的利益为目的。无私利他的道德境界在护理伦理中有多重内涵。在对待患者的问题上，护理人员应当做到无私利他，也即一切从患者的需求和利益出发，将解救患者的疾痛作为行动的首要目标，这是护理道德的应有之义，也是护理人员应当拥有的道德境界。在对待同事、单位和社会利益的问题上，无私利他虽然难以时刻做到，但是也应当努力而为，在必要时放弃自己的利益以成全他人、单位和社会的利益。无私利他是一个人真正意义上的道德自我实现，也是一种至高的人生境界。总而言之，无私利他的道德境界最难实现，但却是医学道德的必要内涵，也是护理人员应当努力追求的道德境界。

【案例与思考】

　　1920 年，王桂英出生于山东省德州市的一个知识分子家庭，幼年时期在一所教会学校读书，后来考入山西省汾阳医院高级护士学校学习护理。在学期间，王桂英就立志终身献身于医学，要用仁爱之心、活人之术来造福社会和民众。1938 年，王桂英从护士学校毕业，到了北京协和医院工作，从此开始了她的 60 余年的护理工作生涯。

　　王桂英为我国护理事业的发展做出了突出贡献。1945 年，天津南郊爆发霍乱，一大批濒临死亡的患者被送到了天津市传染病医院。在协和医院接受了严格训练的王桂英和她的同事们不顾个人安危毅然投身到抢救患者的第一线，经过七个日夜的战斗，终于使 160 多人安然脱险。1951 年，王桂英担任了天津工人医院护理部主任，抗美援朝期间，有 200 多名伤病员同时被送到了医院。在危急中，王桂英创造了用不同颜色布条表示不同伤情患者的管理方法，这种"布条辨认法"使 200 多名伤员没有一人延误治疗。由于她的突出成绩，天津市人民政府授予她"抗美援朝二等功奖章"。"文革"期间，王桂英受到了不公正待遇，但她仍然不忘自己是一名护士，时刻用她的医术来关心和服务他人。1979 年 7 月，唐山大地震波及天津。王桂英冒着余震的危险飞速赶到所在地的第六医院，面对被砸伤的人源源不断地抬进医院，王桂英指挥护士们迅速地辨认伤情，紧急抢救。在此后的一个多月里，王桂英一天也没有离开医院，常常是 24 小时工作，顾不上吃饭和休息。也是在这一年，王桂英担任了天津市护理学会的专职副理事长，她与其他专家一起呼吁护理教育体制改革，并为之广泛调研和上下奔走。1980 年，在王桂英等人的努力下，教育部决定在天津市实施护理专业成人大专教育、护理专业高等教育自学考试和临床护士学分制的继续教育。1983 年，又在天津医科大学开设了"护理学"专业，使护理教育走进了大学，为护理教育的发展做出了重大的贡献。王桂英还积极促进护士的职称评定，提出了"应以实际能力和贡献大小来评定护士的高级职称"的建议，使护理人员的社会地位和政治地位得到很大提高。1988 年，王桂英退休了，但她仍然积极投身护理学会的工作，并无偿担任一所老年护理院院长。她在医院中设立了"王桂英护理奖"，奖励在护理老人中表现出色的人员。也是在这一时期，她还积极组织再就业培训，为老年护理工作培训了 400 多名下岗女工。

　　1999 年，由于在护理事业中的卓越成就，79 岁的王桂英荣获第 37 届国际红十字会南丁格尔奖章。王桂英终身未婚，但却在 1974 年收养了一个父母双亡的孤儿，此后又赡养一位孤苦伶仃的老人，用爱心组成了一个特殊的"三姓之家"。2008 年年底，王桂英被诊断出患有"松果体肿瘤"，2009 年 4 月 21 日，王桂英签署了《捐献遗体志愿书》，将遗体捐赠给天津中医药大学，用于医学研究和医学教育之用。2012 年 1 月 29 日凌晨 4 时，王桂英在天津去世，享年 93 岁。这位护理界的传奇人物用自己的一生续写了南丁格尔的传奇，是护理人员永远值得记忆的道德楷模。

NOTE

思考：

1. 王桂英的身上体现了哪些优秀的道德品质？

2. 我们如何学习王桂英崇高的道德精神，应从哪些方面着手？

【复习思考题】

1. 你如何理解护理人员的职业道德与职业发展之间的关系？

2. 你如何理解护理道德教育的层次渐进性原则？

3. 你如何理解"慎独"在道德修养中的重要价值？

4. 什么是道德境界，你认为哪种道德境界是护理人员应当追求的？

主要参考文献

1. 罗国杰.伦理学（修订本）.北京：人民出版社，2014.

2. 王海明.伦理学原理.第2版.北京：北京大学出版社，2006.

3. 朱贻庭.中国传统伦理思想史（增订本）.上海：华东师范大学出版社，2003.

4. 胡慧.护理伦理学.第2版.北京：中国中医药出版社，2012.

5. 刘俊荣.护理伦理学.北京：人民卫生出版社，2014.

6. 姜小鹰.护理伦理学.北京：人民卫生出版社，2012.

7. 孙福川，王明旭.医学伦理学.第4版.北京：人民卫生出版社，2013.

8. 石龙虎，梁莉.护理伦理学.石家庄：河北人民出版社，2007.

9. 马家忠，张晨.护理伦理学.北京：中国中医药出版社，2005.

10. 高玉萍.护理伦理与法规.北京：高等教育出版社，2009.

11. 姜小鹰.护理伦理学.第2版.北京：人民卫生出版社，2013.

12. 王明旭，曹永福.医学伦理学.北京：中国协和医科大学出版社，2015.

13. 刘俊荣.护理伦理学.北京：人民卫生出版社，2013.

14. 尹梅.护理伦理学.第2版.北京：人民卫生出版社，2012.

15. 尚少梅.护理伦理学.北京：北京出版社，2014.

16. 王明旭.医学伦理学.北京：人民卫生出版社，2010.

17. 刘哲宁.精神科护理学.北京：人民卫生出版社，2014.

18. 陈秋云.护理伦理.北京：人民卫生出版社，2011.

19. 秦敬民，李玲.护理伦理.北京：高等教育出版社，2015.

20. 冯正仪.社区护理.上海：复旦大学出版社，2010.

21. 王柳行，曹志友.健康教育与健康促进.北京：中国中医药出版社，2009.

22. 孙琳，韩小琴，傅晓娟，杨国斌.急诊护理风险中的伦理问题和应对策略.中国医学伦理学.2014，27（5）：639-641

23. 鲁礼琼.传染病护理中的伦理冲突与控制对策.中国医学伦理学.2005，18（1）：61-62

24. 程金莲，柴永萍.我国护理科研发展现状与展望.护理研究，2009，23（10）：2539-2541.

25. 刘秀娜，罗羽，周娟，王仙园.临床护理科研中应注意的伦理问题.护理研究，2007，21（5）：1313-1314.

26. 赵书敏.临床护理科研中的伦理学问题分析及对策.护理研究，2011，25（7）：1787-1789.

27. 郭福艳.护理管理伦理及其实践途径.河北师范大学学报，2014，5（1）：59-63

28. 杜萍，叶文琴.护理管理伦理原则刍议.中国医学伦理学，2008，21（5）：65-67.

29. 周洁，张新宇，樊民胜.中国护理管理的伦理缺陷和困境浅析.中国医学伦理学，2010，23（3）：

NOTE

33-34，69.

30. 龚华 . 护理伦理在护理管理中的作用 . 中国误诊学杂志，2008，8（17）：4123-4124.

31. 王朕，董博 . 提高护理伦理素养 做优秀护理管理者 . 全科护理，2014，12（36）：3430-3431.

32. 周俊蓉 . 临床护理中的伦理问题 . 中外医疗，2008，21（3）：142-143.

33. 齐艳，玄英哲 . 人体实验中的伦理学认识及对护理科研实践的启示 . 吉林医学，2009，30（2）：97-99.